实用临床护理“三基”

——理论篇

东南大学出版社
·南京·

图书在版编目(CIP)数据

实用临床护理"三基".理论篇 / 唐维新主编.—南京：
东南大学出版社，2004.3(2023.4 重印)

ISBN 978-7-81089-452-4

Ⅰ.实… Ⅱ.唐… Ⅲ.护理学 Ⅳ.R47

中国版本图书馆 CIP 数据核字(2004)第 013794 号

东南大学出版社出版发行
(南京四牌楼 2 号 邮编 210096)
出版人：江建中
江苏省新华书店经销 南京玉河印刷厂
开本：700mm×1000mm 1/16 印张：19 字数：326 千字
2004 年 3 月第 1 版 2023 年 4 月第 31 次印刷
ISBN 978-7-81089-452-4
印数：330001～340000 册 定价：39.00 元

编写委员会名单

主　编：唐维新

副主编：郑必先　李少冬　霍孝蓉

顾　问：谈瑗声　屠丽君　孙元美

编　委（以姓氏笔画为序）：

丁建成	孔丽娜	方　军	王　荣	王伟智
王如华	冯小芹	田金萍	白玉华	刘世晴
刘慧生	向小荣	朱兰坚	朱军华	朱莉莉
许　萍	许　勤	吴荣华	宋燕波	张爱琴
张淑芬	张绮霞	张镇静	李　玫	李　梅
李国宏	李松琴	李惠玲	沈小志	陆丽娅
陈玉红	陈湘玉	孟爱凤	范晓莉	封海霞
赵　勤	赵奕华	赵莉萍	唐晓曦	徐兆芬
桂斯卿	莫永珍	陶连珊	顾　平	顾　慧
顾则娟	顾帮朝	顾胜英	崔　焱	程　敏
董　玲	薛小玲	戴新娟	魏　燕	

序

掌握基础理论、基本知识和基本技能(简称“三基”)是临床护理人员为患者服务的基本功,是提高护理队伍素质,提高医疗质量的基础条件。

近年来,随着医学的快速发展,各学科新知识、新技术的不断涌现以及护理专业理论与技能的丰富与扩展,护理“三基”亟待更新与完善。江苏省护理学会在1998年版的基础上,组织修订了这本《实用临床护理“三基”》。该书在专业水准上有所提升,内容上更系统、全面,理论上更有新意,操作上更注重实用性,是各级医院临床护理人员“三基”培训的一本指导书,也是护士规范化培训、在职教育、护理院校实习生“三基”训练的参考书。相信它能成为护理人员的良师益友。

由于“三基”内容涉及面广,该书的编写工作又是初次尝试,存在的不足在所难免。探索是勇气、是追求,参加编写工作的各位护理专家的辛勤劳动功不可没。希望护理同仁与编者一道就不完善处进行探索与修改。

唐维新

前 言

护理工作是医疗卫生工作的重要组成部分，为了适应医学模式的转变，满足人民群众日益增长的健康需求，护理人员正不断转变观念，提升服务水平，运用专业知识与技能，努力为患者实施身心两方面的整体护理。今天护理专业已成为医学科学中一门独立的应用型学科，已逐步形成了自身的理论体系、知识范畴与专业技能。

20世纪90年代，为了配合全省等级医院评审，省卫生厅医政处组织编写了医院各类专业人员的“基础理论、基本知识、基本技能手册”（以下简称“三基”），其中包括护理人员“三基”题解。该书对全省护理人员掌握专业“三基”，运用“三基”，提高临床护理质量，更好地为患者服务起到了重要的作用。

1997年在省委、省政府召开的全省卫生工作会议上提出了到2004年部分地区逐步实现卫生现代化，到2010年全省基本实现卫生现代化。2001年江苏省卫生厅提出了在全省创建基本现代化医院的奋斗目标。医院现代化涵盖了服务观念现代化、设施现代化、医疗技术现代化、医疗队伍现代化和医院管理现代化五个基本内容。实现现代化给我们护理人员提出了新的要求，不断更新护理基本理论与知识、不断提高护理基本技能以适应临床诊疗技术的发展，成为我们面临的重要任务之一。为此，我们组织江苏省内部分护理专家、骨干重新编写了这本《实用临床护理“三基”》。此书编写的指导思想及特点体现在以下几个方面：

1. 提高起点，着眼临床：由于护理教育的发展，学历层次不断提高，大批大专、本科毕业生进入临床，因此我们提高了该书的知识起点，去除了一些在校教育中已有的并应该掌握的内容。在基本理论的编写上，注重临床，强调实用，让护士首先掌握临床上最需要、最常用的知识点。

2. 加强人文，扩展范围：在实施“以人为本”、“以病人为中心”的护理理念和护理模式的今天，护士更需要补充人文学科的知识，因此，我们较大篇幅的增加了人文学科的内容，包括心理学、伦理学、法学等。此外为了适应护理功能日益扩展的形势，加大了一些相关学科知识的分量，如管理学、康复学、肿瘤学、公共卫生学、中医学等。

3. 护理主导，贯穿程序：作为一门独立的应用学科，护理“三基”应以护理为主线，将疾病护理中涉及的其他学科的知识为护理所用，为护理措施的实施提供依据，因而本书将传统的以医疗为轴线的知识结构，改成以护理为中心的内容框架。同时将整体护理的理念、护理程序的思维方式贯穿于全书。

4. 知识更新，与时俱进：医疗技术的快速发展，决定了护理的知识与技能的不断更新。因此，根据我省医疗事业的现状，将省内较成熟的先进技术，如肝、肾移植及介入技术等编入了该书中。突如其来的“非典”疫情，让我们看到医务人员公共卫生、传染病防治等知识的不足，因此书中加入了医院感染管理、SARS的防治、艾滋病知识、传染病预防等相关的内容。

5. 注重实效，淡化流程：护理基本技能操作是“三基”的重要组成部分，也是护理人员日常工作中应用频繁的内容。针对以往操作流程机械死板、注重步骤不看实效、考核训练与实际脱节等现象，本书操作流程采取了宜粗不宜细、淡化过程、强调效果、减少重复、发挥主动性和灵活性等原则，使整体观念、护理程序指导操作的全过程，更注重培养护士在临床解决问题的实际工作能力。

该书在江苏省卫生厅唐维新副厅长的直接领导下，在护理老前辈们的悉心教导下，在省卫生厅医政处的具体指导下，编写人员克服时间短、任务重等困难，为该书的出版付出了辛勤的汗水与劳动。

由于编著者专业水平、理论知识的局限，加之时间仓促，该书难免存在许多不足，恳请广大护理人员在学习、使用中予以指导纠正。

江苏省护理学会

2004年2月

目　　录

基础理论

第一章　护理理论

1. 何谓护理？护理的任务是什么？

护理的概念随着护理专业的建立和发展而不断变化和发展。1980 年美国护士学会(American Nurses' Association，ANA)将护理定义为“护理是诊断和处理人类对现存的和潜在的健康问题的反应”。

护理的任务是：减轻痛苦，维持健康，恢复健康，促进健康。

2. 何谓护理学？护理学包含哪两大范畴？

护理学是以自然科学和社会科学理论为基础的研究维护、促进、恢复人类健康的护理理论、知识、技能及其发展规律的综合性应用科学。

护理学包含理论与实践两大范畴。随着科学技术的进步和护理科研工作的开展，护理学的内容和范畴将不断丰富和完善。

(1) 理论范畴：包含：① 护理学的研究对象、任务、目标、学科发展方向；② 护理学专业知识体系与理论架构；③ 护理学与社会发展的关系；④ 护理学交叉学科和分支学科。

(2) 实践范畴：包含：① 临床护理；② 社区护理；③ 护理教育；④ 护理管理；⑤护理科研。

3. 现代护理学的发展经历了哪几个阶段？各阶段有何特点？

现代护理学的发展经历了 3 个阶段：

(1) 以疾病为中心的护理阶段

特点：护理已成为一个专门的职业，护理工作的主要内容是执行医嘱和各项护理技术操作，在长期对疾病护理的实践中逐步积累形成了一套较规范的疾病护理常规和护理技术操作常规。

(2) 以病人为中心的护理阶段

特点：强调护理是一个专业，护士应用科学的方法——护理程序对病人实施身、心整体护理。护理学通过吸收相关学科的理论以及自身的实践和研究，逐步形成了自己的理论知识体系。

(3) 以人的健康为中心的护理阶段

特点：护理学已发展成为一门为人类健康服务的独立的应用学科。护理的对象从病人扩展到健康的人，从个体扩展到群体；护理的任务从疾病护理扩展到从健康到疾病的全过程的护理；护理的工作场所从医院扩展到社区和家庭，扩展到所有有人的地方。护士成为向社会提供初级卫生保健的最主要力量。

4. 何谓整体护理？其内涵包括哪些内容？其实践特征是什么？

整体护理是一种以护理对象为中心，视护理对象为生物、心理、社会多因素构成的开放性有机整体，以满足护理对象身心需要、恢复健康为目标，运用护理程序的理论和方法，实施系统、计划、全面的护理思想和护理实践活动。

整体护理的内涵：① 强调人的整体性，将护理对象视为生物的、心理的、社会的、文化的、发展的人，强调人与环境的相互影响；② 强调护理的整体性，要求为护理对象提供全方位的护理；③ 强调护理专业的整体性，要求护理实践的各个环节紧密联系，协调一致。

整体护理的实践特征：① 以现代护理观为指导；② 以护理程序为核心；③ 实施主动的计划性护理；④ 体现护患合作过程。

5. 何谓基本需要？马斯洛将人的基本需要归纳为哪五个层次？各层次之间有何关系？

基本需要是维持身心平衡并求得生存、成长及发展，在生理和心理上最低限度的需要。

马斯洛把人的基本需要归纳为五个层次：生理需要、安全需要、爱和归属的需要、尊重需要、自我实现的需要。

各层次需要互相依赖，彼此重叠。当较低层次需要满足后，就向高层次需要发展。较高层次需要发展后，低层次需要并不消失，而是对人行为的影响降低。

6. 何谓压力？何谓压力原？机体对压力原的反应包括哪两方面？

压力：又称应激，是一个比较复杂的概念，在不同的学科，对压力有不同的解释。塞里(Selye H.)以基本的生理学观点对压力作了如下定义："压力——在生理学上，是指人体对任何加诸于他的需求所作的非特异性反应。"

压力原：又称应激原，是指对个体的适应能力进行挑战，促进个体产生压力反应的因素。

机体对压力原的反应可分为：① 生理反应：如心率加快、血压升高、需氧量增加、免疫力降低等；② 心理反应：如焦虑、抑郁，或使用否认、压抑等心理防卫机制等。

7. 依据塞里的压力学说，人体对压力原的反应可分为哪三个时期？

（1）第 1 期（警觉期）：为压力原作用于身体的直接反应。压力原作用于机体，经由神经内分泌途径，引起机体各系统的变化，表现为肾上腺皮质增大、激素增加、心率加快、血压上升等。如果压力原太强，会导致死亡。

（2）第 2 期（抵抗期）：是机体内部防御力量动员起来的表现。机体防御力量与压力原相互作用，形成动态平衡。若机体适应成功，则恢复内环境的稳定，激素水平、心率、血压恢复正常，人体对外界刺激的敏感性下降；反之，若机体出现持续性损害则进入第 3 期。

（3）第 3 期（衰竭期）：发生在压力原强烈或长期存在时，体内适应性资源耗尽，抵抗力下降。表现为体重减轻，肾上腺增大，然后衰竭，淋巴系统功能紊乱，激素分泌先增加后耗竭，最后全身衰竭而危及生命。

8. 如何帮助病人应对压力？

（1）评估病人所受压力的程度、持续时间、过去承受压力的经验，以及可以得到的社会支持。

（2）分析病人的具体情况，协助病人找出压力原。

（3）安排适宜的住院环境，减少不良环境因素的影响，使病人尽快适应住院生活。

（4）协助病人适应实际的健康状况，对可能出现的心理问题运用有效的应对方法。如指导病人运用适当的心理防卫机制或松弛术来消除对疼痛的恐惧或对预后的焦虑等。

（5）协助病人建立良好的人际关系，并与家属合作，减轻病人的陌生感与孤独感。

9. 护士自身如何应对工作压力？

（1）处理好各种工作关系，减少心理压力对健康的影响。

（2）树立客观的职业观，设立现实的期望和目标。

（3）参加继续教育，提高专业水平。

（4）定期自我测评，分析并采取适当的方法减轻自己的工作压力。

（5）采取适宜的自我调节方法。

10. 何谓适应？人类的适应包括哪几个层次？

适应是指人与其周围环境的关系发生较大变化，致使个人的行为有所改变以维持平衡，它包括个体和宇宙间的各种保护性调整。

人类的适应包括以下几个层次：

(1) 生理层次：指通过体内生理功能的调整，适应外界环境的变化对机体需求的增加。

(2) 心理层次：指当人们经受心理压力时，通过调整自己的态度、情绪去认识情况和处理问题，以恢复心理上的平衡。

(3) 社会文化层次：指调整个人的行动使之与不同群体(如家庭、专业团体、社会集团等)的信念、习俗及规范相协调。

(4) 技术层次：指人们在使用文化遗产的基础上创造新的科学工艺和技术，以改变周围环境，控制自然环境中的压力原。但是，现代技术又制造了不少新的压力原，如水、空气和噪音污染等，需进一步研究和适应。

11. 何谓护理理念？护理理念的基本要素是什么？护理理念与护理理论有何关系？

护理理念是引导护理人员认识及判断护理及其相关方面的价值观及信念。

护理理念的基本要素是人、健康、环境和护理 4 个基本概念。

护理理念是护理理论形成的基础，人、健康、环境和护理是影响和决定护理实践最重要的概念。护理理念将这 4 个基本概念作为一个专业理念体系进行研究，目的是向护理人员指出专业价值观及信念，指导护理研究、教育、实践及管理，以不断提高护理质量，满足社会对护理的需求。由于研究重点的不同，不同护理学家对这 4 个基本概念有不同的认识，并给予不同的解释，因此，产生了不同的护理理论。

12. 依据研究重点的不同，护理理论可分为哪几种类型？

(1) 以需要及问题为中心的理论：以护理程序为中心，研究如何解决病人的问题，满足病人的需要。如韩德森(Henderson)的护士功能模式、怀森(Watson)的关怀理论、奥勒姆(Orem)的自理模式等。

(2) 以护患关系为中心的理论：以沟通交流技巧为中心，阐述通过人际沟通建立良好的护患关系，满足病人的需要。如金(King)的互动系统结构及达标理论、潘浦勒(Peplau)的人际关系模式、奥兰多(Orlando)的护患关系学说等。

(3) 以系统为中心的理论：认为人是开放系统，强调整体护理。如约翰森(Johnson)的行为系统模式、罗伊(Roy)的适应模式、罗杰斯(Rogers)的整体护理模式、纽曼(Newman)的保健系统模式等。

13. 奥勒姆自理模式的基本结构是什么？

奥勒姆理论包括3个基本结构：

(1) 自理结构(the self-care construct)：自理是个体为维持生命、健康和幸福而采取的有目的的活动。人的自理需要包括3个部分：① 一般的自理需要：是个体为了满足生存需要所进行的一系列活动，如空气、水分、食物的摄入，维持排泄功能等。② 发展的自理需要：指生命发展过程中各阶段特定的需要以及某些特殊情况下出现的新需求，如妊娠期的自理需要、对新工作的适应等。③ 健康不佳时的自理需要：指在疾病、伤残等情况下的自理需要。

(2) 自理缺陷结构(the self-care deficit construct)：这是奥勒姆模式的核心。当自理能力不能满足自理需要时，就会出现自理缺陷。与健康有关的自理能力缺陷是确定是否需要护理的标准。

(3) 护理系统结构(the nursing systems construct)：是人出现自理缺陷时护理活动的体现。依据病人自理需要和自理能力的不同分为3种：全补偿系统、部分补偿系统、支持—教育系统。

14. 依据奥勒姆的学说，护理人员可通过哪3种护理系统帮助病人？

(1) 全补偿系统：当病人没有自理能力时，护士给予全面帮助，以满足病人各方面的需要。适用于：① 身体上及心理上完全不能满足自理需要的病人，如昏迷者；② 有意识但无法行动的病人，如高位截瘫者；③ 有一定的行动能力但心理及精神活动不能满足需要的病人，如智能低下者。

(2) 部分补偿系统：当病人有能力满足自己部分的自理需要时，护士依据病人自理能力的不同，提供不同程度的帮助，如协助手术后病人如厕。

(3) 支持—教育系统：当病人能够在护士指导下满足自理需要时，护士可通过支持、教育和提供促进发展的环境来帮助病人提高自理能力。

15. 罗伊适应模式的基本内容是什么？

罗伊认为人是一个适应系统，接受着来自外部环境和自身内部环境的各种刺激，通过两种应对机制以达到4个方面的适应：即生理功能、自我概念、角色功能和互相依赖。护理的目的是在了解人的适应水平以及所有刺激的基础上，促进与以上4个方面有关的适应性反应。

16. 依据罗伊的模式，护理人员可通过哪两种方式帮助病人?

(1) 控制或改变刺激，使刺激作用于人的适应范围内，以促进病人的适应。如保持室内空气新鲜，减少光亮和噪音，使环境有助于睡眠。

(2) 提高人的应对能力和扩大适应区，使人能耐受较大强度的刺激，如指导病人在睡前运用松弛术以助入睡。

17. 纽曼的保健系统模式由哪几部分组成?

纽曼的保健系统模式包含 3 个主要部分：压力原、机体防御功能及预防性护理活动。

(1) 压力原：是干扰机体正常活动、正常状态、稳定平衡的各种刺激。

(2) 机体的防御功能：是个体所具有的正常防卫能力及结构。包括：① 基本结构：是人生存的基本结构及能量源，包括机体解剖结构、器官功能结构等；② 抵抗线：是保护人基本结构稳定、完整及功能正常的防卫屏障，包括免疫功能、应对行为及生理功能等；③ 正常防御线：是个体在生命历程中建立起来的健康稳定的状态；④ 应变防御线：是维持机体正常状态及功能的保护性缓冲力量，如健康的生活方式等。

(3) 预防性护理活动：是根据个体对压力原的反应而采取的护理干预。

18. 依据纽曼的模式，护理的主要功能是什么? 实践中如何规划和组织护理活动?

护理活动的主要功能是控制压力原和增强人体防御系统的功能，帮助护理对象保持、恢复系统的平衡与稳定。

实践中可采用三级预防保健护理来规划和组织护理活动。

(1) 一级预防保健护理：适用于护理对象的系统对压力原没有发生反应时。护理的重点是控制或改变压力原。

(2) 二级预防保健护理：适用于压力原破坏了正常防御线，人体的动态平衡被破坏，出现症状或体征时。护理的重点是早期发现病例、早期治疗。

(3) 三级预防保健护理：适用于人体的基本结构及能量源遭到破坏后。护理的重点是帮助护理对象恢复及重建功能，并防止压力原的进一步损害。

(崔　焱)

第二章　护理程序

1. 何谓护理程序？它包括哪五个步骤？

护理程序是指导护理人员以满足护理对象的身心需要，恢复或增进护理对象的健康为目标，运用系统方法实施计划性、连续性、全面整体护理的一种理论与实践模式。

护理程序包括评估、诊断、计划、实施和评价五个步骤。

2. 资料收集的内容包括哪几个方面？

(1) 一般资料：如病人姓名、性别、年龄、婚姻状况、文化程度等。

(2) 现在健康状况：包括此次发病情况、主要病情、日常生活规律及自理程度、护理体检情况等。

(3) 既往健康状况：包括既往病史、过敏史、创伤史、家族史等。

(4) 心理状态：包括一般心理状态、对疾病与健康的认识、应激水平与应对能力、个性倾向性、性格特征等。

(5) 社会文化状况：包括主要社会关系及密切程度、社会组织关系与支持程度、工作学习情况、经济状况与医疗条件等。

3. 什么是主观资料？什么是客观资料？

主观资料：护理对象的主观感觉，是护理对象对自己健康问题的体验和认识。

客观资料：护理人员通过观察、体检以及借助医疗仪器设备检查所获得的有关护理对象健康状况的资料。

4. 资料收集的方法有哪些？

(1) 观察：通过运用感官、知觉获取病人资料。

(2) 交谈：通过与病人及其家属交谈，了解病人的健康状况。

(3) 护理体格检查：通过体检收集病人有关身体状况的客观资料。

(4) 阅读：查阅病历、医疗记录、护理记录以及有关书籍、资料等。

5. 何谓护理诊断？护理诊断与医疗诊断有何不同？

护理诊断是关于个人、家庭或社区对现存的或潜在的健康问题以及生命过程的反应的一种临床判断，是护士为达到预期结果选择护理措施的基础，这些结果是应由护士负责的。

医疗诊断是用一个名称说明一种疾病或病理变化引起的症状、体征，以指导治疗。护理诊断是叙述病人由于病理状态所导致的包括生理、心理、社会等方面的行为反应，以指导护理。

6. 护理诊断的种类主要有哪些？

依据对护理诊断名称的判断，护理诊断主要分为3类：

(1) 现存的护理诊断：指护理对象目前已存在的健康问题。

(2) 有危险的护理诊断：指护理对象目前尚未发生的，但有危险因素存在，若不加以预防处理，则非常有可能发生的问题。

(3) 良好健康状态的护理诊断：指有潜力增进或提高健康水平的状态，护理对象表示希望保持或增进的，如“执行治疗方案有效”。

7. 护理诊断的陈述方式有哪几种？

护理诊断的陈述包括3个结构要素：P——健康问题(problem)、S——症状或体征(symptoms or signs)、E——原因(etiology)。陈述方式有以下3种：

(1) 三部分陈述：即PSE公式，多用于现存的护理诊断。

例：营养失调：高于机体需要量(P)　肥胖(S)，与摄入量过多有关(E)。

(2) 二部分陈述：即PE公式，多用于有危险的护理诊断。

例：有皮肤完整性受损的危险(P)　与长期卧床有关(E)。

(3) 一部分陈述：只有P，适用于健康的护理诊断。

例：母乳喂养有效(P)。

8. 何谓护理目标？其种类有哪些？

护理目标是针对护理诊断而提出的，期望护理对象在接受护理活动后达到的健康状态或行为的改变，也是评价护理效果的标准。

护理目标可分为短期目标和长期目标两类。短期目标指在相对较短的时间(一般指1周内)内可达到的目标。长期目标指需要相对较长时间才能实现的目标。长期目标常需通过若干个短期目标才能逐步实现。

9. 制定护理措施时应注意哪些问题？

（1）措施应与医疗工作协调一致，与其他医护人员相互配合。

（2）针对护理目标，一个护理目标可通过几项护理措施来实现，按主次、承启关系排列。

（3）护理措施必须切实可行。

（4）护理措施应明确、具体、全面。

（5）护理措施应保证病人安全，使病人乐于接受。

（6）护理措施应以科学的理论为依据。

10. 护理病历由哪几部分组成？护理记录包含哪些内容？

护理病历包括：病人入院评估表、病人住院评估表、护理诊断项目表、健康教育计划表与护理记录5个部分。

护理记录的内容包括：病人的健康问题，采取的护理措施，实施后病人和家属的反应及护士观察到的效果，病人出现的新的健康问题与病情变化，所采取的临时性治疗、护理措施，病人身心需要及其满足情况等。

（崔　焱）

第三章　护理管理

1. 常用的临床护理工作模式有哪几种?

(1) 功能制护理:是20世纪20年代管理者引进工业流水作业的经验设计出的护理方法,它以工作为导向,将病人所需的护理活动按工作性质分配给固定的人员。

(2) 个案护理:一个病人所需的护理,完全由一位护理人员来完成。

(3) 小组护理:于20世纪50年代提出,由小组长指导,所有的小组成员共同参与并完成病人的评估和护理计划。

(4) 责任制护理:20世纪50年代后期,在美国首先实施,80年代初引入我国,是病人从住院至出院,均由同一位护理人员照护。护理人员所照顾的病人数目视病人病情及护理能力而定。

(5) 系统化整体护理:20世纪90年代初,由美国袁剑云博士提出,是将护理临床业务和护理管理的各个环节系统化的工作模式。

2. 护理工作模式与护理理论模式有何联系?

护理理论模式是对护理本质的看法;护理工作模式是一种应用模式,它在理论模式指导下形成和发展,反过来又促进理论模式的进一步完善。一定时代的护理模式标志着人们对疾病、健康的认识水平,因此,护理模式不是一成不变的。正是由于不同的护理理论模式、工作模式的发展和相互补充,才使护理人员有了从不同角度、不同层次的认识,达到不断提高护理质量的目的。

工作模式并不能保证护理质量,但先进的模式有利于发挥人的最大能量,从而提高工作质量水平。是否能保证护理质量,有赖于护士自身的素质。

无论运用何种工作模式,都必须以将人看成是一个整体的整体护理观念指导护理行为,并将护理程序作为护理的基本工作方法。

3. 何谓护理质量?

护理质量反映的是当护理服务活动符合规定时,满足服务对象明确与隐含需要的效果。这里符合规定是指护理人员的工作行为符合职业道德的规范,各项操作符合技术操作规程等;明确的需要是指护理服务对象明确提出的需护理人员解决的问题，隐含的需要是指护理服务对象存在但未明确提出寻求帮助的问题。

4. 护理质量管理的对象是什么？

(1) 人员：各级护理管理人员及临床护理人员的工作态度和行为是决定护理质量的关键因素。

(2) 财：指经济和财务。护理质量管理成效也反映在"服务价格比"上。

(3) 物：指护理工作所需的基本设施、必备设备、耗材、消毒物品、抢救器材等。

(4) 时间：一是指服务对象能得到及时、有效的服务；二是指合理排班，有效利用人力资源。

(5) 信息：提高各类护理信息的准确性、可靠性、有效性，有助于提高护理质量。

5. 护理技术管理的原则是什么？

护理技术管理的原则是：① 以病人为中心；② 以提高护理质量为目标；③ 以基础护理技术为重点；④ 以提高技术整体功能为前提；⑤ 以开展新业务、新技术为先导。

6. 护理安全的相关因素有哪些？

护理安全的相关因素有：① 人员素质因素；② 技术因素；③ 管理因素；④ 物质因素；⑤ 环境因素；⑥ 病人因素。

7. 急救物品管理质量标准有哪些？

急救物品、药品完整无缺，处于备用状态。做到及时领取补充，及时检查维修，无过期。定人管理、定点放置、定时核对、定量供应无菌物品，标准值 100%。

8. 何谓继续护理学教育？何谓学分制管理？

继续护理学教育是继规范化专业培训后，以学习新理论、新知识、新技术和新方法为主的一种终生性护理学教育。

继续护理学教育实行学分制管理，教育对象每年参加经认可的继续护理学教育活动，并要修满最低学分，才能再次注册、聘任及晋升高一级专业技术职务。

9. 护理信息包括哪些?

(1) 护理业务信息:主要指病人临床护理信息。

(2) 护理管理信息:包括人员编制,护理业务、技术,临床教学、科研,护理设备,护理经费及决策等信息。

(3) 护理咨询信息:主要指各种护理资料,包括护理情报、护理期刊、护理书籍等。

10. 何谓护理质量缺陷?

一切不符合质量标准的现象都属于质量缺陷。在护理工作中,由于各种原因导致令人不满意的现象与结果发生或给病人造成损害者,统称为护理服务质量缺陷。护理质量缺陷表现为病人对护理不满意、医疗事故与医疗纠纷。

(王伟智)

第四章　护理心理学基础

1. 何谓护理心理学？

护理心理学是从护理情境与个体相互作用的观点出发，研究在护理情境这个特定的社会生活条件下个体心理活动发生、发展及其变化规律的学科。其中的“个体”包括护士个体和病人个体。

2. 何谓心理护理？

心理护理是指在护理全过程中，护士运用心理学的理论和技能，通过各种方式和途径，积极地影响病人的心理状态，以达到较理想的护理目的。

3. 临床实施心理护理的主要形式有哪些？

心理护理主要的临床实施形式有以下两种分类方法：

(1) 个性化心理护理与共性化心理护理

① 个性化心理护理：是一种目标比较明确，针对性比较强，用于解决病人特异性、个性化心理问题的心理护理。如针对截肢病人无法接受现实的特殊心理问题，护士应通过个性化心理护理，帮助病人重新树立生活的信心。

② 共性化心理护理：是一种特异性与针对性不太强，仅从满足病人需要的规律出发，目的在于解决病人中共性问题的心理护理。如对手术前病人、急诊病人、新入院病人的规律性心理问题，护士可以进行必要的提前干预，以防止其心理失常的发生。

(2) 有意识心理护理与无意识心理护理

① 有意识心理护理：是指护士主动运用心理学的理论和技术，通过设计的语言和行为，实现对病人的心理调节、心理支持或心理健康教育的过程。

② 无意识心理护理：是指护士在护理病人的过程中，随时可能对病人心理状态产生影响的一切言谈举止和护理活动，无论护士能否主动意识到，都可以产生心理护理的效果。

4. 心理护理的基本要素是什么？

心理护理的基本要素包括以下几个方面：

（1）护士：心理护理的主体。

（2）病人：心理护理的客体。

（3）心理学理论及技术：心理护理过程中问题解决的方法体系。

（4）心理问题：心理护理的具体目标。

5. 情绪和情感的功能有哪些？

（1）适应功能：情绪和情感是人类适应生存的心理工具。

（2）动机作用：为满足需要而产生的情绪和情感的体验，能激励人的行为，改变人的行为，起重要的动机作用。

（3）组织作用：正情绪对心理活动起协调、组织作用，负情绪对心理活动起破坏、瓦解作用。

（4）信号作用：情绪通过其外部表现——表情，在人类交流中传递信息。

6. 心境、激情和应激三种情绪状态有何区别？

心境是具有感染性的，是比较微弱而持久的情绪状态。这种情绪状态一般是弥散性的，而不是针对某一事件的特定体验。

激情是一种强烈的、短暂的、爆发性的情绪状态。这种情绪状态往往是由一个人生活中具有重要意义的事件引起的。

应激是由出乎意料的紧急情况所引起的一种情绪状态。

7. 应激原有哪些类型？

应激原是指引起应激的各种内外环境刺激，可分为躯体性应激原、社会性应激原、心理性应激原和文化性应激原 4 种。

8. 影响应激反应的因素有哪些？应激对健康的影响有哪些？

影响应激反应的因素有：应激原的强度和持续时间、个体的因素和生理因素。

适度的应激有益于健康，强烈的或持续时间长的应激才可能有害于个体的身心健康。应激对身心健康的影响主要表现为创伤后应激综合征、消化性溃疡和免疫系统功能降低。

9. 何谓疾病行为？

疾病行为通常是指病人显示其病感的行为。“病感”是指个体感到有病的主观体验，它既可由躯体疾病引起，也可由社会心理因素所致。

虽然“病感”是促使个体求医的直接原因，但“病感”并不等于一定患有疾病。因此，疾病行为可分为主动疾病行为和被动疾病行为，前者稍有不适即表现出“病感”，后者对所患疾病严重程度认识不足，或不愿表现“病感”。

10. 病人角色模式的基本特征和主要类型是什么？

病人角色模式的基本特征有：原有社会角色退位，自制能力减弱，求助愿望增强，康复动机强烈，人际合作愿望加强。

病人角色模式的主要类型有：

（1）病人角色强化：指病人对自己所患疾病出现心理反应过度、过度依赖医护人员帮助、过度要求亲友照顾等。

（2）病人角色淡化：指病人意识不到自己有病，或对自身疾病的严重程度过于忽略。

（3）病人角色隐瞒：病人因不能或不愿承担疾病所造成的一系列影响及后果而隐瞒病情，回避就医。

（4）病人角色牵强：某些人为达到某种目的而采取的一种称病方式，利用病人角色的行为特征，获取某些切身利益。

11. 病人需要的基本特点和主要内容是什么？

病人需要的共性化特点有：错综复杂性、不可预料性和不稳定性。

病人需要的主要内容有：健康需要、安全需要、适应需要、归属需要、安抚需要、信息需要、刺激需要和尊重需要。

12. 病人常见的情境性心理失调有哪些？

情境性心理失调是特指以情境性因素影响为主而导致个体发生心理失调的一类常见心理问题。常见类型有：

（1）相对病情的认知和反应：分疾病认知反应高敏型和疾病认知反应迟滞型。

（2）面临治疗的角色反应：分面对诊疗的依赖、面对诊疗的恐惧两类。

（3）躯体残缺的防卫反应：分攻击型防卫反应、自闭型防卫反应和自怜型防卫反应。

（4）久病不愈的消极反应：分内向型人格的消极反应、外向型人格的消极反应和依赖型人格的消极反应。

13. 病人常见的负性情绪状态有哪些？

（1）恐惧：是一种人们在面对危险情境或对自己预期将要受到伤害而产

生的较高强度的负性情绪反应。

（2）抑郁：是一种情绪低落状态。主要表现为悲观，郁郁寡欢，不愿与人交往，无兴趣，表情呆板，自责，睡眠及食欲障碍等。

（3）愤怒：是一种较强烈的因个体与挫折或威胁抗争而产生的情绪反应。

（4）焦虑：是人们对即将来临的，可能会给自己造成危险和祸害或需要自己做出极大努力去应对的情况等所产生的情绪反应，程度严重时，可表现为惊恐。

14. 何谓心身疾病？

心身疾病，亦称心理生理疾病。这类疾病的发生、发展和转归都不同程度地受到心理、社会因素的影响，临床上主要表现为躯体症状，并伴有病理生理和病理形态学的改变，其疾病过程的诊断、治疗、护理都需要采用心身统一的观点及注重个体与环境的协调。常见的心身疾病有冠心病、原发性高血压、消化性溃疡、支气管哮喘等。

15. 何谓护士职业角色化？护士职业角色化的影响因素有哪些？

在特定的职业环境中，个体形成适应该职业的角色人格，形成较稳定的足以胜任职业的角色行为方式，即为职业角色化。护士的职业角色化，则是特指从事护士这个职业的个体所应具有的与职业相适应的角色人格和行为模式。护士的职业角色化，是通过护士个体与职业环境相互作用而实现的。

护士职业角色化的过程受社会文化、职业教育、人生价值观和角色行为自我调控等因素的影响。

（王伟智）

第五章　护理伦理学基础

1. 何谓道德？

道德是人们在社会生活实践中形成并由经济基础决定的，用善恶作为评论标准，依靠社会舆论、内心信念和传统习俗为指导的人格完善及调节人与人、人与自然关系的行为规范总和。

2. 何谓职业道德？

职业道德是社会上占主导地位的道德或阶级道德在职业生活中的具体体现，是人们在履行本职工作中所遵循的行为准则和规范的总和。

3. 何谓伦理？

伦理是指人与人之间关系的道理或规则。它和道德是同义词，但两者之间还是有区别的。道德一般指道德现象，而伦理则是道德现象的系统化和理论化。

4. 何谓护理伦理学？

护理伦理学是运用一般伦理学的原理来解决护理实践和护理科学发展中人们相互之间、护理团体与社会之间关系的一门科学。实际上就是研究护理职业道德的一门学问。

5. 道德自律性与他律性的关系是什么？

道德的自律性是指通过自我道德教育、自我道德修养、自我道德评价等方式，将外在的社会性道德原则和规范内化为自己的信念。道德的他律性，则是指通过外部的道德教育或道德影响、客观的道德评价标准，来提高人们素质的过程。在个人道德养成的过程中，道德自律是基础，道德他律是条件，两者之间的关系是统一的。

6. 何谓不伤害原则？

不伤害原则是指在诊治、护理过程中凡是必需的或者是属于适应证范围的，所实施的诊治、护理手段都应保证不使病人身心受到损伤。

7. 公正原则对护士的要求是什么？

（1）公正分配卫生资源。护士既有宏观分配卫生资源的建议权，也有参与微观分配卫生资源的权利。应根据公正原则，尽力实现病人基本医疗和护理的平等。

（2）态度上公正地对待病人，特别是老年病人、精神病人、残疾病人和年幼病人等。

（3）在护理纠纷的处理中，要坚持实事求是，立场公正。

8. 何谓病人自主性？

病人自主性是指病人对有关自己的医护问题，经过深思熟虑所做出的合乎理性的决定并据以采取的行动。

9. 有利原则在护理实践中有何含义？

在护理实践中，狭义的有利原则是指护士履行对病人有利的行为；广义的有利原则不仅对病人有利，而且护士的行为有利于护理事业和护理科学的发展，有利于促进人群和人类的健康。

10. 护士职业道德权利的内容有哪些？

（1）在合乎护理伦理的范围内，有要求其专业被尊重的权利。

（2）有要求其人格被尊重的权利。

（3）有要求被保护安全执行业务的权利。

（4）有要求合理待遇的权利。

（5）有要求设定护理最高标准的权利。

（6）有要求参与影响护理政策性决定的权利。

（7）有要求参与工作条件决策的权利。

（8）有要求参加护理专业团体、进行学术交流和接受继续教育的权利。

11. 护士道德教育要求保密的内容有哪些？

（1）保守病人的秘密：包括病人的疾病史，各种特殊检查和化验报告，疾病的诊断名称、治疗方法等和病人不愿向外泄露的其他问题。

（2）对病人保密：包括不宜透露给病人的不良诊断、预后等医疗信息和发生在其他病人身上的医疗、护理差错事故等。此外，医务人员的隐私和秘密也不应向病人透露。

12. 结合我国国情，医护人员应该尊重病人哪些基本权利？

医护人员应该尊重病人以下基本权利：平等医疗权利，疾病认知权，知情同意权，要求保守隐私权，获得休息和免除一定社会责任权，诉讼和要求赔偿权。

（王伟智）

第六章　健康教育

1. 何谓健康教育?

健康教育是通过信息传播和行为干预,帮助个人和群体掌握卫生方式的教育活动与过程。其目的是消除或减轻影响健康的危险因素,预防疾病,促进健康和提高生活质量。

2. 何谓健康促进?

健康促进是以教育、组织、法律(政策)和经济等手段干预那些对健康有害的生活方式、行为和环境,以促进健康。健康促进的目的在于努力改变人群不健康的行为,改进预防性服务以及创造良好的社会与自然环境。

健康促进的含义比健康教育更为广泛,健康促进涉及整个人群和人们社会生活的各个方面,而健康教育则侧重于影响那些有改变自身行为愿望的人群。

3. 何谓病人教育?

病人教育是指以医学为基础,以病人及其家属为对象,通过有计划、有目的、有评价的教育过程,使病人了解增进健康的知识,改变不健康行为,使病人的行为向有利于康复的方向发展。

4. 影响健康的因素主要有哪些?

影响健康的主要因素包括:生物因素、环境因素、生活方式以及医疗保健服务。

5. 何谓生活质量? 评价生活质量的维度是什么?

生活质量是一个人在社会生活和日常活动中机能能力和主观感觉的表现,是一个包括生物医学和社会心理学在内的集合概念的反映。

评价生活质量的维度主要包括:躯体状态、心理状态、社会关系、环境、独立程度和精神、宗教、个人信仰。

6. 何谓健康相关行为？

健康相关行为指个体或团体与健康和疾病有关的行为。一般可分为两大类：促进健康的行为和危害健康的行为。

7. 日常生活中，应重点建立哪些促进健康的行为？

在日常生活中，应重点建立：① 日常健康行为，包括合理的营养、平衡膳食、适量睡眠、积极锻炼等；② 保健行为；③ 避免有害的环境行为；④ 戒除不良嗜好；⑤ 预警行为；⑥ 求医行为；⑦ 遵医行为；⑧ 病人角色行为。

8. 病人健康教育中教与学有哪三个领域？

病人健康教育中教与学有三个领域：① 认知领域；② 情感领域；③ 精神运动领域（又称技能领域）。

9. 护理程序与病人教育程序有何联系？

病人教育是有目的、有计划、有组织、有评价的教育活动，护理程序的评估、计划、实施、评价各步骤同样适用于病人教育程序。两者都是以科学的思维方法和工作方法为病人解决健康问题。护理程序侧重于解决病人对健康问题的反应，病人教育程序则注重调动病人维护自身健康的潜能，激励病人积极参与促进康复的护理过程。病人教育程序实质上是护理程序的一个组成部分。

10. 如何评估病人的学习需求？

评估方法：病人资料可分主观资料和客观资料。主观资料是通过病人及其家属的自诉或护士提问而获得对学习的想法、感受和愿望的叙述。客观资料是护士通过护理体检而查出的病人知识缺乏的临床表现。

通过交谈与观察，可从病人、家属或关系亲密者处得到主、客观资料，医疗记录、护理记录也是资料之来源。

问卷调查和心理测量也可作为评估方法。

评估内容：

（1）学习能力评估：包括年龄、视力、听力、记忆力、反应速度、疾病状态等。老人、小儿、有视听缺陷、接受能力差者均可影响学习能力。健康状况极差，如剧烈疼痛、极度疲劳和意识丧失的情况下，则不可能接受教育。

（2）心理状况评估：重点评估病人对于疾病的心理适应模式和对学习的

认知能力。

(3) 社会文化背景评估:主要指生活方式,因其决定病人如何看待学习。

(4) 学习态度评估:病人有无学习愿望,对健康教育接受程度,行动上是否配合学习,通过教育能否改变行为等。

(5) 以往学习经历评估:以往是否接受过住院健康教育,效果如何。

评估学习需求应贯穿于病人住院的全过程,力求及时满足病人的学习需求。

11. 何谓病人学习目标?

病人学习目标是护士根据教育目标的要求和病人的学习需要,与病人共同制定并通过病人学习能够实现的目标。学习目标说明的是病人需要学什么和将产生的行为结果是什么。

病人学习目标可分为以下3种:

(1) 认知目标:病人通过对知识的学习和理解,所能达到的目标。目标陈述为:病人能说出……,病人能列出……,病人能描述……,病人能区别……。

(2) 情感目标:病人通过对价值的自我认识,而产生态度上的改变。目标陈述为:病人能接受……,病人能表示……,病人同意……。

(3) 技能目标:通过护士的示范和指导,病人能掌握某种技能。目标陈述为:病人能操作……,病人能演示……,病人能使用……。

12. 病人教学原则有哪些?

病人教学原则包括:① 优先满足病人需要原则;② 因人施教原则;③ 实用原则;④ 目标实现原则;⑤ 病人及其家属参与原则;⑥ 循序渐进原则;⑦ 分期教育原则;⑧ 直观性原则;⑨ 科普化原则;⑩ 激励原则。

13. 病人学习效果评价包含哪些内容?

病人学习效果评价包括:① 学习需要评价;② 教学方法评价;③ 计划目标评价;④ 知识行为评价;⑤ 教育质量评价。

14. 对病人进行自理能力训练的目的是什么?包括哪些方面?训练时的注意事项有哪些?

目的

提高病人生活自理能力,适用于脑卒中、瘫痪、大手术后、外伤恢复期病人。

训练内容

洗脸动作训练，更衣动作训练，洗澡动作训练，进食动作训练，排便训练。

注意事项

（1）各项训练必须有医生的医嘱，否则不宜实施。

（2）有些自理能力训练不是短期内能完成的，需护士为病人作出训练计划，指导病人或家属回家后继续练习。

（3）自理能力训练必须在疾病恢复期实施，即在其他生理功能训练完成的基础上进行。

（王伟智）

第七章　交流与沟通

1. 护患关系的特点是什么？

护患关系是指护理人员与病人为了治疗性的共同目标而建立起来的一种特殊的人际关系。其特点为：

(1) 工作关系：建立良好的护患关系是护士的一种职业行为，具有一定的强制性。

(2) 信任关系：护士应尊重病人的权力，维护病人的利益，保护病人的隐私，对病人有同情心，鼓励病人表达情绪感受，取得病人的信任。

(3) 治疗关系：护患关系中应设定合理的限制，重点满足病人住院期间的治疗要求。良好的护患关系有助于治疗，反之则会影响治疗与康复。

(4) 群群关系：护患关系是群体与群体之间的关系，衡量护患关系的好坏，不仅要看护士与所负责的病人之间的关系如何，还要看护士与病人群体之间的关系，以及护士群体与病人群体之间的关系。

2. 何谓护患沟通？沟通有哪些基本特征？

沟通是遵循一系列共同规则互通信息的过程。沟通的基本特征有：人类沟通是一个过程；人与人在沟通过程中是相互影响的；人们在进行沟通时，可发生两个水平上的交流，一个是内容方面的，另一个是关系方面的。

3. 何谓“第一印象”？护患沟通中如何建立良好的第一印象？

“第一印象”是指个体在第一次与他人接触时，根据对方的神态、言谈、行为所得到的综合性判断。

护患沟通中要建立良好的第一印象应注意以下 4 个方面：

(1) 自我介绍：包括主动向病人介绍自己的姓名和职务或身份。

(2) 记住病人的姓名，选择恰当的称呼。

(3) 介绍护理单元：包括介绍科室的环境结构、病房设备的使用、饮食安排、探视陪护制度等，这有助于消除病人对环境的陌生感。

(4) 注意外在形象：仪表、举止、表情等外在形象对良好第一印象的形成至关重要。

4. 护患沟通的目的是什么?

护患沟通的目的:① 收集资料;② 建立和改善护患关系;③ 治疗或辅助治疗。

5. 影响护患沟通的因素有哪些?

(1) 移情:指对他人情绪的敏感性,理解的准确性,是否能从他人的角度去感受、理解他人。

(2) 控制:病人是否感到失去控制,医护人员能否和病人进行有效的合作。

(3) 信任:信任可使病人有安全感,使护患之间产生支持性气氛。

(4) 暴露与倾听:病人能暴露自我情感与需求,医护人员鼓励这种暴露并认真倾听,对相互的关系起积极作用。

(5) 确认:确认是一种沟通方式,是一人对他人所作的特殊反应,确认反应承认和证实他人的感知,使他人充分看到自我价值。

6. 非语言沟通的目的是什么?

非语言沟通的主要目的是使互动中的双方能有效地分享信息,它在沟通过程中被认为能发挥以下作用:① 表达情感;② 调节互动;③ 验证语言信息;④ 维持相互关系;⑤ 维持自我形象。

7. 非语言沟通的形式有哪些?

非语言沟通是复杂的、多方面的现象,通常分为五大类:① 体语;② 空间效应;③ 类语言;④ 触摸;⑤ 物理和环境因素。

8. 空间效应中的"距离"分几种?各运用于什么情况?

(1) 亲密的距离:此距离约为 50 cm 之内,在此距离谈话时,声音常是柔和的。人们常选择性地允许他人处于此距离。

在医疗护理中,医护人员在给病人做某些护理或医疗时常用此距离,如给予病人做口腔护理时。

(2) 个人的距离:50~120 cm,约一臂长,人们用此距离与亲朋好友谈话,声音柔和或适中。

在医疗护理中,医护人员常用此距离向病人解释检查或治疗步骤,进行术前指导或讨论一件他们不想让他人听到的事。

(3) 社会的距离：当人们交流时处于 1.2～4.0 m 的距离时，他们采取的便是社会的距离。在工作单位或社会活动中人们谈论工作时常用此距离，说话时通常正常或稍响。

(4) 公众的距离：当人们处于 4.0 m 以上时称作公众的距离。在此距离说话时声音常放大。

9. 要成为有效的倾听者，应注意些什么？

认真倾听是护士对病人关注和尊重的表现。倾听不只是听对方的词句，而且要通过对方的表情、动作等非语言行为，真正理解病人所表达的内容，体会病人的真实感受。要成为一位有效的倾听者，必须做到：

(1) 聚精会神，避免分散注意的动作。

(2) 距离适当，姿势自然，保持眼神交流。

(3) 不打断病人说话。

(4) 适当地反应：在倾听病人说话时，可以轻声地说“嗯”、“是”或点头等，表示你接受对方所述的内容，并希望他能继续说下去。

(5) 仔细观察病人的非语言行为：病人在交谈时的非语言行为提供了丰富的信息，它有助于护理人员理解病人真实的想法和情感。

认真倾听是护士对病人关注和尊重的表现，有助于护患之间形成良好的关系。

10. 护患交谈中如何运用提问的技巧？

问题的提出有两种方式：一是开放式的问题，此类问题常常运用“什么”、“怎么”、“如何”等方式发问，它可以让病人充分地发挥，使护士获得详细的资料。如“你好象很不愉快，你现在有什么感觉？”“你认为这种饮食怎么样？”等。另一种是封闭式的问题，此类问题的特征是可以用“是”或“不是”等肯定或否定的词给予回答。如“你今天可以下床走一会儿吗？”“你认为你有时间进行这些锻炼吗？”等。开放性问题给病人较多的控制权，鼓励较广阔的和较情感性的应答；而封闭性问题占用时间短，效率较高。

在交谈过程中，什么时候运用开放式问题，什么时候运用封闭式问题，应具体情况具体分析。一般来说，了解病人的情况时，运用开放式提问；而在核实或澄清病人的反应时，运用封闭式提问。

另外，提的问题应简明、通俗、易懂。不宜在一次提问中包含多个问题，也不能使用病人不懂的术语。

11. 护患交谈中如何运用恰当的反应技巧?

在交谈过程中,护士的反应非常重要,它是使沟通达到目的的关键因素。恰当的反应技巧有:

(1) 复述:复述是重复病人所述的部分或全部内容。复述可以让病人知道你已听到他所讲的,可起到鼓励和引导作用。

(2) 澄清:澄清是将病人一些模棱两可、不够完整的陈述弄清楚,同时也包含试图得到更多的信息。

(3) 沉默:沉默可以给病人思考和体会的时间。

(4) 移情:是指能深入到对方个人的精神世界,能从对方的角度去体验对方的感觉和体验,并能准确地向对方表达你对他的理解。

(5) 发挥非语言行为的辅助作用。

12. 一般从哪些方面评估环境对沟通的影响?

(1) 对环境的认识:非正式性、有温暖感的、私人性的、不受强制的和熟悉感的环境会产生更多的人际沟通。

(3) 声音:噪音水平越高,越易产生消极作用。

(3) 家具安排和建筑设计要具有鼓励人们相互交流的作用。

(王伟智)

第八章　护理与营养

1. 何谓营养素、功能性食品？

营养素是指来自食物和饮水，用于人类维持生命、促进生长发育、从事劳动活动并保证健康的基本物质，包括蛋白质、脂类、碳水化合物（糖类）、维生素、矿物质、水和膳食纤维。

功能性食品是指除了有适宜的营养作用外，还能对人的一种或几种功能有良好的调节作用，并能改善健康状况和（或）降低疾病危险性的食品。

2. 何谓人体能量代谢和能量平衡？决定人体能量需要量的因素有哪些？

能量代谢是指机体内糖类、脂肪和蛋白质在代谢中伴随能量的释放、转移和利用的过程。

能量平衡是指能量摄入量与消耗量相对平衡，使成人达到并保持理想体重，使儿童保持正常生长发育。

决定人体能量需要量的因素包括基础代谢、劳动活动、食物的特殊动力作用、生长发育和排泄损失。

3. 何谓必需、半必需、限制性氨基酸？包括哪几种？

必需氨基酸是指人体不能合成或合成速度不能满足机体需要、必须从食物中直接获得的氨基酸，包括亮氨酸、异亮氨酸、赖氨酸、蛋氨酸、苯丙氨酸、苏氨酸、色氨酸、缬氨酸、组氨酸（婴幼儿）。

半（条件性）必需氨基酸是指某些临床条件下（早产儿、严重应激状态、某些急慢性疾病），有些氨基酸也成为必需氨基酸，需要从膳食中供给，包括牛磺酸、精氨酸、谷氨酰胺、酪氨酸、脯氨酸、甘氨酸、半胱氨酸等。

限制性氨基酸是指食物中某一种或几种含量较低，导致其他必需氨基酸在体内不能被充分利用并造成蛋白质营养价值降低的必需氨基酸，包括赖氨酸、蛋氨酸、色氨酸等。

4. 何谓蛋白质生物学价值、优质蛋白质、蛋白质互补作用、氮平衡？

蛋白质生物学价值反映食物蛋白质经消化吸收被机体利用的程度，是评价食物蛋白质营养价值的指标。

优质蛋白质是指那些氨基酸模式（蛋白质中各种必需氨基酸的构成比例）与人体接近，必需氨基酸利用率高致营养价值也高的食物蛋白质。

蛋白质互补作用是指将两种或数种蛋白质食物混合使用使他们之间各自不足的必需氨基酸互相补偿，且混合后的氨基酸模式接近人体并提高了这些食物蛋白质生物学价值和营养价值的作用。

氮平衡反映体内组织蛋白质分解和合成代谢的动态平衡状况，包括氮的总平衡（摄入氮＝排出氮）；正平衡（摄入氮＞排出氮）；负平衡（摄入氮＜排出氮）。

5. 何谓必需脂肪酸？包括哪几种？

必需脂肪酸是指人体不可缺少而自身又不能合成，必须通过食物供给的多不饱和脂肪酸。

必需脂肪酸包括亚油酸和亚麻酸。另外，花生四烯酸、二十碳五烯酸（eicosapentaenoic acid，EPA）、二十二碳六烯酸（docosahexenoic acid，DHA）也是人体不可缺少的脂肪酸，可利用亚油酸和亚麻酸合成，但合成速度较为缓慢。

6. 糖类、膳食纤维有何作用？

糖类（单、双、低聚及多糖）为来源广泛、使用最多、价格最便宜的供能营养素，参与构成机体重要的生命物质及组织细胞多种代谢活动，并为氨基酸、脂肪酸等代谢提供条件，调节血糖，节约蛋白质和防酮血症，在供热量占全天总热能55％～60％时能改善人体葡萄糖耐量。

膳食纤维是指不能被人体胃肠道消化酶类消化且不被人体吸收利用的多糖和木质素等，包括非淀粉多糖、抗性淀粉、抗性低聚糖、细胞壁蛋白、甲壳素等。膳食纤维因具有增加容水量和黏稠度、阳离子交换、结合有机化合物、降低结肠内pH值、被细菌发酵等特性而产生以下主要生理作用：改善大肠功能和肠道代谢，防止便秘和微生态紊乱，预防癌症；调节餐后血糖和胰岛素分泌并改善胰岛素抵抗；抗氧化清除氧自由基；降低胆固醇，防止动脉粥样硬化。

7. 影响钙、铁吸收的因素有哪些？

（1）钙在小肠经主动转运和被动（扩散）转运吸收。其主动转运受膳食成分、体内钙需要量及饱和度、维生素和营养状况等影响，被动转运则与肠腔中钙浓度有关。钙的吸收率为20％～60％。膳食中植酸、草酸、醛糖酸、未吸收的脂肪酸等能与钙形成不溶性钙盐而使钙的吸收率降低。维生素D、乳糖、蛋白质、适量脂肪及能使肠腔 pH 值降低的因素均促进钙的吸收。作为营养补充剂的钙剂，其钙元素含量及溶解度的不同，也使钙的吸收率有差异。

(2) 铁的吸收与人体需要量和贮存量及食物中铁的存在形式有关。血红素铁的吸收率约为 25%，非血红素铁的吸收率约为 5%。植酸、草酸、鞣酸、磷酸及抗酸药均可抑制非血红素铁的吸收，而维生素 C、维生素 B_2、肉鱼禽因子等可提高其吸收率。锌与铁有较强的竞争和互相干扰吸收的作用。

8. 维生素不足如何从食物中补充?

维生素不足或缺乏者最初表现为组织中维生素储存量降低，然后出现有关生化指标异常、生理功能降低，继续发展下去引起组织病理改变，出现临床症状和体征。当维生素耗竭至尽时，人的生命终止。维生素缺乏的主要类型及其富含食物如下：

(1) 维生素 A 缺乏。富含维生素 A 的食物有：动物肝脏、鱼肝油、全奶、禽蛋、深色蔬菜和水果、胡萝卜、玉米等。

(2) 维生素 D 缺乏。富含维生素 D 的食物有：海水鱼、肝、蛋黄、鱼肝油等。

(3) 维生素 E 缺乏。富含维生素 E 的食物有：植物油、麦胚、硬果、豆类、谷类、蛋类、鸡(鸭)肫、绿色蔬菜等。

(4) 维生素 C 缺乏。富含维生素 C 的食物有：蔬菜和水果，尤其是柿椒、番茄、菜花、青菜、菠菜、柑橘、柠檬、鲜枣、山楂、猕猴桃等。

(5) 维生素 B_1 缺乏。富含维生素 B_1 的食物有：动物肝、肾、心及瘦肉、全谷、豆类、酵母、硬果等。

(6) 维生素 B_2 缺乏。富含维生素 B_2 的食物有：动物肝、肾、心及瘦肉、鳝鱼、蛋黄、乳类、酵母、绿叶蔬菜、口蘑及豆类。

(7) 维生素 PP 缺乏。富含维生素 PP 的食物有：动物肝、肾及瘦肉、全谷(除玉米外)、豆类、酵母、乳类、花生、绿叶蔬菜等。

(8) 维生素 B_6 缺乏。富含维生素 B_6 的食物有：动物肝及瘦肉、大豆、葵花籽、核桃、酵母等。

(9) 维生素 B_{12} 缺乏。富含维生素 B_{12} 的食物有：动物肝、肾、心及瘦肉、蛋黄、乳类、鱼类、贝壳类、腐乳、豆豉等。

(10) 叶酸缺乏。富含叶酸的食物有：动物肝、肾及酵母、黄绿叶蔬菜、水果、豆类、麦胚等。

(11) 胆碱缺乏。富含胆碱的食物有：豆豉、小米、瘦肉、禽肉、蛋类、带鱼、乌鱼、青鱼、草鱼、对虾、青虾、河蚌等(因胆碱多由食物蛋白质中的甲硫氨酸在体内转变而来)。

9. 何谓合理营养和平衡膳食?

合理营养是符合卫生要求及满足人体生理需要的健康营养方式。它提供了种类齐全、数量充足的各种营养素及热能;选择了合适的营养供给途径;采用了最大限度减少营养素损失的加工和烹调方法;制定了适宜的进餐制度;创造了良好的进餐环境;保证了膳食原料新鲜、无毒无害并具有良好的感官性状且能极大地引起食欲;达到了促进生长发育和健康、提高生活质量并延长寿命的目标。

平衡膳食是合理营养的核心,是以膳食供给与机体需要保持平衡为目标的健康膳食。平衡膳食既保证从食物中摄取的热量与各种营养素全面达到营养标准的水平,又保证热量与营养素及营养素相互之间(蛋白质、脂肪与糖类之间;能量消耗与维生素 B_1、B_2、PP 之间;各种必需氨基酸之间;必需脂肪酸及饱和、单不饱和与多不饱和脂肪酸之间;糖类与膳食纤维之间;各种维生素及矿物质各元素之间;呈酸性与呈碱性食品之间)的平衡,也保证具有不同营养特点及营养价值互补作用的各种类食物能在膳食中占有适宜的比重,并避免营养不足与营养过剩及与营养失衡或不当有关的疾病发生。

10. 临床膳食种类有哪些?

(1) 基本膳食:普通饭、软饭、半流质、流质。

(2) 管饲膳食:匀浆膳(普通及增减营养素的匀浆膳)、混合奶(普通及高蛋白混合奶)。

(3) 要素膳:不需消化或稍经消化及特别配制的要素膳。

(4) 检查试验膳食:纤维镜及 CT 扫描检查膳食、胆囊造影膳食、潜血试验膳食、氮平衡试验膳食、肌酐试验膳食、同位素吸^{131}碘试验膳食、葡萄糖耐量试验膳食、乳糜尿试验膳食、钙磷代谢(诊断甲状旁腺功能亢进症)试验膳食(低钙正常磷、低蛋白正常钙磷、忌磷)、钾钠代谢(诊断原发性醛固酮增多症)试验膳食(钾钠衡量、低钠、高钠)。

(5) 营养治疗膳食:① 一般治疗膳食:低脂肪、低胆固醇、限钠、低渣、高膳食纤维、高钾、高蛋白、低蛋白、低嘌呤、低苯丙氨酸、低铜膳食。② 特殊治疗膳食:糖尿病、肾脏疾病、肝脏疾病、烧伤、手术及创伤、血液病、溃疡病、胰腺疾病、伤寒、多器官功能障碍、脏器移植、肿瘤及职业病膳食。

(6) 特配膳食:老年膳食、孕产妇膳食、儿科膳食、少数民族膳食、斋食膳食、外宾膳食、多选及特需膳食、药膳。

11. 各类营养膳食有哪些原则?

(1) 高蛋白膳食:此膳食是在平衡膳食的基础上增加蛋白质的供给量,达到每日 1.5 g/kg 以上。其中优质蛋白应占蛋白质总量的 50%以上,热量与氮之比以 100～200 kcal(0.42～0.84 MJ):1 g 为宜。膳食应多采用富含优质蛋白质及维生素和矿物质的禽、鱼、乳、瘦肉、豆类及其制品并避免胆固醇及饱和脂肪酸的摄入量过高。

(2) 低蛋白膳食:此膳食热量及维生素供给量应充足,蛋白质供给量每日应低于 0.5 g/kg 或 40 g,并根据疾病的需要分别采用富含优质蛋白质的食物和富含支链氨基酸且产氨量低的食物。酌情采用三粉膳食(麦淀粉、藕粉、粉丝部分或全部替代主食,以保证热量供给充足及减少植物蛋白供给量)或完全无动物蛋白膳食(蛋白质完全来源于植物性食物,如谷类、大豆类及其制品、蔬菜等)。

(3) 低脂肪膳食:此膳食限制各种类型脂肪的摄入量。严格限制时应供给无脂肪膳食;中度限制时每日食物含脂肪量及烹调油用量低于 20 g;轻度限制时每日食物含脂肪量及烹调油用量低于 40 g。烹制膳食应多采用蒸、煮、炖、烩、汆等方法,禁止用油煎、炸食物。采用此膳食应适当补充必需脂肪酸和脂溶性维生素,避免选用含脂肪高的食物。

(4) 低胆固醇膳食:此膳食是在限制总脂肪量(40～50 g/d)的同时限制胆固醇的供给量为每日低于 300 mg,并要求饱和脂肪酸、单不饱和脂肪酸、多不饱和脂肪酸的比例为 1:1:1。禁用含脂肪及胆固醇高的动物油、肥肉、脑、内脏及鱼籽等食物,多选用富含植物固醇及单不饱和脂肪酸的大豆及其制品、粗粮、粟米油、茶油、橄榄油和富含膳食纤维的蔬菜、水果、菌藻类及降脂食品。

(5) 限钠类膳食:此类膳食根据所供钠量分为:① 低盐(供钠 2 000 mg/d)膳食,每日用盐量 2～3 g 或酱油 10～15 ml,禁用盐腌制品。② 无盐(供钠 1 000 mg/d)膳食,烹调不用盐及酱油,禁用盐腌制品及加盐食品。③ 低钠(供钠低于 500 mg/d)膳食,除烹调不用盐及酱油外还限制含钠量高的食物及加碱制品的摄入。酌情增加富钾、钙食物,膳食可用糖醋汁、番茄汁、山楂汁等调口味。

(6) 少渣膳食:为限制食物残渣的膳食。忌用各种粗杂粮及制品、含膳食纤维丰富的蔬菜水果、硬果类及带骨刺的大块鱼肉制品。多选用新鲜细嫩的禽、鱼、肉、蛋、奶、嫩叶菜及花菜、去皮的瓜茄类及未油炸的豆制品等。制成的膳食细软,不油腻,无刺激性,易消化吸收。

(7) 无渣膳食:为消化后仅留极少残渣的膳食。除不采用各种少渣膳食禁忌的食物外，亦不采用含少量膳食纤维的蔬菜水果，多采用新鲜细嫩的禽、鱼、肉、蛋、奶及嫩豆制品。制成的膳食应碎烂、细软或呈泥状并清淡易消化。

（8）低嘌呤膳食：此膳食在限制嘌呤的供给量为每日低于150 mg的同时亦需限制全天总热能达标准供给量的85%～90%，蛋白质为每日0.8～1.0 g/kg，脂肪为每日40～50 g。供给丰富的维生素B、维生素C和矿物质，必要时限钠。禁用含嘌呤高的动物内脏、脑、鲭鱼、大比目鱼、沙丁鱼、小虾、鱼籽、淡菜、凤尾鱼、牡蛎、斑鸡、鹅、干豆类、芦笋、菠菜、蘑菇等及酒类。多采用含嘌呤少的精制米面、乳、蛋、蔬菜水果、坚果（如花生、核桃）类食物。每天饮水或果汁量应达3 000 ml。为减少嘌呤的摄入量，采用动物性食品（除禁用类）经焯水、弃汤后制熟食用。

（9）低铜膳食：此膳食禁用坚果类、干豆类、肝、肾及贝类（尤其是牡蛎），适量采用土豆、蘑菇、香蕉、葡萄、西红柿、大多数肉类、精致谷类、鱼类，多采用绿叶蔬菜及奶类。

（10）低苯丙氨酸膳食：此膳食限制苯丙氨酸的摄入量。患儿苯丙氨酸需要量（按体重计算）：2个月之内50 mg/(kg·d)；2～6个月47 mg/(kg·d)；7～9个月32 mg/(kg·d)；10～12个月29 mg/(kg·d)；1～2岁25 mg/(kg·d)；3～6岁20 mg/(kg·d)。所需蛋白质采用低苯丙氨酸水解蛋白口服粉剂。富含蛋白质的食物如乳类、蛋类、瘦肉类、干豆类和豆制品等都必须忌用或偶尔使用（任何食物蛋白质都含有4%～6%的苯丙氨酸），即使米、面等主食也应加以限制。膳食热量必须充足[1岁之内95 kcal/(kg·d)；1～7岁1 050～1 800 kcal/d]，以提高蛋白质的利用率。患儿蛋白质供给量应能维持生长发育[1岁之内1.5～3 g/(kg·d)；1～7岁35～60 g/d]。维生素B、E、C、D及钙应丰富。膳食应多采用三粉、南瓜、红薯、藕、山药、胡萝卜、肥肉、芝麻酱、甜食及新鲜蔬菜和水果。

12. 肠外、肠内、管饲、经口等营养支持方法适用范围及特点是什么？

（1）肠外营养系通过静脉途径提供人体所需要的所有营养物质，以满足机体的需要。适用于：① 肠功能障碍（短肠综合征，小肠疾病合并出血、穿孔需外科手术时，肠瘘，肠梗阻，炎性肠道疾病，放射性肠炎，严重腹泻及顽固性呕吐等）；② 重症胰腺炎；③ 高代谢状态危重病人（严重感染、烧伤、创伤）；④ 严重营养不良；⑤ 大剂量放疗、化疗及广泛转移的晚期肿瘤病人；⑥ 大手术围手术期；⑦ 重要脏器功能障碍的病人。

肠外营养的特点：凡需要营养治疗但病人消化道结构和功能不存在、不能或不宜接受肠内营养治疗的病人，均可通过此种营养方式来满足机体的营养需要。

(2) 肠内营养系在病人胃肠道功能基本正常、不能或不愿经口摄食或经口摄食量不能满足机体营养需要时采用的营养供给方式。适用于：① 意识障碍或昏迷；② 吞咽、咀嚼困难；③ 消化道瘘；④ 高代谢状态、营养不良；⑤ 炎性肠道疾病、短肠综合征；⑥ 胰腺炎；⑦ 脏器功能障碍及脏器移植；⑧ 口、咽、食道手术。

肠内营养的特点：肠内营养是一种简便、安全、有效的营养治疗方法。营养物质经门静脉吸收有利于内脏蛋白质合成和代谢调节，改善和维持肠黏膜结构和功能的完整性，防止肠道细菌易位。肠内营养符合生理状态，体重增加及氮潴留优于肠外营养，并发症较少。

(3) 管饲营养适用于：① 吞咽困难、意识障碍或昏迷；② 食道、胃癌术后等不能经口进食；③ 胃肠功能差、食欲不振而又亟须增进营养的病人。

管饲营养的特点：营养全面平衡、卫生安全。

(4) 经口营养适用于：① 能自主或在帮助下自动进食；② 未发生消化吸收障碍；③ 通过口服营养能满足其机体需要的病人。

经口营养的特点：能较好地满足人的生理和心理上的进食欲望及物质需要，经济、方便、营养素全面平衡，可采用纯天然食品而非配制食品。保护病人食欲和胃肠道消化吸收功能，刺激胃肠蠕动，防止肠道菌群失调，预防肠源性感染和肠衰竭。

13. 何谓代谢性并发症?

代谢性并发症即在实施营养支持时因未能制定和掌握适宜的个性化营养支持方案、营养素配方不合适或输注速度不当、生命体征及生化指标和出入量监测系统不完善、代谢性并发症的诊断指标不明确或发生此症时的处理（补充或调整）不及时等原因导致的高渗性非酮性高血糖性昏迷、低血糖休克、高碳酸血症、高脂肪血症、脂肪超载综合征、必需脂肪酸缺乏症、高氨血症或氮质血症、维生素缺乏症、电解质及微量元素缺乏症、肝胆系统损害等。

14. 营养状况评价的指标有哪些?

(1) 人体测量指标：体重、体重指数、三头肌皮褶厚度、上臂肌围、电生理阻抗。

(2) 实验室指标：肌酐升高指数、蛋白质质量指标（总蛋白、白蛋白、球蛋白、血红蛋白、转铁蛋白、甲状腺素结合前白蛋白、纤维连接蛋白、视黄醇结合蛋白)、氮平衡及整体蛋白更新率、3-甲基组氨酸、免疫指标(总淋巴细胞计数、迟发性皮肤超敏试验、T细胞亚群和自然杀伤细胞活力)、血脂、维生素(A、B_1、B_2、PP、C)及钙、铁、锌等检验指标。

(3) 营养缺乏症的临床症状及体征检查结果。

(沈小志)

第九章　护理与法

1. 我国关于护理的法律规定有哪些?

目前,我国还没有关于护理的单行或者专门的法律规定。有关的规定大多散在于有关的法律、法规和有关文件之中。关于护理管理的专门性规定,主要是卫生部 1993 年颁布的《护士管理办法》(以下统称《办法》)。同时,各省卫生行政部门为贯彻该办法相继制定了一些实施性文件,江苏省卫生厅也于 1995 年 4 月 28 日制定了《江苏省实施〈中华人民共和国护士管理办法〉细则》(以下统称《细则》)。虽然《办法》和《细则》不是法律、法规,但是,由于我国法律、法规对护理工作没有明确的法律规定,同时,这些文件中的规定与我国法律原则和护士管理的实践相一致,因而具有相应的法律效力,是我国护理管理的重要法律依据。

另外,由于护理人员属于广义的医务人员,因而《中华人民共和国母婴保健法》及其实施办法中关于母婴保健行为的规定,《医疗机构管理条例》及其实施细则中有关医务人员的规定,《医疗事故处理条例》中关于医疗行为的规定,《突发公共卫生事件应急条例》、《医疗废物管理条例》、《传染性非典型肺炎防治管理办法》及相关配套规定中关于医务人员行为的规定,《中华人民共和国刑法》中关于危害公共卫生罪的规定等等同样适用于护理管理,也是护理管理的法律依据。

2. 护士的定义是什么?

护士的概念多种多样,包括职称的护士、医疗机构中对从事护理人员的统称,但是这些所谓"护士"不一定是法律上的护士。《办法》规定,护士系指按照该《办法》规定,取得《中华人民共和国护士执业证书》(以下统称《护士执业证书》)并经过注册的护理专业技术人员。据此,法律上护士的概念首先是护理专业技术人员,没有护理专业技术文凭者没有取得护士资格的前提条件;其次是经过护士考试,取得《护士执业证书》;最后,要被医疗机构聘用并申请、完成注册。只有具备以上 3 个条件才是法律意义上的护士,也才可以进行护士执业。因此,这里所称的护士不同于职称序列中的护士,也不是医疗机构中护理人员的统称,而是指取得《护士执业证书》并经合法注册的护理专业技术人员。

3. 取得《护士执业证书》需要具备哪些条件?

获得高等医学院校护理专业专科以上毕业文凭的,以及获得经省级以上卫生行政部门确认免考资格的普通中等卫生(护士)学校护理专业毕业文凭的,不需要考试可以取得《护士执业证书》。除此之外,必须通过执业考试方可取得《护士执业证书》。不过,江苏省没有确认任何一所可以免考的普通中等卫生(护士)学校,因而在江苏,只有取得高等医学院校护理专业专科以上毕业文凭的才可以免考,其他护理专业毕业人员只有经考试合格后才可以取得《护士执业证书》。

当然,并非所有的人都可以申请执业考试,只有符合下列条件之一的才有资格申请护士执业考试:① 取得普通中等卫生(护士)学校护理专业毕业文凭的;② 取得职工中专护理专业毕业文凭的;③ 获得国外或者港、澳、台地区医学院校、护士学校护理专业毕业文凭的;④ 省卫生行政部门规定的其他人员。

4. 取得《护士执业证书》就可以执业吗?

不是,取得《护士执业证书》还应当经过注册,方可从事法定的护士执业活动,未经注册从事护理工作的属于违法行为,卫生行政部门将依法予以取缔。

然而,有 3 种特殊情况不需要进行护士执业注册即可从事特定的护理活动,但是应当在指导护士的指导下进行:① 护理专业在校生按照卫生部有关规定进行专业学习的;② 连续中断注册两次,申请再次执业而进行临床实践的;③ 护理员从事临床生活护理工作的。

5. 只要取得《护士执业证书》就能够通过注册吗?

取得《护士执业证书》需要从事护士执业的,应当向县级以上卫生行政部门申请注册,经审查符合条件的予以注册。但是,如果有下列情形之一的,即使已经通过考试并取得《护士执业证书》,也不得予以注册:① 不在护理工作岗位的;② 在服刑期间的;③ 身体健康状况不适应执行护士业务的,如精神分裂症、传染病隔离期、肢体残疾、哑、矫正视力低于 0.6、听力低于 2 m 等;④ 被中止注册的;⑤ 被取消注册的;⑥ 再次注册审核不合格的;⑦ 违反《办法》和《细则》有关注册规定的;⑧ 有不正当职业行为等其他影响护理工作进行的。

6. 护士执业应当遵循哪些规则?

《医疗机构管理条例》和《医疗事故处理条例》等相关法律、法规中关于医务人员的行为规则同样适用于护士执业,对护士执业具有同样的法律约束力。

另外,《办法》还对护士执业规定了几项专门的规则:① 遵守规章制度。护士执业必须遵守职业道德及医疗护理工作的规章制度和技术规范。② 健康促进。护士有责任承担预防保健工作、宣传防病治病知识、进行康复指导、开展健康教育、提供卫生咨询。③ 执行医嘱。护士在执业中应当正确执行医嘱,观察病人的身心状态,对病人进行科学的护理。④ 紧急救治。遇到紧急情况应当及时通知医生并配合抢救,医生不在场时,护士应当采取力所能及的急救措施。⑤ 保护隐私。护士在职业中得悉就医者的隐私,不得泄露。⑥ 服从紧急调遣。遇有自然灾害、传染病流行、突发重大伤亡事故及其他严重威胁人群生命健康的紧急情况,护士必须服从卫生行政部门的调遣,参加医疗救护和预防保健工作。

7. 护士是不是医疗事故的主体?

《医疗事故处理条例》第 2 条规定,医疗事故是指医疗机构及其医务人员在医疗活动中,违反医疗卫生管理法律、行政法规、部门规章和诊疗护理规范、常规,过失造成病人人身损害的事故。这里的医务人员是指依法取得执业资格的医疗卫生专业技术人员,包括医师、护士、医技人员等。因此,护士是医疗事故的主体;护士在医疗活动中,违反医疗卫生管理的法律规范和医疗护理的技术规定,过失造成病人人身损害的,应当认定为医疗事故。据此,护士在护理执业过程中,除应当严格遵守护理方面的法律规范和技术规定外,还应当严格执行国家和地方关于医疗行为的相关规定,严格遵守医疗事故防范、处置、处理等相关规定。

8. 护士违反规定的护理行为可能引起什么法律后果?

按照现行法律规定,护士除了在护理过程中超出职责范围的个人行为由自己承担相应的民事、刑事等法律责任外,在正常执业过程中,违反医疗护理法律规范和技术规定的,会形成相应的行政法律后果,如警告、终止注册、取消注册、责令暂停 6 个月以上 1 年以下执业活动或者吊销执业证书等;对于情节较轻、后果不很严重的,则由医疗机构给予相应的行政处分或者纪律处分等;情节严重,构成犯罪的,则要追究刑事责任,如医疗事故犯罪等。

(顾帮朝)

基本知识

第一章　医学基础知识

第一节　解剖学

1. 何谓骨髓？其种类及与造血功能的关系如何？

骨髓是充填于骨髓腔和骨松质间隙内的软组织，成人总量约 1 500 ml，占体重的 4.6%。

骨髓可分为红骨髓和黄骨髓。红骨髓是重要的造血组织；黄骨髓不具备造血的功能，但当大量失血时，它仍可转化为红骨髓进行造血。

2. 胸部的体表标志线及分区是如何划分的？

(1) 胸部体表标志线

前正中线：通过人体前面正中的垂直线。

胸骨线：沿胸骨外侧缘所作的垂直线。

锁骨中线：通过锁骨中点的垂直线。

胸骨旁线：胸骨线与锁骨中线之间中点所作的垂直线。

腋前线：通过腋前襞的垂直线。

腋中线：通过腋前线、腋中线之间中点所作的垂直线。

腋后线：通过腋后襞的垂直线。

肩胛线：通过肩胛骨下角的垂直线。

后正中线：通过人体后面正中的垂直线。

(2) 胸部分区

胸骨上窝：胸骨柄上缘的凹陷。

锁骨上窝：两侧锁骨上方之凹陷。

锁骨下窝：锁骨中、外 1/3 交界处下方的凹陷。

肩胛下区：肩胛下角水平以下至肺下界之间的区域。

肩胛间区：两侧肩胛骨内侧缘之间的区域。

肩胛上区：两侧肩胛冈以上的区域。

3. 腹部分区及腹内脏器的位置关系是什么？

在腹部前面，用两条横线和两条纵线（上横线是通过左、右肋弓最低点的连线，下横线是通过左、右髂结节的连线；两条纵直线是经过左、右腹股沟韧带中点的垂线）将腹部体表分为三部九区。三部是腹上部、腹中部和腹下部，九区是左季肋区、腹上区、右季肋区、左外侧区、脐区、右外侧区（腰区）、左髂区（左腹股沟区）、腹下区（耻区）及右髂区（右腹股沟区）。

一般情况下腹内脏器的位置是比较固定的，成人腹内脏器在各区的位置如下：

(1) 右季肋区：肝右叶大部，胆囊一部分，结肠肝曲，右肾上部。

(2) 腹上区：肝右叶小部分及肝左叶大部分，胆囊，胃幽门部及胃体一部分，胆总管、肝动脉、肝门静脉及小网膜，十二指肠大部分，胰头、胰体，两肾一部分及肾上腺，腹主动脉及下腔静脉，腹腔神经节。

(3) 左季肋区：肝左叶小部分，胃贲门、胃底及部分胃体，脾，胰尾，结肠脾曲，左肾上部。

(4) 右外侧区：升结肠，部分回肠，右肾下部。

(5) 脐区：胃大弯（胃充盈时），横结肠，大网膜，十二指肠一部分，左、右输尿管，空、回肠袢，腹主动脉及下腔静脉。

(6) 左外侧区：降结肠，部分空肠，左肾下部，左输尿管。

(7) 右腹股沟区：盲肠，阑尾，回肠末端。

(8) 腹下区：回肠袢，膀胱（充盈时），子宫（妊娠期），乙状结肠一部分，左右输尿管。

(9) 左腹股沟区：乙状结肠大部分，回肠袢。

4. 参与呼吸的肌肉有哪些？

参与呼吸的肌肉主要有肋间内肌、肋间外肌和膈肌，其次还包括腹壁肌肉及胸大肌等。

5. 食管有哪三个生理狭窄？其临床意义如何？

第一个狭窄在食管的起始处，距切齿约 15 cm；第二个狭窄在食管与左主支气管交叉处，距切齿约 25 cm；第三个狭窄为食管穿过膈的食管裂孔处，距切齿约 40 cm。

这些狭窄尤其是第二个狭窄常为异物滞留和食管癌的好发部位。当进行食管内插管时，要注意这3个狭窄。

6. 脑神经属于中枢神经还是周围神经？有多少对？它们的名称是什么？

脑神经属于周围神经，有12对。它们的顺序名称是：Ⅰ嗅神经、Ⅱ视神经、Ⅲ动眼神经、Ⅳ滑车神经、Ⅴ三叉神经、Ⅵ外展神经、Ⅶ面神经、Ⅷ前庭蜗神经、Ⅸ舌咽神经、Ⅹ迷走神经、Ⅺ副神经、Ⅻ舌下神经。

7. 脊神经属于中枢神经还是周围神经？有多少对？

脊神经属于周围神经，共有31对。

8. 腰椎穿刺部位在何处？为什么？

腰穿部位常选择在第3、4或第4、5腰椎之间进行，以免损伤脊髓。

9. 何谓膀胱三角？

膀胱底的内面，位于两输尿管口与尿道内口之间的一个三角形区域，称为膀胱三角。

10. 椎骨由哪几部分组成？临床上常以什么作为确定下位椎骨的标志？

椎骨由椎体和椎弓两部分组成。

临床上常以第7颈椎棘突作为确定下位椎骨的标志。

11. 心尖的体表投影位置在何处？

心尖的体表投影位置在胸骨左侧第5肋间隙锁骨中线内侧1～2 cm处。

12. 肝门静脉系与上、下腔静脉的吻合主要有哪三处？有何临床意义？

肝门静脉系与上、下腔静脉的吻合主要有三处：经食管静脉丛与上腔静脉系的吻合；经直肠静脉丛与下腔静脉系的吻合；通过脐周静脉网分别与上、下腔静脉系的吻合。

当肝硬化肝门静脉回流受阻时，血液不能畅流入肝，部分血液通过上述静脉丛形成侧支循环，流入上、下腔静脉。随着血流量的增多，吻合部位的小静脉变得粗大弯曲，于是在食管下端及胃底、直肠黏膜和脐周出现静脉曲张，甚至破裂，引起呕血和便血等。亦可导致脾和胃肠的静脉淤血，出现脾肿大和腹水等。

13. 男性和女性腹膜腔最低部位分别是什么？有何临床意义？

男性和女性腹膜腔最低部位分别是直肠膀胱陷凹和直肠子宫陷凹。

盆腔积液时，积液常积存于此。

14. 副鼻窦又称什么？它由哪几对组成？为什么鼻腔炎症易引起副鼻窦炎？

副鼻窦又称鼻旁窦，它由上颌窦、额窦、筛窦和蝶窦四对组成。

由于副鼻窦黏膜和鼻腔黏膜相延续，故鼻腔炎症易引起副鼻窦炎。

15. 为什么女性易发生逆行尿路感染？

因女性尿道短、宽而直，且后方紧邻肛门，所以易发生逆行尿路感染。

16. 婴幼儿的咽鼓管与成人有何不同？临床意义是什么？

婴幼儿的咽鼓管与成人相比短而平直，且管腔相对较大，当咽部感染时可直接沿咽鼓管蔓延到鼓室，引起化脓性中耳炎。

17. 怎样对头面部大失血的病人进行急救止血？

当病人出现头面部大失血时，可在胸锁乳突肌前缘，相当于环状软骨平面处进行压迫止血（即压迫颈总动脉）。

18. 为什么面部三角区的疖肿不能挤压？

面部三角区是指鼻根至两侧口角间的部分。因此处的静脉缺少静脉瓣，并可借内眦静脉、眼静脉与颅内海绵窦相通，也可通过面部深静脉、翼静脉丛、眼下静脉与海绵窦相通。当挤压此处的疖肿时，会促使病菌沿上述途径进入颅内从而造成颅内感染。因此，面部三角区的疖肿不能挤压。

（唐晓曦）

第二节　生理与病理学

1. 血液由哪些成分组成？血浆和血清有何区别？

血液由血浆和血细胞两部分组成。血浆是血液的无定形成分。血细胞是血液的有形成分，包括红细胞、白细胞和血小板3类。

如从血管内抽取一定量的血液与一定量的抗凝剂混匀，置于特制的玻璃管（分血计）中，离心沉淀后，上段淡黄色的液体为血浆，下段是暗红色的血细胞。如果抽取的血液不加抗凝剂置于试管中，血液将发生凝固，血清则是血液凝固后分离出来的液体。血浆和血清的区别在于血清中缺乏纤维蛋白原和少量参与血液凝固的其他血浆蛋白质，只增加了少量血液凝固时由血小板释放出来的物质。

2. 何谓血浆渗透压？分别说明血浆晶体渗透压与胶体渗透压的临床意义。

血浆渗透压是指血浆中溶质颗粒吸水力量的总和。

由晶体物质（特别是电解质）形成的渗透压称为晶体渗透压。它是血浆渗透压的主要来源（约占血浆总渗透压的99%以上），其相对稳定对于维持细胞内外的水平衡、保持细胞的正常形态有重要作用。当细胞外液晶体渗透压升高时，细胞将会脱水；反之，会导致细胞水肿。

由胶体物质形成的渗透压称为胶体渗透压。它的相对稳定对维持血管内外水平衡及正常血容量起重要作用。当血浆胶体渗透压升高时，血容量增加；反之，水潴留在组织间隙则形成水肿。

3. 何谓等渗溶液、高渗溶液和低渗溶液？临床上大量输液时为什么只能输等渗溶液？

与血浆渗透压相等的溶液称为等渗溶液。高于血浆渗透压的溶液称为高渗溶液。低于血浆渗透压的溶液称为低渗溶液。

由于正常人红细胞的渗透压与血浆渗透压相等，红细胞只有在等渗溶液中才能保持其正常的形态、大小和功能。如果把红细胞放在低渗溶液中，则由于渗透作用，水分将进入红细胞内，使其体积增大，甚至破裂造成溶血。如果把红细胞放在高渗溶液中，红细胞中的水分将渗出而发生皱缩，影响其功能。所以，大量输液时，只能输入等渗溶液。

4. 正常成年人的血量占体重的多少？何谓循环血量和贮存血量？

正常成年人的血量占体重的 7%～8%，或相当于每公斤体重有 60～80 ml血液。

安静时，绝大部分血液在心血管中流动，这部分血液称为循环血量。还有一部分滞留于肝、肺、腹腔静脉以及皮下静脉丛等处，流动缓慢，红细胞比容比较高，称为贮存血量。

5. 何谓血型？ABO 血型的分型依据是什么？Rh 血型的含义是什么？

血型就是血细胞表面特异抗原的类型。

ABO 血型系统是根据红细胞膜上抗原的种类而分型。红细胞膜上只有 A 抗原者为 A 型；只有 B 抗原者为 B 型；有 A、B 两种抗原者为 AB 型；既没有 A 抗原也没有 B 抗原者为 O 型。

Rh 血型的抗原物质最初发现于恒河猴红细胞上，并由此而得名。后发现大多数人的红细胞上亦存在此类抗原物质，并将此种血型命名为 Rh 血型。在我国各族人民中，汉族和其他大部分民族的人，属 Rh 阳性的约占 99%，Rh 阴性的占 1%左右。但是在某些少数民族中，Rh 阴性的人较多，可达 5%左右。

6. 输同型血还要做交叉配血试验的目的是什么？

交叉配血试验的目的是为了避免由 ABO 血型系统中的亚型（如 A 型中的 A_1 型和 A_2 型）和 ABO 血型系统以外的其他血型系统不合引起的凝集反应。

7. 为什么 Rh 阴性母亲再次怀有 Rh 阳性胎儿时，才会出现新生儿溶血？

在人血清中不存在抗 Rh 的天然抗体，只有当 Rh 阴性的人接受 Rh 阳性的血液后，通过体液性免疫才产生抗 Rh 的抗体。

由于 Rh 血型系统的抗体主要是不完全抗体 IgG，其分子较小，能透过胎盘。因此，一个 Rh 阴性的母亲怀有 Rh 阳性的胎儿时，阳性胎儿的少量红细胞或 D 抗原进入母体，通过免疫反应，产生免疫抗体，主要是抗 D 抗体。这种抗体可以通过胎盘进入胎儿的血液，使胎儿的红细胞发生凝集和溶血，造成新生儿溶血性贫血，严重时可致胎儿死亡。但胎儿的红细胞或 D 抗原进入母体一般只发生在分娩导致的胎盘绒毛损伤破裂的情况下。所以，Rh 阴性母亲第一次妊娠时不发生新生儿溶血，只有在 Rh 阴性母亲再次怀有 Rh 阳性胎儿时，才会出现新生儿溶血。

8. 为什么窦房结是正常的心搏起点？何谓异位起搏点？

在正常情况下，心脏始终依照自律性最高的部位所发出的兴奋来进行活动。而窦房结的自律性最高，它主导了整个心脏的兴奋和跳动，故称之为正常起搏点。

在某些情况下，如窦房结起搏功能不全、冲动下传受阻或某些心肌组织兴奋性异常升高时，则窦房结以外的自律细胞的自律性有机会表现出来，成为起搏点，称之为异位起搏点。

9. 何谓窦性心律和异位节律？期前收缩(早搏)是怎样产生的？

以窦房结为起搏点的心脏节律性活动，临床上称为窦性心律。以窦房结以外的部位为起搏点的心脏活动则称为异位节律。

在正常情况下，整个心脏是按照窦房结的节律进行跳动的。如果在有效不应期之后到下一次窦房结兴奋传来之前，受到一次人工刺激或由异位起搏点传来的刺激，则可引起心室肌提前产生一次兴奋和收缩，称为期前收缩。

10. 何谓血压？形成血压的基本因素是什么？

血压是指血管内的血液对于单位面积血管壁的侧压力，也即压强。通常用 kPa 或 mmHg 来表示。1 mmHg = 0.133 kPa。

动脉血压的形成，首先必须有足够的血量充盈，在心血管系统中，这是形成动脉血压的前提。同时还必须有心室射血的动力和外周阻力的相互作用，这是形成血压的两个决定因素。

11. 影响动脉血压的因素有哪些？正常人体主要通过哪种反射使血压维持稳定？

影响动脉血压的因素有：① 每搏输出量；② 心率；③ 外周阻力；④ 大动脉的弹性贮器作用；⑤ 循环血量和血管系统容量的比例。

正常人体主要通过颈动脉窦和主动脉弓压力感受性反射使血压维持稳定。

12. 何谓呼吸？呼吸是由哪几个环节来完成的？

机体与环境之间的气体交换过程称为呼吸。

呼吸是由 3 个连续环节来完成的：外呼吸(包括肺通气和肺换气)、气体(O_2和 CO_2)在血液中的运输和内呼吸(即组织换气过程)。

13. 胸膜腔是怎样构成的？胸膜腔负压是怎样形成的？其生理意义有哪些？

胸膜腔是由胸膜壁层与胸膜脏层围成的密闭的、潜在的腔隙。胸膜腔内有少量浆液，将胸膜的脏层与壁层粘连在一起。

胸膜腔负压是肺的回缩力造成的。吸气时，肺扩张，肺的回缩力增大，胸膜腔负压加大；呼气时，肺缩小，肺的回缩力减小，胸膜腔负压也减小。

胸膜腔负压的生理意义：① 维持肺的扩张状态，保证肺通气和肺换气；② 降低中心静脉压，促进血液和淋巴的回流。

14. 胃液中的主要成分有哪些？其中胃酸有什么作用？

胃液中的主要成分包括：盐酸、胃蛋白酶原、黏液和碳酸氢盐及内因子等。

胃酸的主要成分是盐酸，是由壁细胞分泌的。其主要作用有：① 能激活胃蛋白酶原变成有活性的胃蛋白酶；② 提供胃蛋白酶分解蛋白质所需的酸性环境；③ 促使食物中的蛋白质变性；④ 杀灭随食物进入的细菌；⑤ 与十二指肠黏膜接触后，可引起某些激素如促胰液素、缩胆囊素的释放，以调节胃、肠、胰和肝胆的活动；⑥ 盐酸进入十二指肠后有利于小肠黏膜对 Fe^{2+} 和 Ca^{2+} 的吸收。

15. 为什么小肠是吸收的主要部位？

因为小肠具备如下条件：

(1) 吸收面积大。人的小肠长约 6 m，它的黏膜具有环状皱襞，并拥有大量绒毛和微绒毛，估计总面积达 200 m^2。

(2)小肠内的食物经过多种消化酶的作用后成为结构简单的可溶性的小分子物质，适于吸收。

(3) 食物在小肠内停留时间长(3～8 小时)，有充分的吸收时间。

(4) 小肠绒毛上的平滑肌纤维、毛细血管和毛细淋巴管均有助于吸收。

16. 胆汁中的主要成分有哪些？胆汁的主要作用是什么？

胆汁的主要成分有胆盐、胆固醇、胆色素及其他无机物等。

胆汁的作用主要是胆盐的作用：① 促进脂肪的消化和脂肪酸的吸收；② 促进脂溶性维生素的吸收；③ 在十二指肠内可中和胃酸，通过胆盐的肠—肝循环，可促进胆汁的合成和分泌。

17. 人体的主要产热器官有哪些？皮肤是通过哪些方式散热的？

人体的主要产热器官是肝和骨骼肌。肝是人体代谢最旺盛的器官，产热量最大。而运动和劳动时，骨骼肌为产热的主要器官。

皮肤是通过辐射散热、传导散热、对流散热、蒸发散热4种方式散热的。

18. 何谓渗透性利尿？何谓水利尿？

渗透性利尿：由于肾小管中溶质浓度高，渗透压大，妨碍了肾小管对水的重吸收，使尿量增多的现象称为渗透性利尿。如临床上常见于糖尿病病人、用甘露醇脱水的病人等。

水利尿：大量饮清水后引起的尿量增多现象，称为水利尿（由于血液被稀释，血浆晶体渗透压降低，引起ADH释放减少所致）。

19. 大失血时尿量有何变化？为什么？

大失血时尿量减少。这是因为大失血使循环血量减少时，左心房内膜下的容量感受器受到的牵张刺激减弱，经迷走神经传入的冲动减少，下丘脑一神经垂体系统合成和释放ADH增多，远曲小管和集合管对水的通透性增加，水的重吸收增加，导致尿液浓缩和尿量减少，有利于血量恢复。

20. 近视眼、远视眼和老视眼是怎样形成的？如何矫正？

近视眼是由于眼球前后径过长（轴性近视）或折光系统的折光能力过强（屈光性近视），故由远物发出的平行光线被聚焦在视网膜的前方，而在视网膜上形成模糊的图像。可戴适当的凹透镜矫正。

远视眼是由于眼球前后径过短（轴性远视）或折光系统的折光能力过弱（屈光性远视），故来自远物的平行光线聚焦在视网膜的后方，故视网膜上物像不清。可戴适当的凸透镜矫正。

老视眼是由于年龄的增长，晶状体弹性减弱，看近物时调节能力减弱而视物不清。可戴适宜的凸透镜矫正。

21. 何谓脊髓休克？其主要表现有哪些？

当脊髓与高位中枢断离时，脊髓暂时丧失反射活动的能力而进入无反应状态，这种现象称为脊髓休克。

脊髓休克主要表现为：在离断水平以下的脊髓所支配范围的感觉和随意运动功能丧失，骨骼肌紧张性降低甚至消失，外周血管扩张，血压下降，发汗反射停止，直肠和膀胱中粪尿潴留。此后，脊髓的反射功能可逐渐恢复。

22. 何谓牵张反射？

牵张反射是指有神经支配的骨骼肌在受到外力牵拉时能引起受牵拉时的

同一肌肉收缩的反射活动。分为腱反射和肌紧张两种类型。

23. 何谓牵涉痛?

内脏疾患往往引起体表部位发生疼痛或痛觉过敏的现象称为牵涉痛。例如,心肌缺血或梗死时,可有心前区、左肩和左上臂尺侧疼痛;胆囊病变时,可有肩胛部疼痛;胃溃疡时,可有上腹部疼痛;患阑尾炎时,早期可有脐周围或上腹部的疼痛。

24. 血栓形成的条件主要有哪些? 血栓的结局是什么?

血栓形成的条件主要有:① 心血管内膜损伤;② 血流状态的改变;③ 血液凝固性增高。

血栓的结局有:① 软化、溶解、吸收;② 脱落成为栓子;③ 机化、再通;④ 钙化。

25. 何谓梗死? 梗死的类型及其常见的器官有哪些?

因血管阻塞造成血供减少或停止而引起的局部组织缺血性坏死,称为梗死或梗塞。

梗死的类型有:① 贫血性梗死,常见有肾梗死、脾梗死、脑梗死、心肌梗死;② 出血性梗死,常见有肺出血性梗死、肠出血性梗死。

26. 常见的炎症类型有哪些?

常见的炎症类型有:① 浆液性炎,如感冒初期的鼻炎等;② 纤维素性炎,如白喉、细菌性痢疾等;③ 化脓性炎,如疖、痈等;④ 出血性炎,如流行性出血热等;⑤ 肉芽肿性炎,如风湿病、结核病等。

27. 何谓不典型增生、癌前病变、原位癌?

不典型增生:又称异型增生,指细胞增生活跃并伴有一定程度异型性的病变,但尚不够癌的诊断标准。

癌前病变:指一类具有癌变倾向,但不一定都会转变为癌的良性病变。

原位癌:指局限于上皮层内,未突破基底膜侵犯到间质的恶性上皮性肿瘤。

(白玉华)

第三节　病原生物与免疫学

1. 微生物可分为哪几型?

微生物可分为三型:① 非细胞型微生物,如病毒;② 原核细胞型微生物,包括细菌、放线菌、支原体、衣原体、立克次体和螺旋体;③ 真核细胞型微生物,如真菌。

2. 细菌有哪些基本结构和特殊结构? 细菌芽胞形成有什么临床意义?

细菌的基本结构是各种细菌所共有的,包括细胞壁、细胞膜、细胞质和核质等;特殊结构是某些细菌在一定条件下所特有的结构,包括荚膜、鞭毛、菌毛和芽胞等。

细菌芽胞形成的临床意义是:① 芽胞的大小、形状和在菌体中的位置随细菌种类而异,借此可以鉴别细菌;② 芽胞对高温、干燥、化学消毒剂和辐射等有较强的抵抗力,在自然界分布广泛并可存活几年至数十年,一旦进入机体后可转为繁殖体,故防止芽胞污染环境具有重要的临床意义;③ 由于芽胞抵抗力强,故对医疗器械、敷料、培养基等进行灭菌时,要以杀灭芽胞为标准。

3. 革兰染色法具有哪些重要的临床意义?

革兰染色法的临床意义是:① 鉴别细菌:它将细菌分为革兰阳性与阴性两大类,便于初步识别细菌,缩小鉴定范围。② 选择药物:革兰阳性菌与阴性菌对药物敏感性不同,大多数革兰阳性菌对青霉素、红霉素、头孢菌素等抗生素敏感;而大多数革兰阴性菌对链霉素等抗生素敏感,根据细菌的染色性可指导临床选择用药。③ 分析致病性:细菌的外毒素主要来自革兰阳性菌及部分革兰阴性菌,内毒素来自革兰阴性菌,且两种毒素发病机制和临床表现也不同。

4. 细菌的哪些合成代谢产物与致病有关? 什么叫热原质?

与致病有关的细菌合成代谢产物有:毒素、侵袭性酶类、热原质。

热原质是大多数革兰阴性菌和少数革兰阳性菌合成的多糖,极微量注入人或动物体内即可引起发热,所以称为热原质。革兰阴性菌的热原质就是细胞壁中的脂多糖,即内毒素。

5. 简述细菌外毒素与内毒素的主要区别。

细菌外毒素与内毒素的主要区别见表2-1：

表2-1 细菌外毒素与内毒素的主要区别

区别	外毒素	内毒素
来源	革兰阳性菌及部分革兰阴性菌分泌或溶解后释放	革兰阴性菌细胞壁组成成分，菌体裂解后释放
化学成分	蛋白质	脂多糖
稳定性	60～80℃，30分钟被破坏	160℃，2～4小时被破坏
免疫原性	强，易刺激机体产生抗毒素。甲醛处理脱毒后形成类毒素	较弱，不能制成类毒素
生物学活性	毒性强，对组织器官有选择性毒害作用，引起特殊临床症状	毒性较弱，毒性反应大致相似，引起发热、白细胞变化、血循环障碍、休克、DIC等

6. 何谓条件致病菌、菌群失调及菌群失调症？

寄居在人体一定部位的正常菌群相对稳定，正常情况下不表现致病作用，只有当机体免疫力降低、寄居部位发生改变或菌群失调时方可致病。这些在特定条件下能够引起疾病的细菌称为条件致病菌或机会致病菌。

由于某种原因使正常菌群的种类、数量和比例发生较大幅度的改变，导致微生态失去平衡，称为菌群失调。

由于严重菌群失调而使宿主发生一系列临床症状，则称为菌群失调症。

7. 何谓菌血症、脓毒血症、毒血症？

菌血症：病原菌由原发部位进入血液，但不在血液中繁殖，只是短暂地出现在血中，有可能经血到体内有关部位再进行繁殖而致病，如伤寒早期的菌血症。

脓毒血症：化脓性细菌侵入血流并在其中大量繁殖，并通过血液扩散到机体其他组织器官，产生新的化脓性病灶，如金黄色葡萄球菌引起的脓毒血症，常导致多发性肝脓肿、皮下脓肿或肾脓肿等。

毒血症：病原菌在局部生长繁殖而不入血，只有其产生的毒素入血，到达易感组织和细胞，引起独特的临床中毒症状，如白喉、破伤风等。

8. 什么是病毒？病毒传播的方式及侵入人体的途径如何？

病毒是一类体积微小、结构简单、只含一种类型核酸（RNA 或 DNA），必须在活的易感细胞内以复制的方式进行繁殖的非细胞型微生物。

病毒传播方式有水平传播和垂直传播两类。

(1) 病毒通过水平传播而侵入机体的途径有：① 通过黏膜表面：多数病毒从呼吸道、消化道黏膜侵入机体，还有少数病毒可经接触引起眼结膜、生殖道黏膜感染。② 通过皮肤表面：病毒经注射、输血、动物咬伤、昆虫叮咬或机械性损伤等方式侵入宿主体内而导致的感染。

(2) 病毒通过胎盘或产道，由亲代直接传给子代的方式称为垂直传播。这种传播方式是病毒感染的特点之一，其他微生物少见。

9. 病毒持续性感染有什么特点？根据疾病过程可分为哪三类？

病毒持续性感染的特点：① 病毒在体内持续存在，潜伏期长；② 发病慢；③ 恢复慢；④ 可出现明显症状；⑤ 也可不出现症状，但可长期携带病毒，成为重要传染源。

持续性病毒感染的疾病过程分为三类：① 慢性感染；② 潜伏感染；③ 慢发病病毒感染。

10. 常见的呼吸道病毒有哪些？感染时有什么特点？

常见的呼吸道病毒有：流感病毒、麻疹病毒、腮腺炎病毒、风疹病毒等。

大多数呼吸道病毒具有感染力强、传播快、潜伏期短、发病急等特点。

11. 我国主要的虫媒病毒有哪些？它们各通过什么媒介传播哪些疾病？

我国主要的虫媒病毒有流行性乙型脑炎病毒、森林脑炎病毒和登革热病毒等。

流行性乙型脑炎病毒主要通过蚊虫传播流行性乙型脑炎，森林脑炎病毒通过蜱传播森林脑炎，登革热病毒通过伊蚊传播登革热。

12. 柯萨奇病毒感染可引起哪些临床疾病？

柯萨奇病毒感染可引起：① 疱疹性咽峡炎；② 流行性胸痛；③ 无菌性脑膜炎；④ 心肌损害；⑤ 普通感冒；⑥ 先天性心脏病。

13. 人体寄生虫常通过什么途径或方式传播给易感宿主？

人体寄生虫的传播途径有：① 经口感染；② 经皮肤感染；③ 经媒介节肢

动物传播；④ 接触感染；⑤ 自体感染；⑥ 其他途径，如呼吸道感染、输血感染、垂直感染。

14. 何谓免疫？何谓免疫系统？

免疫是指机体免疫系统识别自身与异己物质，并通过免疫应答排除抗原性异物，以维持机体生理平衡的功能。通常免疫对机体是有利的，但在某些情况下也能对机体造成损伤，引起免疫性疾病。

免疫系统是人和高等动物识别自我和非己，引发免疫应答、执行免疫效应和维持自身稳定的组织系统。由具有免疫功能的器官、细胞和分子组成，是机体免疫机制发生的物质基础。

15. 免疫功能主要表现在哪三个方面？

免疫功能主要表现在：① 免疫防御：是指阻止病原微生物侵入机体，抑制其在体内繁殖、扩散，从体内清除病原微生物及其产物，保护机体免受损害的功能。该功能若有缺陷，可发生反复感染，若反应过于强烈，则会造成自身组织损害，引起超敏反应。② 免疫稳定：是指清除体内变性、损伤及衰老的细胞，防止形成自身免疫性疾病的能力。若该功能紊乱，可引起自身免疫性疾病。③ 免疫监视：是指识别、杀伤与清除体内的突变细胞，防止发展为肿瘤的能力。若该功能失调，突变细胞可逃避免疫，引起恶性肿瘤。

16. 什么是非特异性免疫和特异性免疫？

非特异性免疫是由先天性遗传而获得的免疫力，主要由机体的屏障作用，如皮肤黏膜屏障、胎盘屏障、血脑屏障、吞噬细胞的吞噬作用、自然杀伤细胞的杀伤作用及多种体液成分（如补体、溶菌酶等）的溶细胞作用等构成。它们能非特异地阻挡或清除入侵体内的微生物及体内突变、死亡的细胞，故称为非特异性免疫。

特异性免疫是指个体出生后（非遗传的），由于机体感染了某种病原微生物或接触了异种、异体抗原而获得的针对某种微生物或抗原的免疫力。

17. 医学上重要的抗原有哪些？

医学上重要的抗原有：① 异种抗原：病原微生物、细菌外毒素和类毒素、动物血清和抗毒素、异嗜性抗原；② 同种异型抗原；③ 自身抗原；④ 变应原；⑤ 肿瘤抗原。

18. 抗体有哪些生物学作用？

抗体的生物学作用有：① 特异性结合抗原作用；② 活化补体作用；③ 与 Fc 受体结合作用（包括调理吞噬作用、抗体依赖性细胞介导的细胞毒作用和介导 Ⅰ 型变态反应）；④ IgA 介导的黏膜免疫作用；⑤ 母体 IgG 在新生儿免疫中的作用。

19. 主要组织相容性复合体分子的功能是什么？

主要组织相容性复合体（MHC）分子的功能是：① 引起移植排斥反应；② 参与对抗原的处理和提呈；③ 约束免疫细胞间相互作用；④ 参与对免疫应答的遗传控制；⑤ 参与 T 细胞分化过程。

20. 何谓免疫应答？可分为哪三个阶段？

免疫应答是指免疫活性细胞对抗原的识别、自身活化、增殖、分化及产生特异性免疫效应的过程。

免疫应答可分为三个阶段：① 抗原识别阶段；② 免疫细胞的活化和分化阶段；③ 免疫效应阶段。

21. 何谓体液免疫、细胞免疫？它们各有哪些作用？

体液免疫是指 B 细胞介导的免疫应答。它主要通过抗体发挥以下作用：① 以中和作用降低或消除外毒素的毒性和病毒的传染性；② 以调理作用加强吞噬细胞对抗原的吞噬作用；③ 通过激活补体，发挥补体溶菌、溶解靶细胞等效应；④ 通过抗体依赖的细胞介导的细胞毒作用（ADCC）杀伤靶细胞；⑤ 某些情况下，抗体还可参与超敏反应，引起病理损伤。

细胞免疫是指 T 细胞介导的免疫应答。其生物学效应是：① 抗感染作用；② 抗肿瘤免疫；③ 免疫损伤。

22. 何谓人工自动免疫和人工被动免疫？它们各包括哪些常用制剂？

人工自动免疫是给机体输入疫苗或类毒素等抗原物质，刺激机体产生特异性免疫力。经人工自动免疫产生的免疫力出现较慢，但免疫力较持久，故临床上多用于预防。常用制剂有：① 死疫苗，如伤寒、乙脑、百日咳、狂犬病及钩端螺旋体等疫苗；② 活疫苗，如卡介苗，麻疹、风疹、脊髓灰质炎等疫苗；③ 类毒素，如白喉、破伤风类毒素；④ 新型疫苗，如亚单位疫苗、合成疫苗、基因工程疫苗等。

人工被动免疫是给机体输入抗体，使机体获得特异性免疫力。输入抗体后立即获得免疫力，但维持时间短，一般为2～3周，临床上主要用于治疗或紧急预防。常用制剂有：① 抗毒素，如白喉抗毒素、破伤风抗毒素等；② 人丙种球蛋白；③ 特异性免疫球蛋白。

（唐晓曦　张绮霞）

第四节　药理学

1. 药物的不良反应有哪些？其含义是什么？

凡不符合用药目的并给病人带来不适或痛苦的反应统称为药物的不良反应。

药物的不良反应有：

(1) 副作用：指药物在治疗量时，机体出现的与防治疾病无关的不适反应。

(2) 毒性反应：一般是指药物在用药剂量过大或用药时间过长时，引起机体生理生化功能异常或形态结构方面的病理变化。

(3) 后遗效应：指停药后机体血药浓度降低到最低有效浓度以下时所残存的生物效应。

(4) 继发反应：指药物治疗作用所产生的不良后果，又称为治疗矛盾。如长期应用广谱抗生素后，肠道内菌群失调，引起真菌或一些抗药菌继发性感染，称为二重感染。

(5) 变态反应：指机体受药物刺激后，引起组织损伤或功能紊乱的异常免疫反应。

(6) 特异质反应：指少数病人对某些药物特别敏感，发生反应性质可能与常人不同，但与药理效应基本一致的有害反应，反应严重程度与剂量有关，不属变态反应性质，是一类遗传异常所致的反应。

(7) 药物依赖性：是指长期持续使用或周期性地使用某种麻醉或精神药物所产生的一种精神状态和躯体状态，对药物表现出一种强迫性地连续或定期应用该药的行为或其他反应。

2. 药物的依赖性是怎样分类的？

《国际禁毒公约》将依赖药物分为两大类：

(1) 麻醉药品：包括阿片类、可卡因、左柯叶、左柯糊、大麻等。

(2) 精神药物：包括镇静催眠药、中枢兴奋药(苯丙胺、甲基苯丙胺等)、致幻剂(如麦角二乙胺)。其他如烟草、乙醇、挥发性有机溶剂等。

3. 何谓首过效应？何种给药途径可避免首过效应？

某些药物在通过肠黏膜和肝时，可被该处的一些酶代谢灭活，使进入体循环的药量减少，疗效下降，称为首过效应或第一关卡效应。

舌下和直肠给药可避免首过效应。

4. 何谓耐受性？何谓耐药性？

耐受性是指在多次连续用药后，机体对药物的反应性逐渐降低，需增加剂量才能保持药效。

耐药性是指病原微生物长期反复与化疗药物接触后，对药物的敏感性降低。

5. 何谓血浆半衰期？

血浆半衰期是指血药浓度降低一半所需的时间。它反映了药物消除的速度，是给药间隔时间的依据。

6. 何谓戒断症状？

机体长期反复使用依赖性药物后，出现了身体依赖性，如果突然停药，即可产生严重的生理功能紊乱，导致一系列的异常反应，称为戒断症状。

7. 合理用药的原则是什么？

合理用药的原则是：充分发挥药物的疗效，避免或减少不良反应。

8. 巴比妥类药的主要作用有哪些？

巴比妥类药的主要作用有：镇静、催眠、抗惊厥、抗癫痫以及麻醉作用。大剂量可抑制心血管中枢，中毒量可致呼吸中枢麻痹而死亡。另外，由于巴比妥类药的镇静催眠作用有“宿睡”现象及不良反应较大，因此现已很少用于镇静催眠。

9. 常用的抗癫痫药有哪些？治疗癫痫大发作的首选药是什么？常用的抗惊厥药有哪些？

常用的抗癫痫药有苯妥英钠、卡马西平、乙琥胺、苯二氮䓬类等。

治疗癫痫大发作的首选药是苯妥英钠。

常用的抗惊厥药有地西泮、硫酸镁等。

10. 硫酸镁不同的给药途径有哪些不同作用？

硫酸镁在临床应用中，不同给药途径的作用不同：

(1) 口服硫酸镁不易吸收，因而具有泻下和利胆作用。

（2）注射给药可引起中枢抑制和骨骼肌松弛，故可用于各种原因所致的惊厥，对子痫和破伤风等惊厥有良好的缓解作用。

（3）外用热敷硫酸镁还有消炎去肿的作用。

11. 地西泮(安定)的作用有哪些?

地西泮的作用有：① 抗焦虑；② 镇静催眠；③ 抗惊厥、抗癫痫；④ 中枢性肌肉松弛作用；⑤ 增加其他中枢抑制药的作用。

12. 乙酰水杨酸(阿司匹林)的不良反应有哪些?

（1）胃肠道反应：主要表现为上腹部不适，恶心呕吐，诱发或加重胃溃疡，有时可引起溃疡出血。

（2）凝血障碍：一般治疗量即可抑制血小板聚集而延长出血时间。

（3）过敏反应：少数病人可出现皮疹、血管神经性水肿、阿司匹林哮喘，甚至过敏性休克。所以一般哮喘、鼻息肉及慢性荨麻疹病人禁用乙酰水杨酸。

（4）水杨酸反应：长期应用或大量误服可引起头痛、眩晕、恶心、呕吐、耳鸣、视力减退等中毒症状。

（5）瑞夷综合征：极少数病毒感染伴发热的儿童或青年应用乙酰水杨酸后出现严重肝功能损害合并脑病，严重者可致死。

13. 强心苷发生中毒反应的临床表现是什么？如何预防?

强心苷安全范围小，个体差异大，一般治疗量已接近60%的中毒剂量，故易引起中毒。中毒主要表现在以下3个方面：① 胃肠反应：常见也较早出现。表现有厌食、呕吐、腹泻。② 神经系统反应及视觉障碍：有疲倦、头痛、眩晕、谵妄、视物模糊、黄视或绿视等视色障碍。③ 心脏毒性：临床各种类型心律失常均可发生，其中最常见的是室性早搏和房室传导阻滞，也可发生窦性心动过缓、窦性停搏等。如果发生室性心动过速和心室纤颤则有生命危险。

预防措施：① 警惕中毒先兆和及时发现停药指征；② 监测强心苷血药浓度；③ 及时纠正影响强心苷毒性的因素。

14. 常用的抗心绞痛药物分哪几类？常用的药物有哪些?

（1）硝酸酯类：最常用的有硝酸甘油，其次是硝酸异山梨酯(消心痛)等。

（2）肾上腺素β受体阻断药：如普萘洛尔(心得安)。

（3）钙拮抗药：如硝苯地平(心痛定)、维拉帕米(异搏定)。

15. 临床常用的抗心律失常药分哪几类？各类代表药是什么？

临床常用的抗心律失常药分四类：

(1) 钠通道阻滞药：如奎尼丁、利多卡因、普罗帕酮（心律平）。

(2) β受体阻断药：如普萘洛尔（心得安）。

(3) 延长动作电位时程药：如胺碘酮。

(4) 钙拮抗药：如维拉帕米（异搏定）等。

16. 常用利尿药依其效应力强弱分为哪几大类？各类代表药有哪些？

(1) 高效利尿药：如呋塞米（速尿）、布美他尼（丁尿胺）。

(2) 中效利尿药：如噻嗪类利尿药：氢氯噻嗪（双氢克尿噻）。

(3) 低效利尿药：如螺内酯（安体舒通）、氨苯蝶啶、阿米洛利。

17. 甘露醇在临床上的作用是什么？用药须知有哪些？

临床上常用20%甘露醇高渗液静脉给药。

(1) 甘露醇在临床上的作用：① 脱水作用：甘露醇常作为因脑瘤、颅脑外伤或组织缺氧等引起的颅内压升高和脑水肿的首选药。亦可短期用于急性青光眼或术前应用以降低眼内压。② 利尿作用：可用于预防急性肾衰竭，通过其脱水作用，可减轻肾间质水肿。同时具有保护肾小管作用。

(2) 用药须知：① 注射过快可引起一过性头痛、眩晕和视力模糊等不良反应。② 可使血容量迅速增加，心功能不全及急性肺水肿病人禁用。③ 在应用脱水剂的过程中，应密切观察出入量，做好记录。避免药液外漏而引起皮下水肿或组织坏死。④ 密切观察血压、脉搏、呼吸，以防出现心功能不全。尤其对心脏病病人、老年病人及小儿，更需注意体征变化。⑤ 静滴时，宜用大号针头，250 ml 液体应在 20 ～ 30 分钟内静滴完毕，若静滴速度过慢则会影响治疗效果。⑥ 不能与其他药物混合静滴。⑦ 严禁作肌内或皮下注射。

18. 氨基糖苷类的主要毒性反应是什么？代表药有哪些？

氨基糖苷类的主要毒性反应有：① 耳毒性：引起前庭功能失调和耳蜗神经损害；② 肾毒性：主要损害近曲小管上皮细胞；③ 神经肌肉阻滞作用，可引起心肌抑制、周围血管性血压下降和呼吸衰竭等。

代表药有：链霉素、庆大霉素、卡那霉素、妥布霉素等。

19. 肾上腺素受体激动药分为哪几类？各类代表药有哪些？

肾上腺素受体激动药分为三类：

(1) 主要激动 α 受体的药：如去甲肾上腺素。可兴奋心脏、收缩血管、升高血压，临床用于某些休克和上消化道出血。

(2) α 受体和 β 受体激动药：如肾上腺素。临床用于心脏骤停、过敏反应和支气管哮喘急性发作等。

(3) 主要激动 β 受体的药：如异丙肾上腺素。临床主要用于支气管哮喘、心脏骤停及房室传导阻滞。

20. 长期使用肾上腺皮质激素类药物，为何不能突然停药？

长期使用肾上腺皮质激素类药物，会对脑垂体前叶产生强烈的反馈性抑制，使促肾上腺皮质激素(ACTH)分泌减少，从而引起肾上腺皮质萎缩和皮质激素释放减少。此时如果突然停药，易发生肾上腺皮质功能不全；另外，因病人对激素产生了依赖性，或病情尚未完全控制，突然停药或减量过快，可致原病复发或恶化。

21. 在临床上，多巴胺常用于哪些病人？其剂量对机体有哪些影响？

多巴胺既激动 α 受体和 β 受体，也激动多巴胺受体。

临床上常用于治疗各种休克，尤其适用于伴有心收缩性减弱及尿量减少而血容量已补足的休克病人。此外，可与利尿药合并应用于急性肾衰竭、急性心功能不全的病人。

小剂量多巴胺静滴主要激动多巴胺受体及 β_1 受体，使收缩压增高，舒张压变化不大。大剂量静滴可显著激动 β_1 受体和 α 受体，兴奋心脏以及使皮肤黏膜血管收缩，外周阻力增加，血压增高。另外，小剂量多巴胺可激动肾多巴胺受体，使肾血管扩张，肾血流量及肾滤过率均增加，还能直接抑制肾小管对钠的重吸收，有排钠利尿作用。

（白玉华）

第五节　公共卫生学

1. 何谓突发公共卫生事件？

突发公共卫生事件是指突然发生，造成或者可能造成社会公众健康严重损害的重大传染疾病疫情、群体性不明原因疾病、重大食物中毒和职业中毒以及其他严重影响公众健康的事件。

2. 何谓“三级预防”？疾病“三级预防”的主要措施有哪些？

（1）第一级预防：亦称病因预防，它是针对致病因素或病因的预防措施，主要包括控制有害因素对人体健康的危害和提高机体的抗病能力，如免疫接种、合理营养、健康教育等。

（2）第二级预防：亦称临床前期预防，或称“三早”预防。“三早”即早期发现、早期诊断、早期治疗，如筛检、定期健康检查等。

（3）第三级预防：亦称临床期预防，或称康复治疗，是对已发病者的预防措施，此时主要采取对症治疗，以减少痛苦，延长寿命；并实施各种康复工作，力求病而不残，残而不废，促进健康。

3. 卫生标准和卫生立法的概念各指什么？

卫生标准是将人们在日常生活和生产中接触危害因素的程度限制在最低限度内，使其对接触者及其子代的健康不产生危害作用，为改善人类生活环境和生产环境、保障居民健康而制定的标准，通过法规形式公布执行。

卫生立法是由国家权力机关依照立法程序制定或认可并以国家强制力保证实施的各种有关文件的总称。

4. 饮用水的基本卫生要求是什么？我国生活饮用水卫生标准有哪三项细菌学指标？

饮用水的基本卫生要求是：感官性状良好；微生物学安全；化学组成安全；水量充足，取用方便。

我国生活饮用水卫生标准的3项细菌学指标是：

（1）细菌总数：每毫升水中可以检测到的细菌不超过100个。

（2）总大肠菌群：① 大肠菌群数：每升水中可以检测到的大肠杆菌数不得超过3个；② 大肠菌群值：能够检测到大肠杆菌的最低需水量，要求必须大于333 ml。

(3) 游离性余氯：饮用水经氯化消毒接触 30 分钟后，游离性余氯要达到 0.3 mg/L以上，管网末梢水游离性余氯不低于0.05 mg/L。

5. 何谓健康危险因素？可以分为哪几类？它的作用特点有哪些？

健康危险因素是指使疾病或死亡发生的可能性增加的因素。

健康危险因素分为：① 环境因素，包括自然环境因素（物理环境、化学环境、生物环境）和社会环境因素；② 个人行为因素，如不良的生活习惯、日常生活行为、不良的疾病行为、致病性行为模式；③ 人类生物学因素，如与遗传基因、性别、年龄、特殊生理状况有关的因素；④ 卫生保健因素，指与预防保健、医疗保健、康复保健有关的因素，如保健知识缺乏、诊断治疗水平低下等。

健康危险因素的作用有以下特点：① 潜伏期长；② 特异性弱；③ 联合作用强；④ 多因多果；⑤ 存在广泛。

6. 环境污染可导致哪几类疾病？

环境污染所导致的疾病主要有以下几类：① 感染与传染病；② 化学中毒与公害病；③ 物理因素所致疾病；④ 癌症与畸胎；⑤ 其他如职业病等。

7. 何谓职业性有害因素？何谓职业病？

职业性有害因素是指生产过程、劳动过程和生产环境中存在的可能危害人体健康和劳动能力的因素。

当职业性有害因素作用于人体的强度与时间超过一定限度时，人体不能代偿所造成的功能性或器质性病理改变，出现相应的临床表现，影响劳动能力，这类疾病称为职业病。

8. 什么是食物中毒？食物中毒的发病具有哪些临床特点？常见的食物中毒分哪几类？

食物中毒是指健康的人经口摄入了正常数量可食状态的含有生物性、化学性有毒有害物质的食品或将有毒有害物质当做食品摄入后出现的非传染性的急性、亚急性疾病。

食物中毒发病有以下特点：① 潜伏期短，发病急，短时间内有多数人同时发病；② 所有中毒病人具有相似的临床表现，常出现消化道症状，如呕吐、腹痛、腹泻等；③ 发病与食物有关，其范围局限在食用同一种中毒食品的人群，发病曲线呈突然上升又迅速下降的尖峰型，一般没有传染病流行时的尾峰。

食物中毒可分成五类：① 细菌性食物中毒；② 真菌性食物中毒；③ 动物性食物中毒；④ 植物性食物中毒；⑤ 化学性食物中毒。

9. 什么是疾病的散发、流行、大流行？疾病的分布形式包括哪三种？

散发：指某病在一定地区的发病率呈历年来一般水平，一般多用于区、县以上范围，不适于小范围的人群。

流行：指一个地区某病发病率明显超过历年的散发发病率水平，是与散发相对而言的。

大流行：指疾病迅速蔓延，往往在较短期间内越过省界、国界、洲界形成大流行。

疾病的分布形式包括：地区分布、时间分布、人群分布。

10. 何谓发病率、患病率、某病死亡率、病死率和生存率？

发病率：表示某一时期（年度、季、月）内暴露人口中发生某病新病例的频率。

$$发病率=\frac{某地某时期人群中发生某病的新病例数}{同期内暴露人口数}\times K$$

$K=1\ 000‰(10\ 000/万,100\ 000/10\ 万)$

患病率：指某特定时间内某病新旧病例数与同期平均人口数之比。

$$患病率=\frac{某地某特定时间内某病现患病例数}{该地同期平均人口数}\times K$$

$K=100\%(1\ 000‰,10\ 000/万,100\ 000/10\ 万)$

某病死亡率：指在某时期内暴露人口中因某病而死亡的频率。

$$某病死亡率=\frac{某地某时期人群因某病死亡总人数}{该地该人群同期平均人口数}\times K$$

$K=100\ 000/10\ 万$

病死率：表示一定时期内患某种疾病的人中因该病而死亡的比值。

$$病死率=\frac{某时间某病死亡人数}{同期患该病人数}\times K$$

$K=100\%(1\ 000‰)$

生存率：又称存活率，是指经过 N 年的观察，某病病人（或接受某种治疗措施者）中存活人数所占的比例。

$$N\ 年存活率=\frac{随访\ N\ 年存活的病例数}{随访满\ N\ 年的病例数}\times K$$

$K=100\%$

11. 疾病发生的基本条件是什么？

疾病的发生都具备病因、宿主和环境 3 个基本条件。

（唐晓曦　张绮霞）

第六节　医院感染学

1. 何谓医院感染?

医院感染亦称医院获得性感染。广义的医院感染是指任何人员在医院活动期间,遭受病原体侵袭而引起的任何诊断明确的感染或疾病。狭义的医院感染是指病人在入院时不存在亦非已处于潜伏期,而是在住院期间获得的显性或隐性感染,症状可出现在住院期间,也可能发生在出院后。

2. 医院感染的3个基本条件是什么?

医院感染的基本条件是:感染源、传播途径、易感人群。

3. 何谓内源性感染、外源性感染?

内源性感染也称自身感染,引起感染的病原体来自病人本身;外源性感染也称交叉感染,引起感染的病原体来自病人体外。

4. 超过有效期的一次性医疗用品灭菌后能再使用吗?

超过有效期的一次性医疗用品一般不可再使用,其原因为:

(1) 产品原材料老化变脆,易增加微粒。

(2) 经环氧乙烷再灭菌后,有增加环氧乙烷残留量问题。

(3) 经辐照灭菌可损害某些不耐辐照高分子材料,化学结构发生降解式交连,产生不规则的键分裂现象,改变其机械性能,如强度不够、脆裂等。

(4) 物品可能有微生物生长,再灭菌后微生物尸体及其代谢产物易发生热原反应。

5. 何谓卫生洗手? 医院工作中卫生洗手指征有哪些?

卫生洗手是通过机械去污染的方法清除大部分暂居菌来降低手的污染程度。

医院工作中洗手指征:诊间;处理干净与污染物品前、后;戴手套前、脱手套后;如厕前、后;诊疗操作前、后;进入和离开病区前。

6. 空气微生物采样应何时进行? 其标准是什么?

空气微生物采样应选择在消毒处理后至医疗活动前进行。

空气微生物采样的标准为：

(1) Ⅰ类环境空气中细菌总数≤10 cfu/m^3；

(2) Ⅱ类环境空气中细菌总数≤200 cfu/m^3；

(3) Ⅲ类环境空气中细菌总数≤500 cfu/m^3。

7. 何谓清洁、消毒、灭菌？

清洁是用物理方法清除物体表面的污物，减少微生物的过程。

消毒是指杀灭或清除传播媒介上的病原微生物，使其达到无害化的处理。

灭菌是指杀灭或清除传播媒介上的一切微生物的处理。

8. 清洁有何意义？常用清洁方法有哪些？

清洁可去除大量潜在病原微生物，减少接触感染的机会，是预防医院感染的基本措施。

常用的清洁方法有水洗、机械去污、去污剂去污。

9. 何谓随时消毒？何谓终末消毒？

有传染源存在时对其排出的病原体可能污染的环境和物品及时进行的消毒称随时消毒。

传染源离开疫源地后进行的彻底消毒称终末消毒。

10. 何谓消毒剂？何谓灭菌剂？

用于杀灭传播媒介上的微生物，使其达到消毒或灭菌要求的制剂称为消毒剂。

可杀灭一切微生物（包括细菌芽胞），使其达到灭菌要求的制剂称为灭菌剂。

11. 何谓高水平、中水平、低水平消毒法？

高水平消毒法：可以杀灭各种微生物，对细菌芽胞杀灭达到消毒效果的方法。这类消毒方法应能杀灭一切细菌繁殖体（包括结核分枝杆菌）、病毒、真菌及其孢子和绝大多数细菌芽胞。

中水平消毒法：可以杀灭和去除细菌芽胞以外的各种病原微生物的消毒方法。

低水平消毒法：只能杀灭细菌繁殖体（分枝杆菌除外）和亲脂病毒的消毒方法。

12. 化学消毒剂的种类和应用原则是什么？

化学消毒剂按其成分分为：① 卤素类消毒剂；② 过氧化物类消毒剂；③ 醛类消毒剂；④ 烷基化气体消毒剂；⑤ 酚类消毒剂；⑥ 醇类消毒剂；⑦ 胍类消毒剂；⑧ 季铵盐类消毒剂；⑨ 其他类消毒剂。

化学消毒剂的应用原则：① 坚持必须、合理、少用的原则；② 能用物理方法的不用化学法；③ 效果不肯定的消毒剂不用；④ 作用相同的消毒剂应以价格一效果作为选择依据；⑤ 了解消毒剂的性质，随配随用，切忌中途添加。

13. 影响化学消毒剂消毒效果的因素及常见问题有哪些？

影响化学消毒剂消毒效果的因素：① 消毒剂的浓度与作用时间；② 环境温度与相对湿度；③ pH 值；④ 有机物；⑤ 表面活性剂和金属离子；⑥ 微生物的数量。

影响化学消毒剂消毒效果的常见问题：① 过分依赖：认为化学消毒剂保险系数大，用总比不用好。② 选药不当：低、中、高效不分，抑菌灭菌不清，有无腐蚀性不知。③ 浓度不准：配制方法不对，保存不当。④ 时间不足：达不到杀灭目标微生物的作用。

14. 应用过氧乙酸时需注意哪些事项？

(1) 因过氧乙酸不稳定，稀释液应在临用前现配现用，常温下使用不宜超过 2 天，容器应加盖。

(2) 二元剂型的过氧乙酸使用前需将 A、B 液按比例混匀静置 24～48 小时，然后再稀释成所需浓度。不得将 A、B 液直接倒入水中稀释使用。

(3) 过氧乙酸是强氧化剂，不宜使用金属容器及脱瓷的搪瓷容器，以免腐蚀。应盛于有盖塑料容器内，装量不超过 4/5，避免因分解使氧压增高，造成瓶塞顶开或使玻璃瓶爆裂。

(4) 一元剂型包装的过氧乙酸在配制应用液前应先测定原液的实际浓度，根据实际浓度计算用量。

(5) 高浓度过氧乙酸具有强腐蚀性和刺激性，因此在配制消毒液时应注意防护，若不慎溅入眼内或皮肤上应立即用水清洗，以避免造成损伤。

(6) 过氧乙酸溶液切勿与其他药品或有机物随意混合，以免剧烈分解发生爆炸等危险。

(7) 有机物对过氧乙酸影响较大，被血液、脓液污染的物品，消毒时应延长作用时间。

（8）配液时应选择灭菌蒸馏水作为稀释液。

15. 常见物理消毒灭菌方法有哪些？

常见的物理消毒灭菌方法有：自然净化、机械除菌、紫外线消毒、超声波消毒、热力消毒与灭菌、微波消毒与灭菌、电离辐射灭菌和等离子体灭菌。

16. 煮沸消毒应注意哪些问题？

（1）煮沸消毒一般不用于灭菌。

（2）消毒时间应从水沸腾后开始计时，一般杀灭细菌繁殖体、真菌、病毒等需20～30分钟。

（3）煮沸过程中不应加入新的消毒物品。

（4）消毒前应将待消毒物品清洗干净，消毒时被消毒物品应全部浸入水中。

（5）棉织品煮沸消毒时应适当搅拌，器械应打开关节。

（6）一次消毒物品不宜太多，应少于消毒器容量的3/4。

（7）玻璃类物品应在冷水时放入以免破裂，橡胶类应在水沸时放入以免橡胶变软，塑料管及易变形的物品应避免重压、打折，不透水的物品应垂直放置以利水的流动。

（8）煮沸消毒后的物品在取出和存放时应防止再污染。

17. 物品采用压力蒸气灭菌时应注意哪些问题？

（1）灭菌器内的冷空气必须排净。

（2）正确掌握灭菌时间。

（3）灭菌物品的包装、摆放合理。

（4）热源充足。

（5）防止蒸气超高热。

（6）待灭菌物品需做预处理。

（7）金属包的重量不超过7 kg，敷料包不超过5 kg。

（8）预真空物品包体积不超过30 cm×30 cm×50 cm，下排气物品包体积不超过30 cm×30 cm×25 cm。

（9）棉布包装层数不少于2层，新棉布应洗涤去浆后再使用；反复使用的包装材料和容器应经清洗后才可再次使用。

（10）盘、盆、碗等器皿类物品，尽量单个包装；包装时应将盖打开；若必须多个包装在一起时，器皿的开口应朝一个方向；摆放时，器皿间用吸湿毛巾或纱布隔开，有筛孔的容器应将筛孔打开，以利蒸气渗入。

(11) 物品捆扎不宜过紧或过松，外用化学指示胶带贴封，物品包的中央放化学指示卡。

(12) 装载：下排气灭菌器的装载量不超过柜室容积的 80%；预真空灭菌器的装载量不超过柜室容积的 90%，预真空灭菌器和脉动真空灭菌器的装载量分别不小于柜室容积的 10%和 5%，防止小装量效应影响灭菌效果。

18. 常见医院空气消毒的方法有哪些?

常见医院空气消毒的方法有：① 循环风紫外线空气消毒器消毒；② 静电吸附式空气消毒器消毒；③ 紫外线消毒；④ 臭氧消毒；⑤ 熏蒸或喷雾消毒。

19. 应用紫外线消毒时需注意什么?

(1) 在使用过程中，应保持紫外线灯管表面的清洁，一般每 2 周用乙醇擦拭一次，有灰尘、油污时随时擦拭。

(2) 消毒室内空气时，室内安装紫外线消毒灯(30 W 紫外灯在 100 cm 处的强度>70 μW)的数量为每立方米不少于 1.5 W、时间不少于 30 分钟。房间内应保持清洁干燥，减少尘埃和水雾，温度低于 20℃或高于 40℃、相对湿度大于 60%应适当延长照射时间。

(3) 消毒物品表面时，应使表面受到紫外线的直接照射，并达到足够的照射剂量。

(4) 紫外线光源不得直接照射到人体表面，以免引起损伤。

(5) 新出厂的紫外线灯管，辐照强度不得低于 90 $\mu W/cm^2$；使用中的紫外线灯管，辐照强度不得低于 70 $\mu W/cm^2$。

20. 何谓酸性氧化电位水? 使用时应注意什么?

酸性氧化电位水是一种具有高氧化还原电位、低 pH 值、含低浓度有效氯的水，具有较强氧化能力和快速杀灭微生物的作用。

使用酸性氧化电位水消毒时应注意：

(1) 由于酸性氧化电位水在一定程度上受有机物的影响，故待消毒物品应清洗干净。

(2) 由于酸性氧化电位水稳定性较差(遇光、空气、有机物可还原成普通水)，最好现生产现用。

(3) 对金属有一定的腐蚀性，浸泡器械时间不宜过长。

(4) 储存宜选用深色、非金属容器避光保存。

21. 何谓等离子体？等离子体的杀菌作用是什么？

等离子体是指高度电离的气体云，是气体在加热或强电磁场作用下电离而产生的，主要有电子、原子、分子、活性自由基及射线等。其中活性自由基及射线对微生物具有很强的杀灭作用。

22. 医院污物处理的原则是什么？

（1）分类收集原则：减少有害有毒废物和传染性废物的数量，有利于废物的回收利用和处理。

（2）回收利用原则：避免资源浪费，有利于资源再利用。

（3）减量化原则：通过重复利用、破碎、压缩、焚烧等手段，减少固体废物的体积和数量。

（4）无公害原则：废物处理必须遵守环保及卫生法规标准要求。

（5）分散与集中处理相结合的原则：分类收集的废物分别进行处理。

（朱莉莉）

第七节　中医学

1. 中医学的基本特点是什么?

中医学的基本特点可概括为整体观念和辨证论治两个方面。

(1) 整体观念:中医学认为人体是一个有机的整体,构成人体的各器官和组织之间,在结构上是不可分割的,在功能上是相互协调、相互为用的,在病理上是相互影响的,而且无论是人体的生理功能还是病理变化,都无时无刻不受到自然界的制约和影响。人与自然界存在着既交叉又统一的关系,人体不断地进行自身调节以适应自然界的变化。这种机体自身整体性、适应性和内外环境统一性的思想,称为整体观念。

(2) 辨证论治:所谓“辨证”,就是将四诊(望、闻、问、切)所收集到的症状和体征的资料(如舌象、脉象),加以分析、综合、概括,判断为某种性质的“证候”。“论治”又叫“施治”,是根据辨证的结果,确定相应的治疗方法。辨证是治疗的前提和依据,论治是治疗疾病的手段和方法,两者是不可分割的。

2. 阴阳的基本概念是什么?

阴阳是中国哲学的一对范畴,是对自然界相关事物或现象对立双方的概括,含有对立的概念。它既可以代表两个相互对立的事物,也可用于分析同一事物内部所存在的相互对立的两个方面。如水与火,水为阴,火为阳,是相互关联又相互对立的两种不同的现象;又如人体内部的气和血,气为阳,血为阴,是构成人体和维持人体生命活动的两种不同属性的基本物质。凡自然界相互关联又相互对立的两种事物和现象,均可用阴阳来概括。一般而言,凡活动的、外在的、上升的、温热的、明亮的统属于阳的范畴;沉静的、内在的、下降的、寒冷的、晦暗的统属于阴的范畴。

3. 五行是指什么?

“五行”是指木、火、土、金、水五类物质的运动变化。

4. 何谓五脏六腑? 奇恒之腑?

五脏,即心、肝、脾、肺、肾。六腑,即胆、胃、大肠、小肠、膀胱、三焦。奇恒之腑,即脑、髓、骨、脉、胆、女子胞6种器官组织。

5. 气的含义是什么？功能有哪些？

中医学所指的气，概括起来有两个含义：一是构成人体和维持人体生命活动的精微物质，如水谷之气、呼吸之气等；二是指脏腑组织的生理功能，如脏腑之气、经络之气等。但两者又是相互联系的，前者是后者的物质基础，后者为前者的功能表现。

气的功能主要有以下5个方面：

(1) 推动作用：是指气的激发和推动的功能。

(2) 温煦作用：主要是指气的熏蒸、温煦作用，以维持正常的体温。

(3) 防御作用：是指气有护卫肌肤、抗御邪气的作用。

(4) 固摄作用：是指气对体内的血、津液等液态物质具有防止其无故流失的作用。

(5) 气化作用：所谓气化，是指通过气的运动而产生的各种变化，具体地说，是指精、气、血、津液各自的新陈代谢及其相互转化。

6. 经络的概念是什么？

经络是经脉和络脉的总称。经，有路径的意思，经脉是经络系统中纵行的干线，大多循行于深部；络，有网络的意思，是经脉的分支，循行于较浅的部位，有的还显现于体表。经脉有一定的循行路线，而络脉则纵横交错，无处不到，网络全身。经络是运行全身气血，联络脏腑肢节，沟通上下内外，调节体内各部分的通路。通过经络遍布全身，有规律性的循行和错综复杂的联络交会，把人体的五脏六腑、四肢百骸、五官九窍、皮肉筋脉等组织器官联结成一个有机的整体。

7. 何谓正气？何谓邪气？

所谓"正气"，是指人体的功能活动及其抗病能力，简称为"正"。所谓"邪气"，是指致病因素，简称为"邪"。

8. 何谓疠气？其致病特点是什么？

疠气是一类有强烈传染性的致病邪气。在中医文献记载中，又有"疫毒"、"毒气"、"异气"、"戾气"、"乖戾之气"等名称。疠气致病具有发病急骤、病情重笃、症状相似、传染性强、易于流行等特点。

9. 何谓七情？为什么七情会成为致病因素？

七情，即喜、怒、忧、思、悲、恐、惊7种情志变化，是机体的精神状态。

七情是人体对客观事物的不同反应，在正常情况下，不会致病。七情成为致病因素，是由于人体受到突然、强烈或长期持久的情志刺激，超过了人体正常生理的活动范围，使人体脏腑气血功能紊乱而引发。七情直接影响有关内脏而发病，故又称“内伤七情”，是造成内伤病的主要致病因素之一。

10. 正常舌象有哪些特征？

正常舌象是舌体柔软，活动自如，颜色淡红，舌面铺有颗粒均匀、干湿适中的白苔，常描写为“淡红舌，薄白苔”。

11. 淡白舌、红舌、绛舌、紫舌各主何证？

淡白舌：主虚证或虚寒证。

红舌：主热证。

绛舌：主内热深重。

紫舌：主瘀血、寒证或热证。

12. 白苔、黄苔、灰黑苔各主何证？

白苔：多主表证、寒证。

黄苔：主热证、里证。

灰黑苔：主里寒证或里热证。

13. 何谓剥脱苔、花剥苔？

剥脱苔：病人舌本有苔，忽然全部或部分剥脱无苔者，称为剥脱苔。

花剥苔：病人舌本有苔，若舌苔剥脱不全，剥脱处光滑无苔，称为花剥苔。

14. 何谓脉象？试述平脉的特点。

血液在脉道中，由心气的推动运行，而成为脉动，“心动应脉”、“脉动应指”的现象，称为脉象。

平脉的特点：一息脉来4～5至，不浮不沉，不大不小，不长不短，不快不慢，脉来和缓，节律均匀，应指中和。其中以三部有脉，应指和缓最为重要，即平脉具有胃、神、根三大特点。

15. 浮脉、沉脉、迟脉、数脉的脉象特点及主病是什么？

浮脉：[脉象]轻取即得，重按稍减而不空，如水上漂木。[主病]表证。浮而有力为实，浮而无力为虚。

沉脉:[脉象]轻取不应,重按始得,如石沉水底。[主病]里证。沉而有力为里实,沉而无力为里虚。

迟脉:[脉象]脉来迟慢,一息不足四至(相当于脉搏 60 次/分以下)。[主病]寒证。有力为实寒,无力为虚寒。

数脉:[脉象]一息六至,脉流薄疾(相当于脉搏 90 次/分以上)。[主病]热证。数而有力为实热,数而无力为虚热。

16. 洪脉、虚脉、结脉、代脉的脉象特点及主病是什么?

洪脉:[脉象]指下极大,来盛去衰,势如波涛汹涌。[主病]邪热亢盛。

虚脉:[脉象]三部脉举寻按皆无力,陷陷蠕动于指下,浮大而按之空虚,是无力脉的总称。[主病]虚证。气血两虚,尤多见于气虚证。

结脉:[脉象]脉来缓慢,而有不规则的间歇。[主病]阴盛气结,寒痰血瘀,癥瘕积聚。

代脉:[脉象]脉来缓弱而有规则的间歇,间歇时间较长。[主病]脏气衰微。

17. 何谓八纲辨证?

通过对四诊所取得的材料进行综合分析,进而用阴、阳、表、里、寒、热、虚、实这八类证候归纳,以说明病变的部位、性质以及病变过程中正邪双方力量的对比等情况的一种辨证方法,称为八纲辨证。

18. 何谓六经辨证?

六经辨证是将外感病演变过程中所表现的复杂证候,以阴阳为纲,根据疾病发展过程中不同阶段的病变特点,分为太阳、阳明、少阳等三阳病证和太阴、少阴、厥阴等三阴病证,是论治伤寒病的辨证纲领。

19. 何谓卫、气、营、血辨证?

卫、气、营、血辨证是清代叶天士运用于外感温热病的一种辨证方法。"卫、气、营、血",即卫分证、气分证、营分证、血分证 4 种不同证候类型,用于概括和阐明温病发生、发展过程中由浅入深、由轻转重的 4 个阶段及其变化规律。

20. 何谓三焦辨证?

三焦辨证是温病的辨证纲领,它把外感热病的发展过程分为 3 个阶段:上焦病证是初期阶段，主要包括肺和心包络的病变；中焦病证是中期阶段，主要为脾胃的病变；下焦病证是后期阶段，主要为肝、肾、膀胱、大肠的病变。

21. 中药煎煮的基本方法和要求有哪些?

首先，煎煮中药应选用适当的容器，以砂锅、搪瓷器皿为佳，一般不用铁锅、铝锅，以免与中药中的某些成分发生化学反应，降低药物的效价，甚至发生不良反应。其次，煎药时应根据药量、药质及服药者的情况考虑放水的多少，一般加入的水量以浸过药物2～3 cm 为宜。对一些吸水性较强的药物，如茯苓、山药、泽泻等，可适量多加些水；补益药因煎煮时间较长，故放水宜多不宜少；解表药、攻下药煎煮时间较短，放水宜少不宜多；此外，还可根据服药者的病情而定，如吞咽困难或呕吐者，应浓煎，水量要少。煎药前，先将药物放入容器内，加冷水浸泡 30～60 分钟，使药物能充分湿润，有效成分易于溶解煎出，然后再进行煎煮(先煎、后下、包煎等均应按医嘱处理)。先以武火煮沸后改为文火慢煎，以免药汁溢出或过快熬干。煎药时不宜频频打开锅盖，以尽量减少挥发性成分的损失。

22. 服用中药时的注意事项有哪些?

服用中药煎剂，一般是每日一剂。一剂药物通常煎煮两次，将两次煎取的药液完全混合后分 2～3 次服完，以使药力平均。特殊情况如急、重症病人，也可一日连服两剂或更多，以增强药力，维持药效。不同的药物服药时间及方法亦有所区别，如清热药宜凉服，温里药宜温服，治疟药宜在发作前服，安神药宜在睡前服，补益药或养生抗衰老药物宜在饭前服，对胃肠道有刺激的药物宜在饭后服，病情紧急的宜顿服，呕吐或小儿病人宜少量多次频服。慢性病服丸、散、膏剂者，应根据病情需要和医嘱而酌定剂量，定时服药。昏迷病人可制成汤剂鼻饲给药。总之，在治疗过程中，需根据病情需要和药物的性质选择最佳的服药方法。

(吴荣华)

第二章　护理基础知识

1. 何谓环境？何谓内环境和外环境？

环境：指围绕着人群的空间及其中可以直接、间接影响人类生活和发展的各种自然因素、社会因素的总和。人类的环境可分为内环境和外环境。

内环境：指人的生理、心理等方面。生理方面指人体的呼吸系统、循环系统、消化系统、泌尿系统、神经系统、内分泌系统等，各系统间通过神经、体液的调节，维持生理稳定状态并与外环境进行着物质、能量、信息的交换，以适应外环境的改变。心理方面则是指一个人的心理状态，它对人的健康也有很大的影响。

外环境：由自然环境和社会文化环境所组成。自然环境是指围绕于人类周围的各种自然因素的总和，如阳光、空气、水、食物、土壤、植物、动物及微生物等。社会文化环境则包括经济条件、劳动条件、生活方式、人际关系、宗教文化、风俗习惯等。

2. 影响健康的环境因素有哪些？

（1）自然环境因素：① 自然地形、地质、气候的影响，如水中缺碘会导致地方性甲状腺肿，气温过高易致中暑。某些自然灾害，如地震、台风、干旱、洪水等也会对人类健康造成威胁。② 环境污染，如大量工业废弃物和生活废弃物的排放、人工合成的化学物质与日俱增等，使空气、水、土壤等自然环境受到破坏并威胁到人类健康。

（2）社会环境因素：人生活在社会群体中，不同的社会制度、经济状况、风俗习惯、文化背景及劳动条件等社会环境因素，均可导致人们产生不同的社会心理反应，从而影响身心健康。

3. 医院环境的总体要求是什么？病室适宜的温、湿度应是多少？过高或过低对病人有何影响？

医院环境的总体要求是安全、舒适、整洁、安静。

病室温度一般以 18～22℃为宜，新生儿室、老年科室以及检查、治疗时室温应略高，以 22～24℃为宜。室温过高不利于体热的散发，干扰消化及呼吸功能，使人烦躁，影响体力恢复；室温过低则使人畏缩，缺乏动力，病人在接受治疗和护理时易受凉。

病室湿度一般以50%～60%为宜。湿度过高空气潮湿，细菌易于繁殖，同时水分蒸发减少，病人感到气闷不适，对患有心、肾疾病的病人尤为不利；湿度过低，室内空气干燥，人体会蒸发大量水分，引起口干、咽痛、烦渴等，尤其对呼吸道疾患或气管切开的病人不利。

4. 何谓安全环境？医院常见的不安全因素包括哪几方面？

安全环境是指平安而无危险、无伤害的环境。

医院中常见的不安全因素包括：

(1) 物理性损伤：① 机械性损伤，如跌倒、撞伤等；② 温度性损伤，如烫伤、烧伤、灼伤、冻伤等；③ 压力性损伤，如压疮等；④ 放射性损伤，如放射性皮炎等。

(2) 化学性损伤：由于化学药物剂量过大或浓度过高、用药次数过多、用药配伍不当等引起的损伤。

(3) 生物性损伤：微生物及昆虫等造成的伤害。

(4) 医源性损伤：医务人员言谈及行为上的不慎而造成的病人生理或心理上的损伤。

5. 何谓主动卧位、被动卧位、被迫卧位？

主动卧位：指病人自己采取的卧位。见于轻症病人，通常病人身体活动自如，能根据自己的意愿和习惯采取舒适卧位，并能随意变换卧床姿势。

被动卧位：指病人卧于他人安置的卧位。通常见于极度衰弱、昏迷、瘫痪者，此时病人自身无变换卧位的能力，由护士帮助采取合适的卧位。

被迫卧位：指病人为了减轻疾病所致的痛苦或因治疗所需而被迫采取的卧位。这类病人通常意识清楚，具有变换卧位的能力，但由于疾病的影响而被迫采取某种卧位。如哮喘急性发作的病人由于呼吸极度困难而被迫采取端坐位。

6. 常用卧位有哪几种？

常见卧位有：① 仰卧位：包括去枕仰卧位、中凹卧位（休克卧位）、屈膝仰卧位；② 侧卧位；③ 半坐卧位；④ 端坐位；⑤ 俯卧位；⑥ 头低足高位；⑦ 头高足低位；⑧ 膝胸卧位；⑨ 截石位。

7. 去枕仰卧位适用于哪些病人？为什么？

(1) 昏迷或全身麻醉未清醒的病人。采用去枕仰卧位，头偏向一侧，避免呕吐物误入呼吸道而引起窒息或肺部并发症。

(2) 椎管内麻醉或脊髓腔穿刺后的病人。采用此种卧位,可预防颅内压减低而引起的头痛。因为穿刺后,脑脊液可自穿刺处渗出至脊膜腔外,使脑压过低,牵张颅内静脉窦和脑膜等组织而引起头痛,去枕仰卧位可减轻上述症状。

8. 休克病人应采取何种卧位?为什么?

休克病人应采取中凹卧位,即病人头胸部抬高 10°～20°,下肢抬高 20°～30°。

抬高头胸部,有利于保持气道通畅,增加肺活量,改善缺氧症状;抬高下肢,可促进静脉血回流,增加心输出量而缓解休克症状。

9. 半坐卧位适用于哪些病人?有何临床意义?

(1) 心肺疾病所引起呼吸困难的病人。由于重力作用:① 使膈肌位置下降,胸腔容量扩大,同时减轻腹内脏器对心肺的压力,使肺活量增加;② 使部分血液滞留在下肢和盆腔脏器内,减少静脉回流,减轻肺部淤血和心脏负担,改善呼吸困难。

(2) 胸、腹、盆腔手术后或有炎症的病人。① 促进引流;② 使腹腔渗出物流入盆腔。盆腔腹膜抗感染性较强,而吸收较差,因而可减少炎症的扩散和毒素吸收,促使感染局限化和减少中毒反应,还可防止感染向上蔓延引起膈下脓肿;③ 松弛腹肌,减轻腹部切口缝合处的张力,避免疼痛,有利于切口愈合。

(3) 某些面部及颈部手术后的病人。采取半坐卧位,可减少局部出血。

(4) 恢复期体质虚弱的病人。采取半坐卧位,使病人逐渐适应体位改变,有利于向站立过渡。

10. 哪些情况下宜取头低足高位?

(1) 肺部分泌物引流,使痰易于咳出。

(2) 十二指肠引流术,有利于胆汁引流(需采取右侧卧位)。

(3) 妊娠时胎膜早破,防止脐带脱垂。

(4) 跟骨、胫骨结节牵引时,利用人体重力作反牵引力。

11. 使用约束具时应注意哪些事项?

(1) 严格掌握应用指征,注意维护病人自尊。

(2) 向病人及家属说明使用约束具的目的、操作要领和主要注意事项,以取得理解和配合,并使之获得约束具应用的有关知识。

(3) 约束具只能短期使用,并定时松解,协助病人翻身活动。

(4) 使用时肢体处于功能位置;约束带下必须垫衬垫,松紧适宜;密切观察约束部位的皮肤颜色,必要时进行局部按摩,促进血液循环,以保证病人的安全和舒适。

(5) 记录使用约束具的原因、时间、观察结果、护理措施和解除约束的时间。

12. 何谓压疮?导致压疮发生的原因有哪些?

压疮是指局部组织长时间受压,血液循环障碍,局部持续缺血、缺氧、营养不良而致的软组织溃烂和坏死。

导致压疮发生的原因有以下几方面:

(1) 局部长期受压力、摩擦力或剪切力的作用:压力是引起压疮最主要的原因。长期卧床或坐轮椅者,局部组织长时间承受超过正常毛细血管压的压迫,致组织缺血坏死而形成压疮。病人在床上活动或坐轮椅时,皮肤受床单或轮椅垫表面的逆行阻力摩擦,以及病人半坐卧位身体下滑时,皮肤与床铺的摩擦和剪切力的产生,均可引起局部皮肤血液循环障碍而发生压疮。

(2) 局部经常受潮湿或排泄物刺激:出汗、大小便失禁等使皮肤潮湿,加上尿液和粪便的刺激作用,酸碱度改变,使皮肤表皮保护能力下降,皮肤组织极易破损。

(3) 石膏绷带和夹板使用不当:使用石膏绷带、夹板或牵引时,松紧不适宜,衬垫不当,致使局部血液循环不良,组织缺血坏死。

(4) 全身营养不良或水肿:全身营养不良和水肿的病人皮肤都较薄,抵抗力弱,受力后易破损;营养不良的病人皮下脂肪少,肌肉萎缩,一旦受压,局部缺血、缺氧严重而易发生压疮。

13. 哪些部位好发压疮?

压疮多发生于受压和缺乏脂肪组织保护、无肌肉包裹或肌层较薄的骨隆突处,并与卧位有密切的关系。

仰卧位时:好发于枕骨粗隆、肩胛骨、肘部、骶尾部及足跟处,尤其好发于骶尾部。

侧卧位时:好发于耳郭、肩峰、肋骨、髋骨、股骨粗隆、膝关节的内外侧及内外踝处。

俯卧位时:好发于面颊、耳郭、肩峰、女性乳房、肋缘突出部、男性生殖器、髂前上棘、膝部和足趾等处。

坐位时:好发于坐骨结节、肩胛骨、足跟等处。

14. 哪些人群是容易发生压疮的高危人群?

(1) 昏迷、瘫痪者:自主活动丧失,长期卧床,身体局部组织长时间受压。

(2) 老年人:机体活动减少,皮肤松弛干燥、缺乏弹性,皮下脂肪萎缩、变薄,皮肤易损。

(3) 肥胖者:身体过重使承重部位的压力增大。

(4) 身体瘦弱、营养不良者:受压处缺乏肌肉和脂肪组织的保护。

(5) 水肿病人:水肿降低了皮肤的抵抗力,并增加了承重部位的压力。

(6) 疼痛病人:为避免疼痛而处于强迫体位,机体活动减少。

(7) 石膏固定的病人:翻身和活动受限。

(8) 大小便失禁者:皮肤经常受到潮湿污物的刺激。

(9) 发热病人:体温升高可致排汗增多,皮肤经常受潮湿刺激。

(10) 使用镇静剂的病人:自身活动减少。

15. 如何评估压疮的危险因素?

可通过评分的方式,对病人发生压疮的危险性进行评估(表2-2)。评分≤16分时,易发生压疮;分数越低,发生压疮的危险性越大。

表2-2 压疮危险因素评估表

项目	4分	3分	2分	1分
1. 神志	清醒	淡漠	模糊	昏迷
2. 营养	良	一般	差	极差
3. 运动	运动自如	轻度受限	重度受限	运动障碍
4. 活动	活动自如	扶助行走	依赖轮椅	卧床不起
5. 排泄	能控制	尿失禁	大便失禁	二便失禁
6. 循环	毛细血管再灌注迅速	毛细血管再灌注减慢	轻度水肿	中度至重度水肿
7. 体温	36.6~37.2℃	37.2~37.7℃	37.7~38.3℃	>38.3℃
8. 用药情况	未使用镇静剂或类固醇	使用镇静剂	使用类固醇	使用镇静剂和类固醇

16. 如何预防压疮的发生?

(1) 避免局部组织长期受压:① 定时翻身,减少组织的压力;② 保护骨隆突处和支持身体空隙处;③ 正确使用石膏、绷带及夹板固定。

(2) 避免摩擦力和剪切力的作用：① 病人取半卧位时，注意防止身体下滑；② 协助病人翻身、更换床单和衣服时，切忌拖、拉、推等动作；③ 保持床单清洁、平整、无碎屑；④ 使用便器时防擦伤。

(3) 避免局部潮湿等不良刺激：① 保持皮肤和床单清洁、干燥；② 避免病人直接卧于橡胶单或塑料单上。

(4) 促进局部血液循环：① 对长期卧床者，每日进行全范围关节运动，促进肢体的血液循环；② 经常检查、按摩受压部位。

(5) 改善机体营养状况：① 对易发生压疮者，在病情允许的情况下，给予高蛋白、高维生素饮食，以增强机体抵抗力和组织修复能力；② 不能进食者，由静脉补充营养。

(6) 健康教育：介绍压疮发生、发展及治疗护理的一般知识，指导病人及家属学会预防压疮的方法。

17. 依据其严重程度和侵害深度，压疮可分为哪几期？各期有何特点？

(1) 淤血红润期：受压部位出现暂时性血液循环障碍，局部皮肤表现为红、肿、热、麻木或有触痛，解除压力 30 分钟后，皮肤颜色不能恢复正常。

(2) 炎性浸润期：局部红肿向外浸润、扩大、变硬；皮肤颜色转为紫红色，压之不褪色；表皮水泡形成，病人有疼痛感。

(3) 浅度溃疡期：表皮水泡破溃，显露出潮湿红润的疮面，有黄色渗出液流出；感染后表面有脓液覆盖，致使浅层组织坏死，溃疡形成，疼痛加剧。

(4) 坏死溃疡期：坏死组织发黑，脓性分泌物增多，有臭味；感染向周围及深部组织扩展，侵入真皮下层和肌肉层，可深达骨骼；严重者可引起脓毒败血症而危及生命。

18. 何谓疼痛？引起疼痛的原因有哪些？

疼痛是伴随现有的或潜在的组织损伤而产生的主观感受，是机体对有害刺激的一种保护性防御反应，具有以下 3 种特征：疼痛是个体身心受到侵害的危险警告；疼痛是一种身心不舒适的感觉；疼痛常伴有生理、行为和情绪反应。

引起疼痛的原因有以下几方面：

(1) 温度刺激：过高或过低的温度作用于体表，引起组织损伤，如灼伤或冻伤。受伤的组织释放组胺等化学物质，刺激神经末梢，导致疼痛。

(2) 化学刺激：如强酸、强碱可直接刺激神经末梢，导致疼痛；化学灼伤使受损组织释放化学物质，作用于痛觉感受器，使疼痛加剧。

(3) 物理损伤：刀切割、针刺、碰撞、身体组织受牵拉、肌肉受压、肌肉挛缩等，均可使局部组织受损，刺激神经末梢，引起疼痛。

(4) 病理改变：疾病造成体内某些管腔堵塞、组织缺血缺氧、空腔脏器过度扩张、平滑肌痉挛、局部炎性浸润等可引起疼痛。

(5) 心理因素：心理状态不佳、情绪紧张或低落、愤怒、悲痛、恐惧等都能引起局部血管收缩或扩张而导致疼痛，如神经性偏头痛。此外，疲劳、睡眠不足、用脑过度可导致功能性头痛。

19. 哪些因素影响疼痛？

(1) 年龄：个体对疼痛的敏感程度随年龄而不同，婴幼儿不如成人对疼痛敏感，随着年龄增长，对疼痛的敏感性也随之增加，老年人对疼痛的敏感性又逐步下降。

(2) 社会文化背景：病人所处的社会环境和文化背景，病人的文化教养，均可影响病人对疼痛的认知评价，进而影响其对疼痛的反应。

(3) 个人经历：过去疼痛经验可影响病人对现存疼痛的反应。

(4) 个性心理特征：疼痛的程度和表达方式常常因个体气质、性格的不同而有很大的差别。

(5) 情绪：积极的情绪可减轻疼痛，消极的情绪可使疼痛加剧。

(6) 注意力：个体对疼痛的注意程度会影响其对疼痛的感受。当个体注意力高度集中于其他事物时，疼痛会减轻或消失。

(7) 疲乏：病人疲乏时对疼痛的感觉加剧，忍耐性降低；当得到充足的睡眠、休息时，疼痛感觉减轻。

20. 如何评估疼痛？常用疼痛评估工具有哪些？

(1) 评估内容：① 疼痛的部位；② 疼痛的时间；③ 疼痛的性质；④ 疼痛的程度；⑤ 疼痛的表达方式；⑥ 影响疼痛的因素；⑦ 疼痛对病人的影响，有无伴随症状等。

(2) 评估方法：① 询问病史，认真听取病人的主诉；② 观察和体格检查，注意观察疼痛时的生理、行为和情绪反应，检查疼痛的部位；③ 阅读和回顾既往病史，了解以往疼痛的规律以及使用止痛药物的情况；④ 使用疼痛评估工具，评定疼痛的程度。

(3) 常用工具：① 数字式疼痛评定法：将一条直线等分 10 段，一端“0”代表无痛，另一端“10”代表极度疼痛，病人可选择其中一个能代表自己疼痛感受的数字来表示疼痛程度。② 文字描述式评定法：将一直线等分 5 段，每个点均有相应的描述疼痛程度的文字，其中一端表示“没有疼痛”，另一端表示“无法忍受的疼痛”，病人可选择其中之一表示其疼痛程度。③ 视觉模拟评定法：用一条直线，不作任何划分，仅在直线的两端分别注明不痛和剧痛，病人根据自己对疼痛的实际感受在线上标记疼痛的程度。④ 面部表情测量图：图示6个代表不同疼痛程度的面孔，病人可从中选择一个面孔来代表自己的疼痛感受。

21. 如何帮助病人减轻或缓解疼痛？

在减少或消除引起疼痛原因的基础上采取下列措施：

(1) 药物止痛：遵医嘱应用镇痛药物。为取得最佳用药效果，可根据药物半衰期“按时给药”，使血药浓度长时间维持在一定水平，在镇痛同时起到“预防”作用；提倡口服给药途径；药物剂量应个体化；应用PCA(patient－controlled analgesia，病人控制止痛)装置，即采用数字电子技术，通过编制一定程序和输液泵来控制止痛剂的用量，缩短给药间隔，减少药物不良反应。

(2) 物理止痛：应用冷、热疗法及按摩、推拿等止痛措施，减轻局部疼痛。

(3) 针灸止痛：根据疼痛的部位，针刺不同的穴位以达到止痛目的。

(4) 经皮神经电刺激疗法：采用电脉冲刺激仪，在疼痛部位或附近置2～4个电极，以微量电流对皮肤进行温和的刺激，使病人有刺痛、颤动和蜂鸣的感觉，达到提高痛阈、缓解疼痛的目的。

(5) 心理护理：建立信赖关系，尊重病人对疼痛的反应，减轻心理压力；通过选听音乐、有节律的按摩、深呼吸、指导想象等方法来分散病人的注意力。

(6) 促进舒适：提供舒适整洁的病室环境，通过简单的技巧，如帮助病人适当活动、改变姿势、变换体位等使病人感到身心舒适。

(7) 健康教育：指导病人学会面对疼痛，掌握减轻或解除疼痛的自理技巧。

22. 何谓睡眠型呼吸暂停？多见于何种情况？

睡眠性呼吸暂停是一种在睡眠中发生自我抑制、没有呼吸的现象，可分为中枢性和阻塞性呼吸暂停两种类型。中枢性呼吸暂停是由于中枢神经系统功能不良造成的，见于颅脑损伤、药物中毒等。阻塞性呼吸暂停则出现在严重的、频繁的、用力的打鼾或喘息之后，由上呼吸道阻塞病变引起；肥胖者脂肪堆积在咽部、舌根部阻塞气道，也可引起。

23. 何谓制动？制动对机体有何影响？

制动即活动受限，指身体的活动力或任何一部分的活动由于某些原因而受到限制。

制动对机体的影响有以下几方面：

(1) 对皮肤的影响：皮肤抵抗力下降，易受损或形成压疮。

(2) 对骨骼和肌肉组织的影响：肌肉无力或萎缩，关节僵硬或挛缩，手足下垂，骨质疏松等。

(3) 对心血管系统的影响：导致体位性低血压与深静脉血栓形成。

(4) 对呼吸系统的影响：导致坠积性肺炎和二氧化碳滞留。

(5) 对消化系统的影响：胃肠道的蠕动减慢，出现便秘且常常伴有头痛、眩晕、厌食、腹胀。严重的便秘可导致粪便嵌塞，使排便更加困难。

(6) 对泌尿系统的影响：导致排尿困难、尿潴留、结石、感染等。

(7) 对心理社会方面的影响：出现焦虑、失眠、有挫折感等。

24. 如何判断肌力？

通过机体收缩特定肌肉群的能力来评估肌力。肌力程度一般分为6级：

0级：完全瘫痪，肌力完全丧失。

1级：可见肌肉轻微收缩但无肢体运动。

2级：可移动位置但不能抬起。

3级：肢体能抬离床面但不能对抗阻力。

4级：能做对抗阻力的运动，但肌力减弱。

5级：肌力正常。

25. 怎样评价机体活动能力？

通过对病人日常活动情况的观察来判断其活动能力。如观察其行走、梳头、穿衣、洗漱等，对其完成情况进行综合评价。一般机体的活动功能可分为5度：

0度：完全能独立，可自由活动。

1度：需要使用设备或器械（如拐杖、轮椅）。

2度：需要他人的帮助、监护和教育。

3度：既需要有人帮助，也需要设备和器械。

4度：完全不能独立，不能参加活动。

26. 何谓全范围关节运动？

全范围关节运动（range－of－motion，ROM）是指根据每一特定关节可活动的范围来对此关节进行屈曲和伸展的运动，是维持关节可动性的有效锻炼方法。ROM可分为主动性ROM和被动性ROM。主动性ROM指个体可以独立开始并完成全范围关节运动；被动性 ROM 指个体依靠护理人员才能开始并完成全范围关节运动。

27. 生理情况下体温有哪些变化？

体温可随昼夜、年龄、性别、活动、药物等影响而出现生理性变化，但变化范围一般不超过 0.5～1.0℃。

(1) 昼夜变化：正常人体温在 24 小时内呈周期性的变化，与机体昼夜活动的节律有关。一般，清晨 2:00 至 6:00 体温较低，下午 14:00 至 20:00 体温较高。

(2) 年龄差异：婴幼儿的体温略高于成人；新生儿尤其是早产儿，由于体温调节功能不完善，体温容易受环境温度的影响而变化；老年人体温偏低，与代谢率低及活动量少有关。

(3) 性别差异：一般女性体温稍高于男性。成年女性的基础体温随月经周期而出现周期性的变化，即排卵后由于孕激素水平上升，体温会升高约 0.3～0.5℃。

(4) 活动影响：剧烈活动使肌肉代谢增强，产热增加，可使体温暂时性升高 1℃左右。

(5) 饮食影响：进食的冷热可以暂时性地影响口腔温度，进食后，由于食物的特殊动力作用，可使体温暂时性升高 0.3℃左右。

(6) 其他：强烈的情绪反应、冷热的应用、环境温度的变化以及个体的体温调节机制都对体温有影响。

28. 常见的热型有哪几种？各有何特点？多见于何种情况？

(1) 稽留热：体温持续高于正常，24 小时波动不超过 1℃，多见于肺炎、伤寒、儿童肺结核等。

(2) 弛张热：体温持续高于正常，24 小时波动在 1℃以上，多见于败血症、风湿热等。

(3) 间歇热：24 小时内体温波动很大，可突然升高至 39℃以上，持续数小时或更长时间，然后很快下降至正常或正常以下，经过一个间歇，又反复发作，多见于疟疾、成人肺结核等。

(4) 不规则热：发热无规律，持续时间不定，多见于流行性感冒、癌性发热等。

29. 发热病人的护理要点有哪些？

(1) 收集资料：了解发热程度，评估发热原因，排除影响体温的生理因素。

(2) 降低体温：给予头部冷敷或温水擦浴、乙醇擦浴等物理降温；遵医嘱应用退热药。

(3) 观察病情：监测生命体征，注意热型及伴随症状，观察降温效果。

(4) 饮食调整：鼓励进食营养丰富、易消化的清淡饮食，增加水分摄入。

(5) 促进舒适：保持室内空气清新，维持适宜温湿度；及时擦干汗液，更换衣被，保持皮肤清洁；加强口腔护理，保持口腔卫生。

(6) 心理护理：注意心理反应，提供心理支持。

(7) 健康教育：讲解有关知识，教会病人及其家属测量体温和物理降温的方法。

30. 什么情况下易出现体温不升？如何护理？

由于各种原因引起的产热减少或散热增加导致体温低于正常范围，称为体温过低。体温低于 35℃时，称为体温不升。低温环境中，机体由于散热过多过快，而产热不能相应增加，将使体温降低；新生儿尤其是早产儿体温调节中枢发育不完善，产热不足，加上体表面积相对较大，散热较多可导致体温不升；全身衰竭的病人因体温调节中枢障碍导致体温不升；某些休克、极度衰弱、重度营养不良病人在应用退热药后发生急剧降温反应，可导致体温过低。

护理措施

(1) 采取保暖措施：① 提供合适的环境温度，以 24℃为宜；② 给予毛毯、棉被、热水袋、电热毯等；③ 置新生儿于温箱中；④ 给予温热饮料；⑤ 摩擦身体表面，增加皮肤内热量。

(2) 密切观察病情：监测生命体征，直到体温回复至正常且稳定。

(3) 心理护理：及时发现情绪变化，提供心理支持，同时加强健康教育。

31. 何谓间歇脉和脉搏短绌？产生的机制是什么？多见于何种情况？

间歇脉是指在一系列正常规则的脉搏中，出现一次提前而较弱的脉搏，其后有一个较正常延长的间歇(代偿间歇)。主要是由于心脏异位起搏点过早发生的冲动引起了期前收缩。如果每次或每两次正常脉搏之后出现一次期前收缩，则称为二联律或三联律。间歇脉可以是某些心脏病的严重体征，如心肌病、心肌梗死、洋地黄中毒等；也可以是情绪激动或恐惧引起的暂时征象。

脉搏短绌指脉率少于心率，脉律完全不规则。多见于心房纤颤病人。由于心房内的异位起搏点发生极高频率的冲动使心肌收缩力强弱不等，有些排血量少的心脏搏动不能引起周围血管的搏动，造成脉率低于心率。

32. 生理情况下血压有哪些变化？

在生理情况下，动脉血压可发生各种变化。影响血压的生理因素有：

(1) 年龄：随着年龄的增长，血压会增高，以收缩压增高显著。

(2) 性别：成年男子的血压比女子略高约 5 mmHg；绝经期后的女性血压逐渐升高，与男性相差不多。

(3) 昼夜节律：清晨血压最低，白天逐渐升高，到午后或黄昏最高。

(4) 运动：运动时，心输出量增加，血压增高。

(5) 环境：外界气温高则血管扩张，血压下降；外界气温低则血管收缩，血压升高。

(6) 体型：肥胖以及体重过重的人血压较高。

(7) 体位：一般情况下，卧位时血压低于坐位，坐位时低于立位，这与重力代偿机制有关。但长期卧床或应用某些降压药物后，由卧位改为立位时，可能会出现体位性低血压。

(8) 情绪：情绪激动、紧张、恐惧等可使交感神经兴奋，血管收缩，血压升高。

(9) 个体差异：约有 1/4 的健康人两上肢的血压可不相等，右侧高于左侧 10～20 mmHg。两下肢的血压基本相等。下肢可以高于上肢 20～40 mmHg，因为股动脉管径较粗，血流大。

(10) 其他：吸烟、饮酒、药物都对血压有一定影响。

33. 何谓潮式呼吸、间停呼吸？产生的机制是什么？各有何临床意义？

潮式呼吸：又称 Cheyne－Stokes 呼吸，呼吸由浅慢到深快，然后再由深快到浅慢，经过一段时间的呼吸暂停(5～30 秒)，又重复以上的周期性呼吸，周而复始似潮水起伏。产生机制是由于呼吸中枢兴奋性减弱，只有当缺氧严重、$PaCO_2$增高到一定程度，才刺激呼吸中枢，使呼吸加强，当积聚的二氧化碳呼出后，呼吸中枢失去有效兴奋，呼吸暂时减弱甚至停止。多见于脑炎、尿毒症等病人。有些老年人在深睡时也可出现潮式呼吸，是脑动脉硬化的表现。

间停呼吸：又称 Biots 呼吸。有规律地呼吸几次后，突然停止呼吸，间隔一个短时期后又开始呼吸，如此反复交替。有的可为不规则的深度及节律改变。产生机理与潮式呼吸一样，但预后更严重，常在呼吸完全停止前发生。

34. 氧疗可分为哪几种类型？各适用于何种情况？

临床上根据吸入氧浓度将氧疗分为低浓度氧疗、中等浓度氧疗、高浓度氧疗、高压氧疗4种类型。

（1）低浓度氧疗：又称控制性氧疗，吸氧浓度低于40%。应用于低氧血症伴二氧化碳潴留的病人，如慢性阻塞性肺病等。

（2）中等浓度氧疗：吸氧浓度为40%～60%。主要用于有明显通气/灌流比例失调或显著弥散障碍的病人，特别是血红蛋白浓度很低或心输出量不足者，如肺水肿、心肌梗死、休克等。

（3）高浓度氧疗：吸氧浓度在60%以上。应用于单纯缺氧而无二氧化碳潴留的病人，如成人呼吸窘迫综合征、心肺复苏后的生命支持阶段。

（4）高压氧疗：指在特殊的加压舱内，以2～3 kg/cm^2的压力给予100%的氧吸入。主要适用于一氧化碳中毒、气性坏疽等。

35. 为什么低氧血症伴二氧化碳潴留者需行控制性氧疗？

因为低氧血症伴二氧化碳潴留的病人，如慢性阻塞性肺病病人，呼吸中枢对二氧化碳增高的反应很弱，呼吸的维持主要依靠缺氧刺激外周化学感受器。如果给予高浓度的氧吸入，低氧血症迅速解除，也解除了缺氧兴奋呼吸中枢的作用，使呼吸进一步抑制，加重二氧化碳的潴留，甚至发生二氧化碳麻醉；另外，由于缺氧的消除，通气低下部位的血流反而增加，使已失调的通气/灌注比例障碍更为严重，导致$PaCO_2$进一步增高。所以，这类病人需采用控制性氧疗。

36. 何谓便秘？便秘的常见原因有哪些？

便秘指正常的排便形态改变，排便次数减少，排出过干、过硬的粪便，且排便不畅、困难。

产生便秘的原因有：某些器质性病变；排便习惯不良；中枢神经系统功能障碍；排便时间或活动受限制；强烈的情绪反应；各类直肠肛门手术；某些药物的不合理使用；饮食结构不合理，饮水量不足；滥用缓泻剂、栓剂，灌肠；长期卧床或活动减少等。

37. 如何帮助病人解除便秘？

（1）健康教育：帮助病人及家属认识维持正常排便习惯的意义并获得有关排便的知识。

（2）帮助病人重建正常的排便习惯：指导病人选择适合自身排便的时间，理想的是饭后（早餐后最佳），因此时胃结肠反射最强。

（3）合理安排膳食：多摄取可促进排便的食物和饮料；多饮水，适当食用油脂类的食物。

（4）鼓励病人适当运动：卧床病人可进行床上活动；指导病人进行增强腹肌和盆底部肌肉的运动，以增加肠蠕动和肌张力，促进排便。

（5）提供适当的排便环境：提供病人单独隐蔽的环境及充裕的排便时间。

（6）选取适宜的排便姿势：最好采取坐姿或抬高床头；对手术病人，在手术前有计划地训练其在床上使用便器。

（7）指导进行腹部环形按摩：排便时用手自右沿结肠解剖位置向左环行按摩，以促使降结肠的内容物向下移动，并可增加腹内压，促进排便。

（8）遵医嘱给予口服缓泻药物。

（9）使用简易通便剂：如开塞露、甘油栓等，以软化粪便，润滑肠壁，刺激肠蠕动，促进排便。

（10）以上方法均无效时给予灌肠。

38. 长期使用缓泻剂为什么会导致慢性便秘？

使用缓泻剂可暂时解除便秘，但长期使用或滥用又常成为导致慢性便秘的主要原因。其机理是服用缓泻剂后结肠内容物被彻底排空，随后几天无足量粪便刺激正常排便，没有排便又再次使用缓泻剂，如此反复，其结果使结肠的正常排便反射失去作用，反射减少造成结肠扩张弛缓，这样结肠就只能对缓泻剂、栓剂、灌肠等强烈刺激做出反应，产生对缓泻剂的生理依赖，失去正常排便的功能，导致慢性便秘。

39. 腹泻的护理要点有哪些？

（1）去除病因，如为肠道感染则遵医嘱给予抗生素治疗。

（2）卧床休息，减少肠蠕动，注意腹部保暖。

（3）调理膳食。鼓励饮水，酌情给予清淡的流质或半流质食物，避免油腻、辛辣、高纤维食物。严重腹泻时暂禁食。

（4）防治水和电解质紊乱。按医嘱给予止泻剂、口服补盐液或静脉输液。

（5）保持皮肤完整性。每次便后用软纸轻擦肛门，温水清洗，并在肛门周围涂油膏以保护局部皮肤。

（6）密切观察病情。记录排便的性质、次数等，必要时留取标本送检。病情危重者，注意生命体征的变化。如疑为传染病则按肠道隔离原则护理。

（7）心理支持，促进舒适。

（8）健康教育。讲解腹泻的有关知识，指导病人注意饮食卫生，养成良好的卫生习惯。

40. 粪便颜色的变化有何临床意义？

因摄入食物或药物种类的不同，粪便颜色会发生变化，如食用大量绿叶蔬菜，粪便可呈暗绿色；摄入动物血或铁制剂，粪便可呈无光样黑色。如果粪便颜色改变与上述情况无关，提示消化系统有病理变化存在。如柏油样便提示上消化道出血；白陶土色便提示胆道梗阻；暗红色血便提示下消化道出血；果酱样便见于肠套叠、阿米巴痢疾；粪便表面粘有鲜红色血液见于痔疮或肛裂；白色“米泔水”样便见于霍乱、副霍乱。

41. 正常人24小时尿量是多少？何谓多尿、少尿、无尿？

正常人24小时尿量约1 000～2 000 ml，平均1 500 ml。

多尿：指24小时尿量经常超过2 500 ml。

少尿：指24小时尿量少于400 ml或每小时尿量少于17 ml。

无尿或尿闭：指24小时尿量少于100 ml或12小时内无尿。

42. 病理情况下尿液的颜色可有哪些变化？见于何种情况？

(1) 血尿：颜色的深浅与尿液中所含红细胞量的多少有关，尿液中含红细胞量多时呈洗肉水色。见于急性肾小球肾炎、输尿管结石，泌尿系统肿瘤、结核及感染。

(2) 血红蛋白尿：大量红细胞在血管内破坏，形成血红蛋白尿，呈浓茶色、酱油样色。见于血型不合的输血、恶性疟疾和阵发性睡眠性血红蛋白尿。

(3) 胆红素尿：尿呈深黄色或黄褐色，振荡尿液后泡沫也呈黄色。见于阻塞性黄疸和肝细胞性黄疸。

(4) 乳糜尿：因尿液中含有淋巴液，故尿呈乳白色。见于丝虫病。

43. 何谓膀胱刺激征？

尿频、尿急、尿痛为膀胱刺激征。单位时间内排尿次数增多称尿频，是由膀胱炎症或机械性刺激引起；病人突然有强烈尿意，不能控制需立即排尿称尿急，是由于膀胱三角或后尿道的刺激，造成排尿反射活动特别强烈；排尿时膀胱区及尿道疼痛为尿痛，为病损处受刺激所致。有膀胱刺激征时常伴有血尿。

44. 何谓尿潴留？引发尿潴留的常见原因有哪些？

尿潴留指尿液大量存留在膀胱内而不能自主排出。

引发尿潴留的常见原因有以下几方面：

（1）机械性梗阻：膀胱颈部或尿道有梗阻性病变，如前列腺肥大或肿瘤压迫尿道，造成排尿受阻。

（2）动力性梗阻：由于排尿功能障碍引起，而膀胱、尿道并无器质性梗阻病变，如外伤、疾病或使用麻醉剂所致脊髓初级排尿中枢活动障碍或抑制，不能形成排尿反射。

（3）其他各种原因引起的不能用力排尿或不习惯卧床排尿，包括某些心理因素，如焦虑、窘迫使得排尿不能及时进行。由于尿液存留过多，膀胱过度充盈，致使膀胱收缩无力，造成尿潴留。

45. 如何帮助病人解除尿潴留？

（1）心理护理，安慰病人，消除其焦虑和紧张情绪。

（2）提供隐蔽环境，适当调整治疗和护理时间，使病人安心排尿。

（3）调整体位和姿势，对需绝对卧床休息或某些手术病人，事先有计划地训练其床上排尿。

（4）利用条件反射诱导排尿，如听流水声或用温水冲洗会阴；针刺中极、曲骨、三阴交穴或艾灸关元、中极穴等，刺激排尿。

（5）按摩、热敷，以放松肌肉，促进排尿。如病情允许，可用手按压膀胱协助排尿。切记不可强力按压，以防膀胱破裂。

（6）健康教育，指导病人养成定时排尿的习惯。

（7）经上述处理仍不能解除尿潴留时，可行导尿术。

46. 何谓尿失禁？尿失禁分为哪三种类型？各有何特点？

尿失禁指排尿失去意识控制或不受意识控制，尿液不自主地流出。尿失禁可分为 3 种类型。

（1）真性尿失禁：膀胱稍有一些存尿便会不自主地流出，膀胱处于空虚状态。见于昏迷、截瘫等情况，因排尿反射活动失去大脑皮层的控制，膀胱逼尿肌出现无抑制性收缩；还见于因手术、分娩所致的膀胱括约肌损伤或支配括约肌的神经损伤，病变所致膀胱括约肌功能不良。

（2）假性尿失禁（充溢性尿失禁）：膀胱内贮存部分尿液，当膀胱充盈达到一定压力时，即可不自主地溢出少量尿液。当膀胱内压力降低时，排尿即行停止，但膀胱仍呈胀满状态而不能排空。

（3）压力性尿失禁：当咳嗽、打喷嚏或运动时腹肌收缩，腹内压升高，以致不自主地有少量尿液排出。多见于中老年女性。

47. 尿失禁病人的护理要点有哪些?

(1) 心理护理:尊重和理解病人,给予安慰、开导和鼓励,使其树立信心,积极配合治疗和护理。

(2) 皮肤护理:保持皮肤清洁干燥;定时按摩受压部位,防止压疮发生。

(3) 外部引流:必要时应用接尿装置引流尿液。

(4) 重建正常的排尿功能:① 如病情允许,鼓励病人多饮水,以促进排尿反射,预防泌尿系统感染;② 观察排尿反应,定时使用便器,建立规则的排尿习惯;③ 指导病人进行骨盆底部肌肉的锻炼,以增强控制排尿的能力。

(5) 对长期尿失禁的病人,行导尿术留置导尿,避免尿液浸渍皮肤。定时放尿锻炼膀胱壁肌肉张力。

48. 留置导尿管病人的护理要点有哪些?

(1) 解释留置导尿的目的和护理方法,鼓励其主动参与护理。

(2) 鼓励摄取足够的水分和进行适当的活动,以减少尿路感染的机会,预防尿结石的形成。

(3) 保持引流通畅,避免导尿管受压、扭曲、堵塞。

(4) 防止泌尿系统逆行感染:① 保持尿道口清洁,每天 1～2 次用消毒液棉球擦拭外阴及尿道口;② 每日定时更换集尿袋,及时排空集尿袋,并记录尿量;③ 每周更换导尿管。

(5) 病人离床活动时,妥善固定导尿管,以防脱出。集尿袋不得超过膀胱高度并避免挤压,以防止尿液反流。

(6) 间歇夹管,每 3～4 小时开放一次,训练膀胱反射功能。

(7) 观察尿液情况,发现尿液混浊、沉淀、有结晶时,做膀胱冲洗,每周检查尿常规 1 次。

49. 给药时应遵循哪些原则?

(1) 根据医嘱给药:给药中护士必须严格按医嘱执行,不得擅自更改,如对有疑问的医嘱,应了解清楚后方可给药,避免盲目执行。

(2) 严格执行查对制度:① 三查:操作前、操作中、操作后查(查七对的内容);② 七对:对床号、姓名、药名、浓度、剂量、用法、时间。

(3) 安全正确用药:合理掌握给药时间、方法,药物备好后及时分发使用,避免久置引起药物污染或药效降低。给药前向病人解释,以取得合作,并给予相应的用药指导,提高自我合理用药的能力。对易发生过敏反应的药物,使用前应了解过敏史，必要时做过敏试验，使用中加强观察。

(4) 密切观察反应：用药后注意观察药物疗效和不良反应，做好记录。

(5) 发现给药错误，应及时报告并处理。

50. 如何根据药物的不同性质进行分类保管?

(1) 遇热易破坏的生物制品、抗生素等，如疫苗、免疫球蛋白、青霉素应置于干燥阴凉处或冷藏于 2～10℃处保存。

(2) 易挥发、潮解、风化的药物，如乙醇、过氧乙酸、酵母片、糖衣片等需装瓶盖紧。

(3) 易燃、易爆的药物，如环氧乙烷、乙醚、乙醇等需密闭，并单独存放于阴凉低温处，远离明火，以防意外。

(4) 易氧化和遇光变质的药物，如维生素 C、氨茶碱、盐酸肾上腺素等用深色瓶子盛装，或放在黑纸遮光的纸盒内，置于阴凉处。

(5) 各类中药均应置于阴凉干燥处，芳香性药品需密盖保存。

51. 注射时应遵循哪些原则?

(1) 严格遵守无菌操作原则：① 注射前必须洗手、戴口罩，保持衣帽整洁；② 注射部位按要求进行消毒，并保持无菌；③ 注射器的活塞和针头的针梗必须保持无菌。

(2) 严格执行查对制度：做好“三查七对”，仔细检查药液，如发现药液变质、变色、混浊、沉淀、过期或安瓿有裂痕等现象，则不可应用。

(3) 严格执行消毒隔离制度：注射时做到一人一针、一人一止血带、一人一棉垫。所用物品须先浸泡消毒，再处理。对一次性物品应按规定处理，不可随意丢弃。

(4) 选择合适的注射器和针头：根据药物剂量、黏稠度和刺激性的强弱选择注射器和针头。注射器应完整无损，不漏气；针头锐利、无钩、不弯曲，型号合适；注射器和针头衔接紧密。一次性注射器须在有效时间内且包装须密封。

(5) 选择合适的注射部位：注射部位应避开神经、血管处。不可在炎症、瘢痕、硬结、患皮肤病处进针。对需长期注射的病人，应经常更换注射部位。

(6) 现配现用注射药液：药液按规定注射时间临时抽取，即时注射，以防药物效价降低或被污染。

(7) 注射前排尽空气：注射前必须排尽注射器内空气，以防气体进入血管形成栓塞。排气时要防止药液浪费。

(8) 注药前检查回血：进针后，注射药液前，抽动注射器活塞，检查有无回血。动、静脉注射必须见有回血方可注入药物。皮下、肌内注射如有回血，须拔出针头重新进针，不可将药液注入血管。

(9) 应用无痛注射技术：① 解除病人思想顾虑，分散其注意力，取合适体位，使肌肉放松，易于进针。② 注射时做到"二快一慢"，即进针、拔针快，推药慢。推药速度要均匀。③ 注射刺激性较强的药物要选用细长针头，进针要深。如需同时注射多种药物，一般先注射刺激性较弱的药物，再注射刺激性强的药物，同时注意药物的配伍禁忌。

52. 青霉素过敏性休克的主要表现有哪些?

青霉素过敏性休克可发生于用药后数秒钟或数分钟内，或半小时后，也有极少数病人发生于连续用药的过程中。主要表现有：

(1) 呼吸道阻塞症状：由喉头水肿和肺水肿引起，表现为胸闷、气促伴濒死感。

(2) 循环衰竭症状：由于周围血管扩张，导致循环血量不足，表现为面色苍白、冷汗、紫绀、脉细弱、血压下降、烦躁不安等。

(3) 中枢神经系统症状：因脑组织缺氧所致，表现为头晕眼花、面部及四肢麻木、意识丧失、抽搐、大小便失禁等。

53. 发生青霉素过敏性休克时如何处理?

(1) 立即停药，使病人就地平卧。

(2) 立即皮下注射 0.1%盐酸肾上腺素 0.5～1 ml，病儿酌减。如症状不缓解，可每隔 30 分钟皮下或静脉注射该药 0.5 ml。此药是抢救过敏性休克的首选药物，具有收缩血管、增加外周阻力、兴奋心肌、增加心输出量及松弛支气管平滑肌的作用。

(3) 氧气吸入。当呼吸受抑制时，应立即进行口对口人工呼吸，并肌内注射呼吸兴奋剂。喉头水肿影响呼吸时，应立即准备气管插管或配合施行气管切开。

(4) 抗过敏。根据医嘱静脉注射地塞米松 5～10 mg，或氢化可的松 200 mg 加 5%或 10%葡萄糖溶液 500 ml 静脉滴注。并根据病情给予升压药物，如多巴胺等。

(5) 纠正酸中毒和遵医嘱给予抗组胺类药物。

(6) 如发生心搏骤停，立即行心肺复苏。

(7) 密切观察病人生命体征、尿量及其他病情变化，注意保暖，并做好病情动态记录。病人未脱离危险期前不宜搬动。

54. 常见的输液反应有哪些？常见的原因是什么？

（1）发热反应：输入致热物质引起。多由于输液瓶消毒灭菌不彻底，输入的溶液或药物制品不纯，消毒保存不良，输液器消毒不严或被污染，输液过程中未能严格执行无菌操作等所致。

（2）急性肺水肿：① 由于输液速度过快，短时间内输入过多液体，使循环血容量急剧增加，心脏负荷过重引起；② 病人原有心肺功能不良。

（3）静脉炎：① 长期输注高浓度、刺激性较强的药液，或静脉内放置刺激性大的塑料管时间过长，引起局部静脉壁发生化学炎性反应；② 输液过程中未严格执行无菌操作，导致局部静脉感染。

（4）空气栓塞：① 输液导管内空气未排尽，导管连接不紧，有漏气；② 加压输液、输血时无人守护，液体输完未及时更换药液或拔针。

55. 输液中发生急性肺水肿时如何处理？

（1）立即停止输液并通知医生，进行紧急处理。如病情允许可使病人端坐，双腿下垂，以减少下肢静脉回流，减轻心脏负担。

（2）给予高流量氧气吸入，使肺泡内压力增高，减少肺泡内毛细血管渗出液的产生。同时，湿化瓶内加入20%～50%的乙醇湿化氧气，因乙醇能降低肺泡内泡沫的表面张力，使泡沫破裂消散，改善气体交换，减轻缺氧症状。

（3）遵医嘱给予镇静剂，平喘、强心、利尿和扩血管药物，以舒张周围血管，加速体液排出，减少回心血量，减轻心脏负荷。

（4）必要时进行四肢轮扎。用橡胶止血带或血压计袖带适当加压以阻断静脉血流，但动脉血仍可通过，每5～10分钟轮流放松一个肢体上的止血带，可有效地减少静脉回心血量。症状缓解后，逐渐解除止血带。此外，静脉放血200～300 ml也是有效减少回心血量的一种最直接方法，但应慎用，如有贫血则禁忌采用。

56. 输液中发生空气栓塞时病人应取何种体位？为什么？

输液中发生空气栓塞时立即让病人取左侧卧位并头低足高。该体位有利于气体浮向右心室尖部，避开肺动脉入口，随着心脏舒缩，将空气混成泡沫，分次小量进入肺动脉内，逐渐被吸收。

57. 何谓输液微粒？何谓输液微粒污染？

输液微粒：指输入液体中含有的非代谢性颗粒杂质，其直径一般为1～

15 μm，少数可达 50～300 μm，这种小颗粒在溶液中存在的多少决定着液体的透明度，可判断液体的质量。

输液微粒污染：指在输液过程中，输液微粒随液体进入人体，对人体造成严重危害的过程。

58. 临床上如何预防和消除微粒污染？

（1）采用密闭式一次性医用输液器，以减少污染机会。

（2）输液前认真检查液体质量，注意其透明度、有效期及溶液瓶有无裂痕、瓶盖有无松动、瓶签字迹是否清晰等。

（3）净化治疗室空气，有条件者可采用超净工作台，在超净工作台内进行输液前的配液及药物添加。

（4）输液器通气管末端放置空气滤膜，以阻止空气中的微粒进入溶液内。输液管末端使用终端滤器，以阻止溶液中的微粒和异物进入血液循环。

（5）严格执行无菌技术操作，遵守操作规程。药液现用现配，避免污染。

59. 何谓成分输血？成分输血有何优点？

成分输血是根据血液比重不同，将血液的各种成分加以分离提纯，依据病情需要输注有关的成分。

成分输血的优点：一血多用，节约血源，针对性强，疗效好，不良反应少，便于保存和运输。

60. 何谓（输血中的）溶血反应？溶血的原因有哪些？

溶血反应是指输入的红细胞或受血者的红细胞发生异常破坏而引起的一系列临床症状，为输血中最严重的反应。

溶血的原因有以下几方面：

（1）输入了异型血：供血者和受血者血型不符而造成血管内溶血，反应发生快，输入 10～15 ml 即出现症状，后果严重。

（2）输入了变质血：输血前红细胞即被破坏溶解，如血液贮存过久、保存温度过高、血液被剧烈震荡或被细菌污染、血液内加入高渗或低渗溶液或影响 pH 值的药物等，均可导致红细胞破坏溶解。

（3）Rh 因子所致溶血：Rh 阴性者首次输入 Rh 阳性血液时不发生溶血反应，但输血 2～3 周后体内即产生抗 Rh 阳性的抗体。如再次接受 Rh 阳性血液，即可发生溶血反应。Rh 因子不合所引起的溶血反应发生较慢，可在输血后几小时至几天后才发生，并且较少见。

61. 输血中出现过敏反应如何处理？

输血中出现过敏反应按反应程度给予对症处理。轻度反应减慢输血速度，给予抗过敏药物，如苯海拉明、异丙嗪或地塞米松，用药后症状可缓解；中、重度反应应立即停止输血，皮下注射 0.1%肾上腺素 0.5～1 ml，静脉注射地塞米松等抗过敏药物；呼吸困难者给予氧气吸入，严重喉头水肿者行气管切开，循环衰竭者给予抗休克治疗。

62. 何谓冷热疗法？

冷热疗法是利用低于或高于人体温度的物质作用于人体表面，通过神经传导引起皮肤和内脏器官血管的收缩和舒张，改变机体各系统体液循环和新陈代谢，达到治疗目的的方法。

63. 冷疗的目的是什么？

（1）减轻局部出血：冷可使局部血管收缩，血流减慢，血液的黏稠度增加，有利于血液凝固而控制出血。适用于扁桃体摘除术后、鼻衄、局部软组织损伤的初期。

（2）减轻组织的肿胀和疼痛：冷可抑制细胞的活动，减慢神经冲动的传导，降低神经末梢的敏感性而减轻疼痛；同时，冷使血管收缩，血管壁的通透性降低，渗出减少，减轻由于组织肿胀压迫神经末梢引起的疼痛。适用于急性损伤初期、牙痛、烫伤等。

（3）控制炎症扩散：冷使局部血流减少，降低细胞的新陈代谢和细菌的活力，限制炎症的扩散。适用于炎症早期。

（4）降低体温：冷直接与皮肤接触，通过传导的物理作用，使体温降低。适用于高热、中暑等。

64. 冷疗有哪些禁忌证？

（1）血液循环障碍：大面积受损、全身微循环障碍、休克、周围血管病变、动脉硬化、糖尿病、神经病变、水肿等病人，因循环不良，组织营养不足，如使用冷疗，将进一步使血管收缩，加重血液循环障碍，导致局部组织缺血缺氧而变性坏死。

（2）慢性炎症或深部化脓性病灶：因冷可使局部血流量减少，妨碍炎症的吸收。

（3）组织损伤、破裂：因冷使血液循环障碍加重，增加组织损伤，且影响伤口愈合。尤其是大范围组织损伤,应绝对禁止冷疗。

(4) 对冷过敏:因冷疗而出现过敏症状,如红斑、荨麻疹、关节疼痛、肌肉痉挛等。

(5) 冷疗的禁忌部位:① 枕后、耳郭、阴囊处:以防冻伤。② 心前区:以防引起反射性心率减慢、心房或心室纤颤、房室传导阻滞。③ 腹部:以防腹泻。④ 足底:以防反射性末梢血管收缩而影响散热或引起一过性冠状动脉收缩。

(6) 昏迷、感觉异常、年老体弱者慎用。

65. 热疗的目的是什么? 有哪些禁忌证?

热疗的目的是:促进炎症的消散和局限;减轻疼痛;减轻深部充血;促进保暖和舒适。

热疗的禁忌证有:未明确诊断的急性腹痛;面部危险三角区的感染;各种脏器出血;软组织损伤或扭伤的初期(48 小时内);皮肤湿疹;急性炎症反应,如牙龈炎、中耳炎、结膜炎;金属移植物部位;恶性病变部位。

66. 何谓意识障碍? 依据程度的不同,意识障碍可分为哪几种情况?

意识障碍是指个体对外界环境刺激缺乏正常反应的一种精神状态,表现为精神活动的不同程度的改变。

依据程度的不同,意识障碍可分为:

(1) 嗜睡:最轻程度的意识障碍。病人持续处于睡眠状态,但可被轻度刺激或言语唤醒,醒后能正确、简单而缓慢地回答问题,但反应迟钝,停止刺激后又可入睡。

(2) 意识模糊:意识障碍程度较嗜睡深,表现为定向力障碍,思维和语言不连贯,可有错觉、幻觉、躁动不安、谵语或精神错乱。

(3) 昏睡:接近于人事不省的意识状态,病人处于熟睡状态,不易唤醒。虽在压迫眶上神经、摇动身体等强烈刺激下可被唤醒,但醒后答话含糊或答非所问,且很快又再入睡。

(4) 浅昏迷:意识大部分丧失,无自主活动,对光、声刺激无反应,对疼痛刺激可有痛苦的表情或肢体退缩等防御反应。角膜反射、瞳孔对光反射、吞咽反射、眼球运动等可存在。呼吸、心跳、血压无明显改变,可有大小便潴留或失禁。

(5) 深昏迷:意识完全丧失,对各种刺激甚至是强刺激均无反应。全身肌肉松弛,深、浅反射均消失,偶有深反射亢进与病理反射出现。呼吸不规则,可有血压下降、大小便失禁或潴留。机体仅有维持呼吸与循环的最基本功能。

67. 自然光线下，正常瞳孔直径是多少？何谓瞳孔缩小、瞳孔扩大？各见于何种情况？

在自然光线下，瞳孔直径为2～5 mm，平均为3～4 mm。

病理情况下，瞳孔直径小于2 mm为瞳孔缩小，小于1 mm为针尖样瞳孔。瞳孔缩小见于虹膜炎症或有机磷农药、吗啡等中毒。

瞳孔直径大于5 mm为瞳孔散大。见于阿托品药物反应、颅内压增高及濒死状态。

68. 何谓脑死亡？脑死亡的标准是什么？

脑死亡即全脑死亡，包括大脑、中脑、小脑和脑干的不可逆死亡。不可逆的脑死亡是生命活动结束的象征。

脑死亡标准：① 对刺激无感受性及反应性；② 无运动、无呼吸；③ 无反射；④ 脑电波平坦。

上述标准24小时内反复复查无改变，并排除体温过低及中枢神经系统抑制剂的影响，即可做出脑死亡的诊断。

69. 何谓安乐死？

患不治之症的病人在危重濒死状态时，由于精神和躯体的极端痛苦，在病人及其亲友的要求下，经过医生的认可，停止无望的救治或用人为的方法使病人在无痛苦的状态下度过死亡阶段而终结生命的全过程。

70. 何谓临终关怀？

临终关怀，又称善终服务、安宁照顾、安息所等。临终关怀是向临终病人及其家属提供一种全面的照料，包括生理、心理、社会等方面，使临终病人的生命得到尊重，症状得到控制，生命质量得到提高，家属的身心健康得到维护和增强，使病人在临终时能够无痛苦、安宁、舒适地走完人生的最后旅程。

71. 临终关怀的理念是什么？

(1) 以治愈为主的治疗转变为以对症为主的照料。

(2) 以延长病人的生存时间转变为提高病人的生命质量。

(3) 尊重临终病人的尊严和权利。

(4) 注重临终病人家属的心理支持。

72. 临终病人通常经历哪些心理反应阶段？如何帮助病人适应这些反应？

临终病人通常经历5个心理反应阶段，即否认期、愤怒期、协议期、忧郁期、接受期。

（1）否认期护理：坦诚温和地回答病人对病情的询问，经常陪伴在病人身旁，协助其满足心理方面的需要，循循善诱，使其逐步面对现实。

（2）愤怒期护理：认真倾听病人的心理感受，允许病人以发怒、抱怨、不合作行为来宣泄内心的不快，但应注意预防意外事件的发生。做好病人家属的工作，给予其宽容、关爱和理解。

（3）协议期护理：给予指导和关心，尽量满足病人的要求，使病人更好地配合治疗，以减轻痛苦，控制症状。

（4）忧郁期护理：多给予同情和照顾，经常陪伴病人，允许其用不同方式宣泄情感，尽量满足病人的合理要求，安排亲朋好友见面、相聚，并尽量让家属陪伴在身旁。注意安全，预防病人的自杀倾向。

（5）接受期护理：尊重病人，提供安静、明亮、单独的环境，减少外界干扰。继续保持对病人的关心、支持，加强生活护理，让其安详、平静地离开人间。

73. 何谓临床死亡？临床死亡期的特征是什么？

临床死亡又称躯体死亡。此期中枢神经系统的抑制过程已由大脑皮质扩散到皮质下部位，延髓处于极度抑制状态。表现为心跳、呼吸完全停止，瞳孔散大，各种反射消失，但各种组织细胞仍有微弱而短暂的代谢活动。此期一般持续5～6分钟，超过这个时间，大脑将发生不可逆的变化。

74. 如何帮助临终和死亡病人家属应对失落与悲哀？

（1）尽量满足家属提出的对病人治疗、护理等方面的合理要求。

（2）指导家属间相互扶持，共同分担照顾责任。

（3）做好尸体护理，以体现对死者的尊重、对生者的抚慰。

（4）鼓励家属表达情感，认真倾听其诉说，针对不同心理反应阶段采取相应措施。

（5）提供有关知识，安慰家属面对现实，使其意识到安排好未来的工作和生活是对亲人最好的悼念。

（6）尽力提供生活指导、建议，如经济问题、社会支持系统等，使丧亲者感受到人世间的情谊。

（7）通过信件、电话、访视对死者家属进行追踪随访。

75. 何谓医疗文件中的主观资料、客观资料？

主观资料指医务人员对病人病情发展、治疗过程进行观察、分析、讨论并提出诊治情况的主观认识的记录。

客观资料是指病人的症状、体征、病史、辅助检查结果、医嘱等客观情况，以及实施手术、特殊检查前，医生讲明情况后，病人或其亲属签字的文书资料。

76. 何谓护理记录？护理记录应记录哪些内容？

护理记录是指护理人员对病人住院期间护理过程的客观记录。内容包括病人姓名、科别、住院号或病案号、床号、页码、记录日期和时间、病情观察情况、护理措施和效果、护士签名。

77. 病人的病情观察主要包括哪些方面？

(1) 病人的主诉。

(2) 原有及新出现的症状、体征。

(3) 对病人目前病情或状况判断有明显意义的资料。

(4) 病人的自觉症状、情绪、心理。

(5) 有助于病情观察的实验室阳性结果及特殊检查结果。

(6) 病人新出现的情况，如入院、手术、出院等情况。

(7) 住院期间出现的突发事件，如失踪、病人企图伤人或自杀等情况。

78. 记录护理措施时应注意什么？

记录护理措施时应注意：所记录的措施并不是准备采取的护理措施，而是护士真正实施在病人身上的护理措施，是将已做的事实记录下来。如为促进术后肠蠕动的恢复采取早期活动的措施，可记为：帮助病人翻身××次，床边坐起××次，每次××分钟。

79. 何谓护理效果？如何记录？

护理效果是指病人接受治疗或护理后的反应结果。

反应结果包括达到预期效果，没有达到预期效果，甚至出现不良反应，或措施实施后，效果不是很快出现，而是需要护士继续认真观察，所以记录护理效果时不仅仅是记录最后结果，本班实施护理措施后的结果也应该及时记录，记录的原则是只要有护理措施就应有护理效果。

80. 护理记录应该体现哪些原则?

(1) 及时性:病人发生病情变化,护士采取了护理措施,出现了护理效果,就应该由管床护士或当班护士及时记录。

(2) 准确性:数据、药物的量、引流液的色量、生命体征的数据等要准确无误,尽量避免用一些主观判断的词语,如大量、少量、明显等。另外描述也要准确,应将护士要表达的实际情况准确、清楚地表达出来,避免产生歧义。

(3) 客观性:是指记录客观存在的事,即做什么记什么,病情是什么记什么,而不对病人的情况进行分析,避免主观内容的记录。

(4) 连续性:同一病人的前后记录在内容上要有连续性。病人是一个整体,护理过程是连续的,记录应能体现护理的连续性,并应贯穿于病情记录、治疗效果和指导康复的始终,以体现对病人整体的、持续性的护理过程。

(5) 完整性:护理记录内容应当在病情栏内如实记录病人病情变化、观察结果、采取的护理措施和实际效果,避免记录过于简单。

(6) 合法性:内容应符合规章制度、护理常规、操作规程等的要求。

(7) 层次性和重点性:护理记录应层次清楚,重点突出与病人病情有关的内容。

81. 抢救病人时应如何书写护理记录?

抢救病人的病历应及时完成,因抢救未能及时书写病历的,应在抢救结束后 6 小时内据实补记,并注明抢救完成的时间和补记时间,详细记录病人初始生命状态、抢救过程和向病人及其亲属告知的重要事项等有关资料。

(崔焱编写 1～74 题,顾则娟编写 75～81 题)

第三章　临床专科护理基本知识

第一节　急诊科

1. 何谓急诊医疗服务体系？

急诊医疗服务体系（emergency medical service system，EMSS）是指及时将医疗措施送到急、危、重、伤病人的身边，进行现场初步急救（院前急救），然后安全护送到就近的医院急诊室进一步诊治，少数危重病人需立即手术，送入监护病房或专科病室救治的过程。这一体系包括院前急救中心（站）、医院急诊科和加强监护病室或专科病房，它们既有独立的职责和任务，又相互紧密联系，是一个有严密组织和统一指挥的急救网。

2. 院前急救的原则是什么？

院前急救的原则：① 先复苏后固定；② 先止血后包扎；③ 先重伤后轻伤；④ 先救治后运送；⑤ 急救与呼救并重；⑥ 搬运与医护的一致性。

3. 急诊分诊的病情级别是如何划分的？

一般将病人病情分为四级。分清病人的轻、重、缓、急，决定就诊次序。

（1）Ⅰ级：如果得不到紧急救治，很快会导致生命危险。如心搏呼吸骤停、剧烈胸痛、持续严重心律失常、严重呼吸困难、重度创伤大出血、中毒、老年复合伤等。

（2）Ⅱ级：有潜在性危及生命的可能，如心、脑血管意外，严重骨折，腹痛持续 36 小时以上，突发而剧烈的头痛，开放性创伤，儿童高热等。

（3）Ⅲ级：急性症状不能缓解的病人，如高热、寒颤、呕吐、闭合性骨折等。

（4）Ⅳ级：慢性疾病急性发作的病人，如哮喘持续状态、小面积烧伤感染、轻度变态反应等。

4. 急诊分诊护理体检包括哪些内容？

护士接诊后，首先观察病人的意识、精神状态，查看双侧瞳孔大小、对光反应、敏感度，测量血压、脉搏、呼吸、体温。对病人强调的症状和体征进行分析，但不宜做诊断。除注意病人的主诉外，可通过自己的眼、耳、鼻、口、手等感觉器官感受病人的症状、体征，进行辅助分析判断。

(1) 用鼻闻：病人是否有异样的呼吸气味，如乙醇味、呼吸的酸味、化脓性伤口的气味。

(2) 用耳听：病人的呼吸、咳嗽，有无异常杂音或短促呼吸。

(3) 用眼看：病人主诉的症状表现程度如何，哪些症状未提到。观察病人的面色，有无苍白、发绀，颈静脉有无怒张。

(4) 用手摸：测脉搏，了解心率、心律及周围血管充盈度，可以探知皮温、毛细血管充盈度。触摸疼痛部位，了解涉及范围及程度。

5. 心肺脑复苏分为哪三期?

心肺脑复苏分为以下三期：

(1) 基础生命支持(basic life support，BLS)：包括心跳、呼吸停止的判断，畅通呼吸道(airway，A)，人工呼吸(breathing，B)，建立有效循环(circulation，C)和转运等。

(2) 进一步生命支持(advanced cardiac life support，ACLS)：在BLS的基础上应用辅助设备及特殊技术，包括建立静脉输液通道、药物治疗、电除颤、气管插管、机械呼吸等一系列维持和监测心肺功能的措施。

(3) 延续生命支持(prolonged life support，PLS)：包括脑复苏，监测心、肺、肝、肾、凝血及消化器官的功能，一旦发现异常，立即采取有针对性的治疗。

6. 气管插管的途径有哪两种？气管插管的深度是多少?

气管插管的途径有：经口气管插管和经鼻气管插管。

气管插管的深度为：① 经口气管插管：导管尖端至门齿的距离，通常成人为22 cm±2 cm；② 经鼻气管插管：导管尖端至鼻尖的距离，通常成人为27 cm±2 cm。

7. 急性中毒的急救原则是什么?

急性中毒的急救原则：① 立即终止接触毒物；② 清除尚未吸收的毒物；③ 促进已吸收毒物的排出；④ 特殊解毒剂的应用；⑤ 对症治疗。

8. 为保持淹溺病人呼吸道通畅，应立即采取哪些措施?

为保持淹溺病人呼吸道通畅，应立即为淹溺者清除口鼻中的污泥、杂草，有义齿者取下义齿，以防坠入气道。将舌头拉出，牙关紧闭者应设法撬开，松解领口和紧裹的内衣。并可采用膝顶法或肩顶法，也可用抱腹法做倒水处理。

9. 电击伤的急救原则和院内救护措施有哪些?

急救原则：迅速脱离电源，注重现场急救，对心搏、呼吸骤停者施行心肺复苏术。

院内救护措施

(1) 保持呼吸道通畅，维持有效呼吸：为使呼吸与心跳恢复，应尽早作气管插管，给予人工呼吸机正压供氧，并注意气道内分泌物的清除。

(2) 维持有效循环：一般在人工呼吸和心脏按压开始后仍未听到心音时可使用心脏复苏药物。盐酸肾上腺素为触电后心脏骤停心肺复苏时的首选药物。触电后发生室颤，行胸外电除颤。

(3) 脑水肿的防治：可用冰帽，在颈、腋下和腹股沟处放置冰袋，使肛温维持在 32℃，以降低脑代谢。并静脉用脱水剂及能量合剂，改善脑细胞代谢。

(4) 维持水、电解质平衡：心搏骤停病人血 pH 值明显降低，常用 5%碳酸氢钠纠正酸中毒。

(5) 创面处理：用消毒无菌液冲洗后无菌敷料包扎。应用抗生素控制感染，注射破伤风抗毒素。

10. 中暑病人降温的方法有哪几种?

中暑病人降温的方法有物理降温和药物降温两种。

(1) 物理降温：包括 3 种措施。

① 环境降温：迅速将病人安置在通风的树阴下；使用电风扇吹风；置于 20～25℃的空调室内。

② 体表降温：冰水乙醇敷擦：在头、颈、腋窝、腹股沟等大血管走行处放置冰袋。用加入少量乙醇(5%～10%)的冰水或冷水擦拭全身皮肤。冰水浸浴：将病人采取半卧位，浸于含碎冰块、水温在 15～16℃的水中，水面不超过病人的乳头平面，浸浴每达 10～15 分钟应将病人抬离水面，测肛温一次。如肛温下降至 38℃时，即停止浸浴；下降的温度若又回升到 39℃以上时，可再行浸浴。

③ 体内降温：用 4～10℃的 5%葡萄糖氯化钠溶液 1 000 ml 经股静脉向心性注入病人体内，也可给病人灌肠或采用胃管内灌入。

(2) 药物降温：必须与物理降温同时使用。

① 地塞米松：10～20 mg 静脉注射。

② 氯丙嗪：25～50 mg 稀释在4℃的葡萄糖氯化钠溶液500 ml 内，快速静脉滴注，2 小时内滴完。

11. 一氧化碳中毒病人的院前急救与氧疗方法是什么？

院前急救

(1) 迅速脱离中毒环境，将病人放置在空气新鲜处。

(2) 重度一氧化碳中毒昏迷者，要保持气道开放，持续吸氧。

(3) 中、重度一氧化碳中毒病人转送至有高压氧的医院，尽早进行高压氧治疗。

氧疗方法

包括常压吸氧和高压氧治疗。氧气吸入，最好吸纯氧或含5%二氧化碳的混合氧，有条件者应积极采用高压氧治疗。高压氧治疗宜早期应用。无高压氧舱条件者可经鼻导管给予高浓度氧，流量8～10 L/min，以后根据具体情况采用持续低浓度氧吸入，清醒后转为间歇给氧。

12. 抢救急性乙醇中毒较理想的有效药物是什么？常用剂量是多少？

纳络酮是目前抢救急性乙醇中毒较理想的有效药物。

根据病人临床表现，兴奋期用纳络酮0.4 mg 肌内注射，共济失调期0.4～0.8 mg 肌内注射，昏睡期0.8～1.2 mg 静脉注射，根据病情变化，必要时每半小时左右重复用药，至清醒后停药。

13. 有机磷农药中毒临床表现和救治方法是什么？

临床表现

急性有机磷农药中毒发病时间与毒物品种、剂量和侵入途径密切相关。经皮肤吸收中毒一般在2～6 小时后发病，大量口服约5～10 分钟内出现症状。主要症状分三类：

(1) 毒蕈碱样症状：出现最早，主要表现为平滑肌痉挛和腺体分泌增加。如瞳孔缩小、恶心、呕吐、腹痛、腹泻、多汗、流涎、流泪、心率减慢、支气管痉挛、呼吸困难、肺水肿、大小便失禁等。这类症状与毒蕈碱样作用相似，可用阿托品对抗。

(2) 烟碱样症状：乙酰胆碱在横纹肌神经肌肉接头处过度蓄积和刺激，使面、眼睑、舌、四肢和全身横纹肌发生肌纤维颤动，甚至全身肌肉发生强直性痉挛。病人常有肌束颤动、牙关紧闭、抽搐、全身紧束压迫感，而后发生肌力减退和瘫痪，呼吸肌麻痹引起周围性呼吸衰竭。

(3) 中枢神经系统症状：主要表现为头痛、头晕、乏力、共济失调、烦躁不安、意识模糊、谵妄、抽搐、昏迷等。

急性中毒可分为三级：① 轻度中毒：头晕、头痛、恶心、呕吐、多汗、胸闷、视力模糊、无力、瞳孔缩小，血胆碱酯酶活力为 70%～50%。② 中度中毒：除上述症状外，还有肌纤维颤动、瞳孔明显缩小、轻度呼吸困难、流涎、腹痛、腹泻、步态蹒跚、意识清楚或模糊，血胆碱酯酶活力为 50%～30%。③ 重度中毒：除上述症状外，并出现昏迷、肺水肿、呼吸麻痹、脑水肿、大小便失禁，血胆碱酯酶活力为 30%以下。

救治方法

(1) 终止或减少有机磷农药侵入人体：① 将中毒者尽快移离被有机磷农药污染的环境，脱掉沾有毒物的衣物，用清水或肥皂液彻底清洗毒物污染的皮肤、头发等；② 经消化道中毒者用温水或 2%碳酸氢钠溶液洗胃，溅入眼内的毒物也可用清水或 2%碳酸氢钠溶液冲洗。

(2) 促进毒物排泄：输液、利尿、导泻均有助排泄毒物。

(3) 应用解毒剂：选用胆碱酯酶复能剂与抗胆碱药联合救治。常用解磷定、氯磷定、阿托品、山莨菪碱。在应用抗胆碱药时，应注意个体差异，若达到毒蕈碱样症状消失或颜面潮红，皮肤及口腔转为干燥，肺部啰音明显减少或消失，心率 90～110 次/分，瞳孔扩大但对光反应存在，此时表明已达到或接近阿托品化，应逐渐减为维持量，既要防止阿托品类抗胆碱药不足引起病情波动，也要防止阿托品类药物过量或中毒。

(4) 全身支持治疗：① 加强护理，注意保暖，密切观察血压、脉搏、呼吸及意识变化；② 对重度病人应保持呼吸道通畅，防止发生吸入性肺炎或压疮等；③ 给予营养支持，维持水、电解质及酸碱平衡；④ 预防和治疗脑水肿，予以脱水剂；⑤ 早期和及时识别与纠正呼吸衰竭、循环衰竭、心力衰竭或肾功能衰竭，警惕和治疗多器官功能衰竭。

14. 毒虫(蜜蜂、毒蜘蛛、蜈蚣、蛭类)蜇伤的简易处理方法是什么？

(1) 蜜蜂类蜇伤：立即用肥皂水擦洗，局部用 3%氨水或5%～10%碳酸氢钠液(小苏打)湿敷伤口。若有蜂刺留在肉内，应及时消毒后用细针挑拨处理。若为黄蜂蜇伤则可用醋酸或食醋洗敷。

(2) 毒蜘蛛蜇伤：伤处可看到有两个小红点，局部剧痛。伤员可出现面色青紫、出大汗、呼吸困难、脉搏慢等症状，需及时处理。如伤口在肢端，应立即用带结扎肢端伤口的近心侧，每隔 20 分钟放松 1 分钟，局部用 1∶5 000 高锰酸钾溶液洗净，伤口常规消毒后作“十”字形切口，用火罐抽吸毒液，再用苯酚烧灼才能放松结扎带。伤口周围敷以溶化的蛇药片,如蜇伤严重者可口服蛇药片。

(3) 蜈蚣咬伤:除局部剧痛外,咬伤处有一对小口,并有淤点,周围红肿。用3%氨水或5%碳酸氢钠液冷湿敷,伤口周围敷以溶化的蛇药片。如咬伤严重者也应口服蛇药片。

(4) 蛭类咬伤:发现蛭类附在皮肤上吸血时切忌用力牵拉蛭体,可用高渗盐水或盐粒洒在蛭体上使其自行脱落。伤口处用5%碳酸氢钠液加0.02%呋喃西林液冲洗后包扎。如伤口流血不止,可在局部应用止血剂。

(李　玫)

第二节　内　科

一、呼吸科

1. 如何采集痰标本？其注意事项是什么？

采集方法

（1）自然咳痰法：最常用，一般清晨醒后用清水漱口数次，用力咳出深部第一口痰盛于无菌容器中，也可采用生理盐水雾化吸入或口服祛痰剂，以协助排痰。

（2）环甲膜穿刺法。

（3）经纤维支气管镜用防污染法采样。

（4）气管切开病人可直接经气管切开处吸取痰标本。

注意事项

（1）以清晨痰为佳，且防止唾液及上呼吸道分泌物污染。

（2）痰标本需及时送检，有些细菌如肺炎链球菌、产气荚膜梭菌等极易死亡。

（3）一般需连续送检痰标本 3 次。

2. 痰液观察的内容有哪些？

应观察痰液的量、性状、颜色及气味。

（1）痰量：每日痰量超过 100 ml 为大量痰，提示肺内有慢性炎症或空腔性化脓性病变。

（2）颜色及性状：正常人偶有少量白色痰或灰白色粘痰；黄脓痰提示化脓性感染；红色或红棕色痰常因含血液或血红蛋白所致，常见于咯血；铁锈色痰多因血红蛋白变性所致，常见于肺炎球菌性肺炎；棕褐色痰见于阿米巴肺脓肿；粉红色泡沫痰提示急性左心衰竭；烂桃样痰见于肺吸虫病；灰黑色痰因吸入大量煤炭粉末或长期吸烟所致。

（3）气味：痰液恶臭提示有厌氧菌感染。

3. 促进有效排痰的主要措施是什么？

（1）一般措施：① 室内空气新鲜、洁净，维持合适的温度（18～20℃）和湿度（50％～60％）；② 给予高蛋白、高维生素、足够热量、易消化饮食，并根据病情适量多饮水，一般每天饮水不少于 1 500 ml。

(2) 湿化和雾化疗法：主要适用于痰液黏稠和排痰困难者。

(3) 深呼吸和有效咳嗽：适用于神志清醒能咳嗽的病人。若因胸痛而惧怕咳痰者，可先按压伤口，必要时服用止痛剂，再进行深呼吸和有效咳嗽。

(4) 胸部叩击与胸壁震荡：适于久病体弱、长期卧床、排痰无力者，叩击时应自下而上、由外向内进行。

(5) 体位引流：主要适用于肺脓肿、支气管扩张等有大量痰液而排出不畅者。

(6) 机械吸痰：适用于无力咳出黏稠痰液、意识不清或排痰困难者，可经病人的口、鼻或气管切开处吸痰，每次吸引持续时间少于 15 秒。

(7) 用药：遵医嘱应用化痰药物。

4. 如何实施体位引流？

(1) 引流前准备：向病人解释引流的目的、过程和注意事项，监测生命体征和肺部听诊，明确病变部位。

(2) 引流体位：根据病变部位、病人经验采取适当体位，原则上抬高患肺位置，被引流的支气管开口向下，有利于潴留的分泌物随重力作用流入大支气管和气管而排出。

(3) 引流时间和观察：根据病变部位、病情和病人体力，每日引流1～3 次，每次 15～20 分钟，一般在餐前引流。引流时若有面色苍白、发绀、心悸、呼吸困难等异常，应立即停止。

(4) 促进痰液引流：对痰液黏稠者，引流前 15 min 先遵医嘱给予雾化吸入，以降低痰液的黏稠度；且引流时指导病人有效咳嗽，辅以胸部叩击等措施，以提高引流效果。

(5) 引流后护理：病人休息，协助漱口，观察治疗效果。

5. 何谓咯血？咯血的分类及护理要点是什么？

咯血是指喉以下呼吸道或肺组织的出血经口咯出。根据咯血量临床分为：痰中带血、少量咯血(＜100 ml/d)、中等量咯血(100～500 ml/d)和大量咯血(＞500 ml/d 或一次 300～500 ml)。

护理要点

(1) 一般护理：卧床休息，一般取患侧卧位，进温凉、无刺激性半流质饮食。

(2) 病情观察：密切观察咯血的量、颜色、性状和生命体征变化，并注意病人有无胸闷、烦躁不安、气急、口唇发绀、面色苍白、冷汗等窒息前症状。

(3) 保持呼吸道通畅。

(4) 做好抢救准备:准备好吸引器、氧气、气管切开包、呼吸兴奋剂等。

(5) 大咯血窒息的抢救:应立即取头低脚高俯卧位,轻拍背部并迅速挖出或吸出口、咽喉、鼻部血块,无效时行气管插管或气管切开,解除呼吸道阻塞;高浓度氧疗;必要时按医嘱使用呼吸兴奋剂、止血剂等。

(6) 心理支持:安慰病人,并鼓励病人轻轻咳出血液,必要时应用镇静剂。

6. 何谓经鼻气道插管术? 术后护理有哪些?

经鼻气道插管术是建立人工气道的方法之一,是使用带气囊的塑料导管经鼻所做的气管插管术,可避免损伤性气管切开和痛苦较多的经口气管插管术,且可长期地保留和减少并发症的发生。

术后护理

(1) 一般护理:保持室内洁净、安静及适宜的温度(18～20℃)、湿度(50%～60%);加强口腔护理,防止感染。

(2) 密切观察病情:密切观察呼吸情况,如有异常应立即检查气管插管有无阻塞,并报告医师处理。

(3) 有效吸痰:因管腔长,吸痰管必须超过导管顶端,吸痰时边吸边旋转吸痰管,每次气管内吸痰时间不应超过 15 秒,有条件时吸氧后再吸痰。

(4) 湿化气道:充分湿化气道使痰液稀释利于吸出,防止管腔阻塞。

(5) 气囊放气:根据导管的类型,每日定时放气。如气囊压力较好,每日仅需气囊放气 1～2 次。

7. 何谓无创通气? 其禁忌证有哪些?

无创通气(non－invasive ventilation,NIV)是指不经气管插管而增加肺泡通气的一系列方法的总称,包括体外负压通气、经鼻/面罩正压通气、胸壁震荡及膈肌起搏等。

禁忌证

(1) 心跳、呼吸骤停。

(2) 血流动力学不稳定(存在休克、严重的心律失常等)。

(3) 需要保留气道通路者,如呼吸道分泌物多、严重呕吐有窒息危险及消化道出血等。

(4) 严重脑病(除 COPD 二氧化碳潴留引起的意识障碍)。

(5) 面部手术、创伤或畸形。

（6）上呼吸道阻塞。

8. 慢性支气管炎和阻塞性肺气肿病人的健康教育内容是什么?

（1）病因介绍：指导病人和家属了解本病发病、加重的相关因素，正确对待疾病。

（2）避免诱发因素：避免吸烟和粉尘、刺激性气味的吸入，注意保暖，改变不良的生活方式，有条件者改变生活环境。

（3）坚持锻炼：包括呼吸锻炼和全身运动锻炼，以增强肺功能。

（4）营养支持：提供合理的饮食，提高机体抵抗力。

（5）家庭氧疗：严重低氧血症者坚持长期家庭氧疗，每天吸氧 10～15 小时，氧流量 1～2 L/min，可明显提高生活质量，延长生命。

（6）及时就医：若有发热、明显的呼吸困难等不适，应及时就医。

9. 何谓慢性阻塞性肺疾病（chronic obstructive pulmonary disease，COPD）？COPD 病人如何给氧?

阻塞性肺气肿是指终末细支气管远端（呼吸细支气管、肺泡管、肺泡囊和肺泡）的气道弹性减退、过度膨胀、充气和肺容量增大，并伴气道壁的破坏，因大多数肺气肿病人伴有慢性咳嗽、咳痰病史，很难和慢性支气管炎截然分开，故临床上将具有气道阻塞特征的慢性支气管炎和肺气肿统称为 COPD。COPD 病人应采取持续低流量给氧（流量 1～2 L/min）。

10. 何谓肺心病？主要并发症有哪些？急性期病人的护理要点是什么?

肺心病是指肺、胸廓或肺动脉血管慢性病变所致肺血管阻力增加、肺动脉高压，进而使右心肥厚、扩大，甚至发生右心衰竭的心脏病，称为肺心病。

并发症

其主要并发症有：肺性脑病、酸碱失衡及电解质紊乱、心律失常、休克、消化道出血、弥散性血管内凝血等。

急性期病人的护理要点

（1）一般护理：① 绝对卧床休息，采取舒适体位（半卧位），以减少机体耗氧量；② 保持呼吸道通畅，指导病人深呼吸和有效咳嗽，必要时雾化吸入或机械吸痰；③ 给予持续低流量吸氧。

（2）密切观察病情：密切监测生命体征、神志、皮肤或黏膜、尿量等变化，若有异常及时处理。

（3）严格控制输液滴速和输液量：输液量不超过 1 000 ml/d，滴速不超过 30 滴/分。

(4) 临床治疗：① 根据感染的环境(院内或院外)、痰培养和药敏试验选用合适的抗生素；② 准确遵医嘱给予利尿剂、强心药等，并观察药效及不良反应，如应用洋地黄类药物需注意剂量要小，一般为常规剂量的 1/2 或 2/3，并观察有无中毒反应；使用利尿剂应以缓慢、小量和间歇为原则，以防水、电解质紊乱。

(5) 心理护理：关心、安慰病人，使其处于接受治疗的最佳状态。

(6) 健康教育：如指导病人注意保暖、预防受凉等。

11. 诱发或加重支气管哮喘的因素有哪些?

(1) 吸入过敏原：如花粉，尘螨，动物的毛、屑等。

(2) 感染：哮喘的形成和发作与反复呼吸道感染有关。

(3) 饮食：引起过敏最常见的食物有鱼类、虾蟹、牛奶等。

(4) 气候变化：当气温、湿度、气压和空气中的离子等变化时可诱发哮喘。

(5) 药物：最常见的药物有阿司匹林、β受体阻滞剂(如普萘洛尔)、抗生素(如青霉素)等。

(6) 精神因素：病人情绪激动、紧张不安等，可促使哮喘发作。

(7) 运动：某些儿童及青少年可因运动而诱发哮喘。

(8) 职业：职业性哮喘有典型的发病周期，如接触刺激性气体等可诱发，脱离环境后症状缓解。

12. 支气管哮喘和心源性哮喘的区别要点是什么?

表 2-3　支气管哮喘和心源性哮喘的区别

项　目	支气管哮喘	心源性哮喘
病史	哮喘发作史、个人或家族过敏史	高血压、冠心病或二尖瓣狭窄病史
发病年龄	青少年多见	中老年多见
肺部体征	呼气延长，闻及较广泛的哮鸣音	两肺较多湿啰音，大量粉红色泡沫痰
心脏体征	正常	左心扩大、奔马律、病理性杂音
胸部 X 线	肺野清晰或透亮度增强	肺淤血、左心增大
嗜酸性粒细胞	多增多	正常
有效药物	$β_2$激动剂、氨茶碱	洋地黄、氨茶碱、吗啡、利尿剂

13. 何谓重度哮喘？怎样进行急救处理？

重度哮喘是指病人休息时也明显气促，呈端坐位、张口呼吸，焦虑或烦躁不安，日常生活明显受限，大汗淋漓，心率和呼吸明显增快，有奇脉、发绀，一般支气管舒张剂无效，需用糖皮质激素治疗。

急救处理措施

(1) 一般护理：① 避免接触过敏原，保持病室适宜的温、湿度，忌食易过敏的食物；② 一般取半卧位、坐位，也可伏在床旁桌上。

(2) 密切观察病情变化：密切监测生命体征、神志等变化。

(3) 临床治疗：① 按医嘱应用支气管舒张剂（如氨茶碱）、糖皮质激素、抗生素等；② 维持水、电解质、酸碱平衡，并严格控制输液速度，准确记录 24 小时出入量；③ 持续低流量吸氧，必要时行机械通气。

(4) 做好心理护理：关心、安慰病人，消除紧张、恐惧心理。

14. 何谓医院内获得性肺炎？其主要临床特点有哪些？

病人入院时，既不存在也不处于潜伏期，而是住院后发生的感染，或原有感染但在住院期间发生新的感染，称医院内获得性肺炎。其主要临床特点有：

(1) 致病菌：以革兰阴性杆菌和某些革兰阳性杆菌（如金黄色葡萄球菌、表皮葡萄球菌）最常见，多为混合感染，耐药菌株多。

(2) 感染途径：以口咽部吸入为主，或血源性传播等。

(3) 易感者：多发生在重症监护室、长期卧床和慢性病人，尤其是留置各种导管、气管切开和呼吸器治疗者。

(4) 症状不典型：病情重，治疗困难，病死率高。

15. 何谓急性呼吸窘迫综合征？其护理要点有哪些？

急性呼吸窘迫综合征（acute respiratory distress syndrome，ARDS）是指病人原心肺功能正常，由于肺内、外严重疾病（如严重感染、休克、烧伤、严重创伤、DIC 和大手术）引起肺毛细血管炎症性损伤，通透性增加，继发高通透性肺水肿和进行性缺氧性呼吸衰竭。表现为急性呼吸窘迫和难治性低氧血症。

护理要点

(1) 一般护理：入住监护室，加强基础护理。

(2) 密切观察病情变化：密切监测生命体征、神志等变化。

(3) 氧疗：必须高浓度（$>50\%$）吸氧。

(4) 临床治疗：① 合理使用机械通气：在氧疗的同时，应尽早使用机械通气辅助呼吸，采用呼气末正压通气，合理调节压力。② 消除肺水肿：控制液体入量及输液速度，并按医嘱使用利尿剂和肾上腺糖皮质激素。③ 积极治疗原发病：针对病因给予相应处理，如积极控制感染、抗休克等。④ 营养支持：通过鼻饲或全胃肠外营养使机体有足够的能量供应，预防代谢紊乱。

16. 临床常见肺结核的类型有哪些？抗结核药的应用原则是什么？

临床常见肺结核的类型有5种，它们是Ⅰ型原发型肺结核、Ⅱ型血型播散型肺结核、Ⅲ型浸润型肺结核、Ⅳ型慢性纤维空洞型肺结核、Ⅴ型结核性胸膜炎。

抗结核药的应用原则是早期、联合、适量、规律和全程。

17. 结素的纯蛋白衍化物实验结果如何判断？其主要临床意义是什么？

通常取纯蛋白衍化物(purified protein derivative，PPD)稀释液在前臂掌侧做皮内注射，注射后48～72小时测皮肤硬结直径，如小于5 mm为阴性，5～9 mm为弱阳性，10～19 mm为阳性，20 mm以上或局部有水泡、坏死为强阳性。

其主要临床意义如下：

(1) 用5 IU结素进行试验，阳性表示有结核菌感染；成人结素试验阳性反应仅表示受过结核菌感染或接种过卡介苗，并不表示一定患病；对婴幼儿的诊断价值比成人高，因年龄越小，自然感染率越低。

(2) 用1 IU结素进行试验呈强阳性，常提示体内有活动性结核病灶。

(3) 结素试验阴性说明机体未感染结核菌。还可见于：① 结核菌感染尚未到4～8周，机体内变态反应尚未完全建立；② 应用糖皮质激素、免疫抑制剂及营养不良和年老体弱者；③ 严重肺结核和危重病人，由于免疫力下降和变态反应暂时受抑制，待病情好转可转为阳性。

18. 何谓自发性气胸？如何护理胸腔闭式引流的病人？

在没有创伤或人为的因素下，因肺部疾病使肺组织和脏层胸膜自发破裂，空气进入胸膜腔所致的气胸，为自发性气胸。

护理要点

(1) 一般护理：① 病人绝对卧床休息，协助取有利于呼吸的体位，如半卧位、端坐位等。② 吸氧。

(2) 加强病情观察：观察并记录引流液的量、颜色、性状，如有异常应及时处理。

(3) 保持引流通畅：① 引流瓶必须处于胸腔以下位置，并妥善放置；② 妥善固定引流管，以防受压或扭曲；③ 连续观察引流装置的通畅情况，如有气体自水封瓶液面逸出或引流管内的水柱随呼吸上下移动，表明引流通畅；④ 根据病情定期挤压引流管；⑤ 鼓励病人适当翻身，并进行深呼吸和咳嗽，以促进气体排出，使肺尽早复张。

(4) 预防感染：严格无菌操作，每日更换引流瓶，伤口及时换药。也可根据不同类型的引流瓶按时更换。

(5) 预防气体进入胸腔：① 病人搬动时需用两把血管钳将引流管交叉双重夹紧；② 更换引流瓶时，应先将近心端的引流管夹住后再更换；③ 引流瓶被打破时，应立即夹住引流管；④ 若引流管不慎滑出胸腔时，应嘱病人呼气，迅速用凡士林纱布将伤口覆盖，并立即通知医生处理。

(6) 拔管：肺完全复张，无气体逸出后 24 小时，再夹管 24 小时，若 X 线检查未发现气胸复发，可拔管。

19. 何谓呼吸衰竭？按血气分析结果可分哪几型？为什么Ⅱ型呼吸衰竭病人需持续低流量吸氧？

呼吸衰竭(简称呼衰)是指各种原因引起的肺通气和(或)换气功能严重障碍，以致在静息状态下亦不能维持足够的气体交换，导致缺氧伴(或不伴)二氧化碳潴留，从而引起一系列生理功能和代谢紊乱的临床综合征，即在海平面正常大气压、静息状态、呼吸空气条件下，动脉血氧分压(PaO_2)低于 60 mmHg，伴或不伴有二氧化碳分压($PaCO_2$)高于 50 mmHg，无心内解剖分流和原发于心排血量降低因素。

分型

按动脉血气分析分为：① Ⅰ型，仅有缺氧，无二氧化碳潴留；② Ⅱ型，既有缺氧，又有二氧化碳潴留。

Ⅱ型呼衰病人持续低流量吸氧的理由

(1) 呼吸主要由缺氧刺激：因此类病人的呼吸中枢化学感受器对二氧化碳反应差，故呼吸的维持主要由缺氧对外周化学感受器的刺激，若吸入高浓度氧，PaO_2 迅速上升，使外周化学感受器失去了刺激，导致病人呼吸变慢而浅，肺泡通气量下降，$PaCO_2$ 随之上升，严重时引起肺性脑病。

(2) 避免加重通气/血流比例失调：吸入高浓度的氧，解除低氧性肺血管收缩，使肺内血流重新分布，加重通气/血流比例失调，肺泡无效腔增大，有效肺泡通气量减少，从而使 $PaCO_2$ 进一步升高。

(3) 血红蛋白氧离曲线特性：在严重缺氧时，PaO_2 稍有升高，SaO_2 便有较多的增加。

(陶连珊)

二、心血管内科

1. 何谓心力衰竭？心力衰竭的基本病因有哪些？

心力衰竭是各种心脏疾病导致心功能不全的一种综合征。绝大多数情况下是指心肌收缩力下降使心排血量不能满足机体代谢的需要，器官、组织血液灌注不足，同时出现肺循环和（或）体循环淤血的表现。很少情况下心肌收缩力尚可使心排血量维持正常，但由于异常增高的左心室充盈压，使肺静脉回流受阻而导致肺循环淤血，称为舒张性心力衰竭。心力衰竭时通常伴有肺循环和（或）体循环淤血，故亦称为充血性心力衰竭。

基本病因

（1）原发性心肌损害：① 缺血性心肌损害；② 心肌炎和心肌病；③ 心肌代谢障碍性疾病。

（2）心脏负荷过重：① 压力负荷（后负荷）过重；② 容量负荷（前负荷）过重。

2. 常用的心功能分级方案是什么？

目前常用的心功能分级方案是根据病人自觉活动能力划分的，分为四级：

（1）Ⅰ级：病人患有心脏病但活动量不受限制，平时一般活动不引起疲乏、心悸、呼吸困难或心绞痛。

（2）Ⅱ级：心脏病病人的体力活动受到轻度的限制，休息时无自觉症状，但平时一般活动时可出现疲乏、心悸、呼吸困难或心绞痛。

（3）Ⅲ级：心脏病病人体力活动明显受限，小于平时一般活动即引起上述症状。

（4）Ⅳ级：心脏病病人不能从事任何体力活动。休息状态下也会出现心衰的症状，体力活动后加重。

3. 急性心力衰竭的临床表现是什么？

（1）突发严重呼吸困难，呼吸频率达30～40次/分，强迫坐位、面色灰白、发绀、大汗、烦躁，同时频繁咳嗽，咳粉红色泡沫状痰。

（2）血压可一度升高，随着病情持续，血压下降，终致心源性休克。极重者可因脑缺氧而致神志模糊。

（3）听诊时两肺布满湿性啰音和哮鸣音，心音减弱，心率快，出现奔马律。

4. 急性心力衰竭的急救措施是什么?

(1) 卧位病人取坐位,双腿下垂,以减少静脉回流。在紧迫情况下,可用四肢轮流三肢结扎法减少静脉回心血量。

(2) 吸氧:立即鼻导管给氧,氧流量 6~8 L/min,必要时给予面罩加压给氧。可用 20%~50%乙醇置于湿化瓶中,随氧气吸入。

(3) 镇静:遵医嘱给予吗啡。

(4) 快速利尿:遵医嘱给予利尿剂如呋塞米静脉注射。

(5) 减轻心脏负荷:遵医嘱给予血管扩张剂,如硝普钠、硝酸甘油或酚妥拉明。

(6) 强心:遵医嘱给予洋地黄类药物。

(7) 平喘:给予氨茶碱。

(8) 其他:抗感染。

5. 高血压的诊断标准是什么?

目前,我国采用国际统一标准,收缩压≥140 mmHg(18.6 kPa)和(或)舒张压≥90 mmHg(12.0 kPa)即可诊断为高血压。

6. 目前常用的降压药物分哪几类?

目前常用降压药物可归纳为六大类:① 利尿剂;② β受体阻滞剂;③ 钙通道阻滞剂;④ 血管紧张素转换酶抑制剂;⑤ 血管紧张素Ⅱ受体阻滞剂;⑥ α受体阻滞剂。

7. 高血压病人的护理健康教育包括哪些内容?

(1) 向病人及家属解释原发性高血压的确切病因尚不明确,但与精神因素、钠摄入量、肥胖等因素有关,可针对这些因素进行预防和治疗。

(2) 指导病人建立健康的生活方式:低盐、低脂、低胆固醇饮食,多吃蔬菜和水果;戒烟、控制饮酒;建立运动计划,减轻体重;保持乐观情绪,避免情绪激动;生活有规律,不宜过度疲劳。

(3) 告诉病人及家属有关降压药的名称、剂量、用法与不良反应。教育病人必须遵医嘱服药,不可随意增减药量或突然撤换药物。定时测量血压并记录,定时门诊复查。

(4) 起床或站起时宜慢,以免引起体位性低血压。突发高血压时,应静卧,全身放松并及时就诊。

8. 何谓冠状动脉粥样硬化性心脏病？其临床类型有哪些？

冠状动脉粥样硬化性心脏病，指冠状动脉粥样硬化使血管腔阻塞，导致心肌缺血、缺氧而引起的心脏病，它和冠状动脉功能性改变（痉挛）一起，统称为冠状动脉性心脏病，简称冠心病。

冠心病有 5 种临床类型：无症状型冠心病、心绞痛型冠心病、心肌梗死型冠心病、缺血性心肌病型冠心病、猝死型冠心病。

9. 何谓心肌梗死？急性心肌梗死病人的心电图特征性表现有哪些？

心肌梗死是指在冠状动脉病变的基础上，发生冠状动脉血供急剧减少或中断，使相应的心肌持久而严重地缺血导致心肌坏死。临床上表现为胸骨剧烈疼痛，心肌酶增高，特征性心电图进行性改变。

急性心肌梗死病人可在相应的导联上出现下列心电图特征性表现。有 Q 波心肌梗死者，其心电图特点为：① 异常宽而深的 Q 波（病理性 Q 波）；② ST 段呈弓背向上明显抬高；③ T 波倒置。无 Q 波心肌梗死者，其心电图特点为：无病理性 Q 波，有普遍性 ST 段压低，或有对称性 T 波倒置。

10. 急性心肌梗死病人的一般护理要点有哪些？

（1）吸氧：最初几日间断或持续吸氧。

（2）监测：在冠心病监护室进行心电图、血压或呼吸的监测5～7 天，必要时还需监测中心静脉压和肺毛细血管楔压。

（3）休息与康复训练：根据病情和病人活动过程中的反应，逐渐增加活动量、活动持续时间和次数。若有并发症，则适当延长卧床时间。

第 1 周：前 1～3 天绝对卧床休息，一切日常生活由护理人员帮助进行。第 4 天起取半卧位或坐位。坐起洗漱、进餐、关节主动运动等。

第 2 周：帮助病人逐步从床边站立过渡到室内缓步走动。

第 3 周：室外走廊散步，在他人帮助下试着上下一层楼梯。

第 4 周后：根据病人活动后的反应，逐步过渡到生活自理，做医疗体操及参加力所能及的体力活动。活动量以不出现胸闷不适、心率比安静时增加 20 次/分以内为宜。

（4）饮食：第 1 日流质饮食，以后从半流质过渡到软饭。进食不宜过饱，少食多餐，食物以含必需的热量和营养、易消化、低钠、低脂肪、适量纤维素而少产气者为宜。

（5）排便：嘱病人勿用力排便，遵医嘱使用缓泻剂，指导腹部按摩的方法，以促进肠蠕动。必要时给予小量不保留灌肠。向病人讲解床上排便的重要性、便秘与疾病的关系，做好心理疏导，解除病人的思想顾虑。

11. 心律失常是如何分类的?

按其发生原理，心律失常分为冲动形成异常和冲动传导异常两大类。

(1) 冲动形成异常：① 窦房结心律失常：窦性心动过速；窦性心动过缓；窦性心律不齐；窦性停搏。② 异位心律：被动性异位心律：逸搏、逸搏心律；主动性异位心律：期前收缩、阵发性心动过速、心房扑动、心房颤动、心室扑动、心室颤动。

(2) 冲动传导异常：① 生理性：干扰及房室分离。② 病理性：窦房传导阻滞；房内传导阻滞；房室传导阻滞；室内传导阻滞。③ 房室间传导途径异常：预激综合征。

12. 什么叫心脏电复律和电除颤? 适应证有哪些?

心脏电复律指以病人自身的心电信号为触发标志，同步瞬间发放高能电脉冲，使某些异位性、快速心律失常转复为窦律，常用于治疗房颤、房扑，或对药物无效且伴有血流动力学障碍的室上速或室速。

心脏电除颤指应用瞬间高能电脉冲对心脏紧急非同步电击，是治疗室扑和室颤的最有效方法。

13. 感染性心内膜炎的概念及临床特点是什么?

感染性心内膜炎为微生物感染心脏内膜面，伴赘生物形成。赘生物内含大量微生物和少量炎症细胞，可经血行播散到全身器官和组织。临床特点为发热、心脏杂音、脾大、周围血管栓塞和血培养阳性等。

14. 感染性心内膜炎的病情观察着重哪几方面?

(1) 每 4 小时测量体温一次，观察体温曲线的变化。

(2) 监测心脏杂音的部位、性质、强度有无改变，观察有无呼吸困难、咳嗽、咯血等心力衰竭表现。

(3) 观察有无皮肤淤点、Roth 斑、Osler 结节、Janeways 结节等细菌栓塞的皮肤黏膜病损。

(4) 观察血管栓塞征象：有无脑、肾、肺、脾、冠状动脉、肠系膜动脉及肢体动脉栓塞的征象。

15. 心肌病分哪几种类型?

心肌病可分为4种类型:扩张型心肌病、肥厚型心肌病、限制型心肌病、致心律失常型右室心肌病。

16. 病毒性心肌炎病人的健康教育内容有哪些?

(1) 休息指导:急性期病人应安静卧床,精神放松,休息有利于减轻心脏负荷,减少心肌耗氧,有利于疾病恢复。待病情稳定后开始活动,制定每日活动计划,循序渐进,逐步增加活动量。避免劳累,3~6个月后可考虑恢复部分或全部轻体力工作或学习。

(2) 饮食指导:加强营养,进高蛋白、高维生素、易消化饮食,多吃新鲜蔬菜和水果,戒烟酒。

(3) 其他:指导病人避免加重疾病的诱因,如呼吸道感染、剧烈运动、情绪激动等。教会病人自我监测脉率、节律的方法。指导病人正确用药,介绍药物的不良反应。

17. 心包穿刺或心包引流术的护理措施有哪些?

(1) 术前护理:向病人说明手术的意义和必要性,解除病人的思想顾虑,必要时使用少量镇静药。

(2) 做好抢救准备:准备各种抢救器械和药物,以备应急使用,保持输液通畅。

(3) 术中护理:① 嘱病人勿剧烈咳嗽或深呼吸,防止穿刺时发生误伤;② 抽液过程中注意随时夹闭胶管,防止空气进入心包腔;③ 术中严密观察病人的面色、呼吸、脉搏、心率和血压,如有异常立即报告医师并协助处理;④ 认真记录抽液量、性质,保留标本送检。

(4) 对心包引流者,要保持引流通畅,并观察引流液的性质、量,认真做好护理记录。

(5) 术后护理:注意病人的主诉,加强观察心包摩擦的体征、心功能情况等。

18. 什么叫经皮腔内冠状动脉成形术及冠状动脉内支架安置术?

经皮腔内冠状动脉成形术(percutaneous transluminal coronary angioplasty,PTCA)是将特殊的导管材料和球囊装置,经皮肤送至冠状动脉病变的部位,加压充盈球囊以扩张狭窄处使血管内径增大,从而改善心肌血液供应,缓解症状的一种导管治疗技术。

经皮冠状动脉内支架安置术是将由特殊材料制成的支架，置入病变的冠状动脉内，支撑其管壁，以保持管腔内血液畅通的技术。

19. 腔内冠状动脉成形术及冠状动脉内支架安置术后的护理要点有哪些？

(1) 生命体征的监测：① 心电监护，监测心率、心律。② 注意冠状动脉再闭塞症状及低血压状态的发生。

(2) 血管并发症的预防和观察：预防伤口局部出血、血肿及血管栓塞。① 拔除鞘管后伤口需加压包扎 6～8 小时，解除压力后可在床上翻身，术后 24 小时后可下床活动；② 加压期间术侧肢体保持伸直位，大、小便及咳嗽时用手压住伤口，以防出血；③ 密切观察足背动脉搏动、末梢循环状况及有无肢体局部疼痛、麻木、肿胀等血管栓塞现象的发生。

(3) 抗凝治疗的护理：① 正确配制肝素；② 用微量输注泵精确控制用药速度；③ 监测出凝血指标；④ 观察有无出血现象。

(4) 血管迷走反射的观察与护理：血管迷走反射多发生在股动脉压迫时，病人突然出现面色苍白、出冷汗、心率减慢、血压下降等现象，应立即给予以下处理：① 平卧、吸氧；② 遵医嘱静脉注射阿托品；③ 快速静脉输液，必要时遵医嘱给予升压药。

(5) 饮食及用药指导：① 术毕回病房即可进食少量半流质饮食，不宜过饱；② 遵医嘱服用抗血小板制剂及降压、调节血脂的药物。

20. 何谓人工心脏起搏？人工心脏起搏是如何分类的？

人工心脏起搏是通过人工心脏起搏器发放的脉冲电流刺激心脏，以带动心脏搏动的治疗方法。

按起搏的目的可分为临时性心脏起搏和永久性心脏起搏两种。

21. 埋藏式起搏器安装术后的出院指导包括哪些内容？

(1) 告诉病人起搏器的设置频率及使用寿命。

(2) 装有起搏器的一侧上肢 3 个月内应避免过度用力或做幅度过大的动作。

(3) 避免接触高压电场或强磁场区域，如各种电磁理疗、核磁检查、电灼设备、变电器。但一般家用电器不会影响起搏器的工作，手机使用时应距离起搏器 30 cm 以上。嘱病人若接触某种环境或电器后出现头晕、胸闷等不适应立即离开现场，或不再使用该种电器。

(4) 教会病人自己数脉搏，出现脉搏过缓，低于设置起搏频率；开启滞后功能时脉率低于起搏频率 10 次/分，或以上有头晕、胸闷等不适时应及时就医。

(5) 定期随访，测试起搏器功能。出院后每 3 个月检测一次，情况稳定后每半年随访一次，接近起搏器使用寿命时应缩短随访间隔，在电池耗尽之前及时更换起搏器。

22. 何谓经导管射频消融术？经导管射频消融术后病人常见的并发症有哪些？

导管射频消融是通过置入人体的导管顶端发放射频电流，使电极局部组织产生阻力性热效应，形成凝固性坏死，去除异位致心律失常灶，达到治疗心律失常的目的。

经导管射频消融术后病人常见的并发症有：① 心脏压塞；② 气胸；③ 房室传导阻滞；④ 血栓形成；⑤ 局部伤口出血、血肿。

23. 何谓室间隔缺损封堵术？室间隔缺损封堵术后的观察要点有哪些？

室间隔缺损封堵术是经心导管送入由特殊材料制成的封堵器，使其铆合在心室间隔的左、右侧，从而闭合缺损的技术。

观察要点

(1) 观察体温的变化。

(2) 观察有无并发症的发生：① 溶血：观察黄疸、血尿的发生；② 房室传导阻滞：观察心率、心律；③ 心脏压塞(心包填塞)：观察血压、心率；④ 局部血肿和血栓形成：观察局部伤口及末梢血管搏动。

(3) 全麻病儿观察是否清醒，有无呕吐、喉部痰鸣音等。

（田金萍）

三、消化科

1. 消化道内镜的类型有哪些？其作用、并发症和禁忌证有哪些？

类型

(1) 根据内镜的发展历史可分为：第一代硬式内镜、半可屈式内镜；第二代纤维胃镜；第三代电子胃镜；第四代电子胶囊胃镜。

(2) 根据不同部位的需要，消化道内镜可分为：食管镜、胃镜、十二指肠镜、小肠镜、结肠镜、乙状结肠镜、直肠镜。

(3) 专用内镜:分为治疗用内镜、放大内镜、母子镜、超声内镜、磁共振内镜、激光内镜等。

作用

(1) 诊断:判断识别,不断提高诊断水平。

(2) 治疗:循序渐进,开展内镜治疗。① 内镜下止血;② 消化道肿瘤的治疗:切除术、姑息性治疗、内照射和加温治疗;③ 治疗食管、吻合口狭窄:扩张术、支架留置术;④ 治疗胆总管结石:乳头括约肌切开及取石术等;⑤ 治疗胆总管狭窄:内镜下乳头括约肌切开术、胆总管扩张术、胆管引流术;⑥ 治疗胰管狭窄:内镜下胰管扩张术等;⑦ 经皮胃(空肠)造瘘术;⑧ 消化道异物取出术。

并发症

消化道出血;消化道损伤;麻醉及心脏意外;感染;下颌关节脱臼;腮腺肿胀;喉头及支气管痉挛;非穿透性气腹。

禁忌证

(1) 绝对禁忌证:① 严重心肺疾患;② 疑为休克、消化道穿孔等危重病人;③ 不合作的精神病病人;④ 口腔、咽喉、食管等急性炎症;⑤ 明显的胸主动脉瘤及脑卒中病人。

(2) 相对禁忌证:① 心肺功能不全。② 消化道出血病人,血压不平稳。③ 有出血倾向,血红蛋白低于 50 g/L 者。④ 其他:高度脊柱畸形、巨大食管或十二指肠憩室。

2. 上消化道内镜检查术前准备有哪些?术后注意事项是什么?

术前准备

(1) 对病人做好解释工作,争取病人配合。

(2) 做好消化道的准备工作。检查当天需禁食、禁水至少 6 小时,检查前 24 小时内避免做消化道钡剂透视。幽门梗阻病人则要停止进食 2～3 天,必要时洗胃。

(3) 咽部麻醉,有喷雾法、麻醉剂吞服法。

(4) 根据需要口服去泡剂,使视野显示更清晰。

(5) 取合适的检查卧位。嘱病人松开领口及腰带,左侧卧位,头下垫枕,下肢半屈膝,放松身体,颈部保持自然放松位置。

(6) 术前检查内镜各项功能,处于消毒备用状态。

术后注意事项

(1) 检查结束后嘱病人静卧休息,2 小时后方可进食,做活检及细胞刷取样者，术后当日进流质，次日进软食。

(2) 术后病人咽部不适者，可口含润喉片或漱口液含漱。

(3) 术后观察大便颜色，如有黑便、呕吐或上腹部剧痛时应观察血压、脉搏变化，并立即通知医生。

3. 消化道内支架术的种类有哪些？术后护理措施是什么？

种类

(1) 根据支架放置的部位可分为：食道内支架术、胆道内支架术、胰管内支架术。

(2) 根据支架材料的不同可分为：乳胶橡胶支架术、硅胶支架术、塑料支架术、记忆合金内支架术。

术后护理措施

(1) 做好饮食护理：术后 2 小时即可进食，先进流质食物，逐渐过渡到半流质食物、正常饮食。嘱病人细嚼慢咽，少食多餐；进食时尽可能坐直，以保持管腔通畅，饭后直立，利于减轻反流；勿食高纤维食物，以防支架管腔堵塞；术后避免进食冰冻食物，以防支架滑脱或移位。

(2) 选择合适卧位：将床头垫高 5～10 cm，防止胃食管反流，遵医嘱应用抗酸药。

(3) 正确使用抗生素：遵医嘱应用抗生素，防止食管黏膜破损所致的感染。

4. 纤维结肠镜术前准备是什么？术后注意事项有哪些？

术前准备

(1) 心理准备：向病人说明检查的必要性，告知检查过程和配合要领，消除病人的恐惧及紧张心理。术前一晚充分睡眠。

(2) 肠道准备：检查前 2 天进低脂、细软少渣半流质饮食，检查当日上午检查者禁食早餐，下午检查者中午进流质饮食。检查前 1 天晚餐后口服导泻液，术前 1 小时用温水 800～1 000 ml 灌肠，以清洁肠道，直至肠道排出物无粪渣。

(3) 术前用药：降低病人对疼痛的反应性，遵医嘱应用解痉剂、镇静剂、镇痛剂，以解除痉挛，减少痛苦。

(4) 床边监护准备：术中注意观察病人呼吸、脉搏、血压及意识变化，观察氧饱和度的改变。

(5) 做好结肠镜及附属器件的准备。

术后注意事项

(1) 未做活检、未切除息肉者可进普食;术中因疼痛较剧进行不顺利、活检出血较多者,嘱病人少活动,并进食流质或半流质饮食。

(2) 疼痛剧烈、出血多者应密切观察并立即告知医生,以防出血、穿孔。

5. 何谓胶囊式内镜?检查期间注意事项有哪些?

胶囊式内镜是一种无线的、可用于整个胃肠道(主要是小肠)检查的、形如可吞服胶囊的新型电子内镜。该系统由 3 个部分组成:胶囊/信息传输器、信号接受器/记录器和图像处理工作站。还可获得消化道动力数据,如胃或小肠排空时间。

注意事项

(1) 如果病人存在下列情况,请务必告诉医生:正在服用药物、植有心脏起搏器、曾做过腹部手术、吞咽困难、曾有肠梗阻史。

(2) 检查开始前需要将胃和肠道清空以获得良好的图像质量。12 小时不能进食和饮水。吞服胶囊 4 小时后即可进食。

(3) 检查全过程中禁烟。

(4) 腹部毛发浓密者在检查前需剃除。

(5) 从吞下到排出胶囊这段时间,病人应远离核磁共振仪器。

(6) 同时行胶囊内镜检查的病人避免相互靠近。

6. 何谓胰胆管造影(ERCP)?ERCP 的禁忌证、术后并发症有哪些?

ERCP 是经十二指肠镜直视下通过十二指肠壶腹部乳头开口处插管,做胰胆管造影。目前,诊断性 ERCP 已发展为治疗性 ERCP,例如内镜下乳头括约肌切开取石术、胰胆管引流术、置入胆管支架做内引流术等。

ERCP 的禁忌证:① 严重心功能不全,急性心梗、哮喘发作期,不能合作者;② 急性胰腺炎;③ 发生在十二指肠乳头以上的消化道狭窄;④ 碘过敏者;⑤ 胰腺假性囊肿;⑥ 颈椎畸形;⑦ 急性咽喉炎;⑧ 有麻醉药过敏史。

ERCP 的术后并发症:① 腹痛;② 穿孔;③ 急性胰腺炎;④ 化脓性胆管炎。

7. 黄疸分为哪几种类型?护理要点是什么?

黄疸是由于血清中胆红素升高致使皮肤、黏膜和巩膜发黄的症状和体征。

黄疸的分类

目前临床上多采用病因学分类法,以前 3 种多见:溶血性黄疸、肝细胞性黄疸、胆汁淤积性黄疸、先天性非溶血性黄疸。

黄疸的护理要点

(1) 密切观察皮肤色泽及尿、粪颜色的变化。

(2) 协助病人用温水清洁皮肤，避免使用刺激性肥皂。

(3) 衣服宜宽大、柔软。

(4) 剪短病人手指甲，必要时戴护手套，防止抓伤皮肤。指导病人用触摸或拍打的方式缓解瘙痒的感觉。

(5) 谨慎使用胶布。

(6) 遵医嘱使用抗组胺药。

8. 慢性胆囊炎、胆石症的健康教育内容是什么？

(1) 讲解疾病的发生、发展、转归及预后。

(2) 进行合理饮食指导。进食清淡易消化的低脂高热量的饮食，避免暴饮暴食，戒酒，忌食肥肉、油煎等高脂食物。急性发作期应禁食。

(3) 急性发作期卧床休息，缓解期避免过度疲劳。

(4) 指导病人掌握病情观察要点：腹痛、肌紧张、发热、黄疸。

(5) 进行用药指导，正确掌握消炎利胆药的使用方法。按医嘱服药，积极治疗病因。

9. 慢性胃炎病人的健康教育内容有哪些？

(1) 讲解慢性胃炎的发生、发展、转归及预后。尤其说明导致慢性胃炎的病因有：① 急性胃炎反复发作；② 长期服用有刺激性药物或食用有刺激性的食物；③ 饮食习惯不良；④ 胆汁反流；⑤ 上呼吸道感染病灶存在；⑥ 幽门螺杆菌感染；⑦ 免疫反应。

(2) 指导合理饮食：进食细软易消化的软食，避免过冷过热或粗糙的食物，忌酒、浓茶。

(3) 遵医嘱合理用药，坚持治疗。

(4) 避免情绪激动，尽量避开应激状态。

(5) 萎缩性胃炎伴有胃黏膜肠上皮化生和异型增生的病人要定期复查，掌握其变化情况。

10. 何谓消化性溃疡？治疗原则是什么？用药的注意事项有哪些？

消化性溃疡是指胃肠道黏膜被胃消化液消化(自身消化)而造成的溃疡。以胃和十二指肠球部溃疡最常见，分别又称为胃溃疡和十二指肠溃疡。

治疗原则

消除病因，解除症状，愈合溃疡，防止复发，避免并发症。

用药注意事项

(1) 降低胃酸药物：包括抑制胃酸分泌药物(H_2受体拮抗剂、质子泵抑制剂)和碱性抗酸药两大类。

① H_2受体拮抗剂：如西咪替丁、雷尼替丁。a. 鼓励病人戒烟，因为吸烟可削减H_2受体拮抗剂的作用而影响疗效。b. 应按疗程正规用药，避免自行停药。

② 质子泵抑制剂：如奥美拉唑、潘妥拉唑。a. 每天早餐前吞服，不可咀嚼，不能倾出胶囊中的内容物。b. 可减少华法林、苯妥英钠、茶碱、氯氮䓬等药物在肝内的代谢，延长药物的作用时间，因此与上述药同服应慎重。

③ 碱性抗酸药：如氢氧化铝。a. 含铝、钙的抗酸剂易引起便秘；镁制剂易致腹泻；氢氧化铝可妨碍洋地黄、铁剂、异烟肼、泼尼松等药物的吸收；长期服用氢氧化铝可引起低磷血症。b. 口服片剂时，宜咀嚼或磨碎后用水冲服，不宜整片吞服。c. 服药时间一般以饭后1小时为宜。也可在节律性疼痛前半小时服用，即十二指肠溃疡在两餐间服用，胃溃疡在餐后0.5～1小时服用。睡前服用碱性抗酸药有利于中和夜间分泌的胃酸。

(2) 黏膜保护剂：常用胶态次枸橼酸铋(CBS)、硫糖铝、生长抑素等。

① 服用胶态次枸橼酸铋的不良反应是黑舌和黑粪，少数伴有便秘、恶心、一过性血清转氨酶升高。

② 硫糖铝的不良反应可见便秘、皮疹、嗜睡等。

③ 黏膜保护剂分早餐、晚餐前半小时服用。不宜长期连续服用，避免铋剂蓄积于体内。硫糖铝易和其他药物结合而影响各自疗效，宜在餐前1小时单独服用。

(3) 根除幽门螺杆菌(HP)治疗药物：因容易复发，应遵医嘱，坚持正规疗程服药。

(4) 促进胃动力药物：该药包括多潘立酮、西沙必利。指导病人在每次餐前半小时或睡前服用胃动力药物。

11. 消化性溃疡病人的健康教育内容有哪些？

(1) 养成有规律的生活习惯，认识活动和休息的重要性，避免过度劳累。

(2) 指导病人保持情绪稳定，自我调节心理状态。消化性溃疡是典型的心身疾病之一，应努力消除工作、家庭等各方面的精神刺激，避免情绪紧张。

(3) 建立良好的饮食习惯。溃疡病人的饮食原则与食谱如下：

① 少食多餐：三餐间适量加餐。

② 富于营养，保证热量：a.病情严重时，进流质饮食，如牛奶、豆浆、米汤和蛋汤等。b.病情好转后，改为半流质饮食或无渣软饭，如烂面条、稠藕粉、蒸鸡蛋和稠稀饭。c.随病情进一步好转，逐步过渡到普食。

③ 避免刺激性饮食：如酒类、浓茶、咖啡、浓缩果汁、辣椒、香料、醋以及油煎食物等。避免摄入过冷、过热或粗糙饮食，以减少物理刺激。此外应戒烟。

(4) 指导病人正确用药，定期随访。指导病人熟悉药物治疗的注意事项，克服用药顺从性差的原因。

(5) 指导病人防止溃疡病复发和并发症的产生。

12. 消化道出血如何分类?

(1) 根据出血部位分为：① 上消化道出血是指屈氏韧带以上的消化道，包括食管、胃、十二指肠和胰胆等病变引起的出血，以及胃空肠吻合术后的空肠病变出血。② 下消化道出血是指屈氏韧带以下的肠道出血。

(2) 根据出血量分为：① 急性大量出血：是指数小时内失血量超出 1 000 ml 或循环血容量的 20%。临床以呕血和(或)黑粪为主，多伴有急性周围循环衰竭。② 慢性显性出血、呕血和黑粪、血便，无循环障碍，存在缺铁性贫血。③ 慢性隐性出血：肉眼无黑便，粪便隐血试验阳性，存在缺铁性贫血。

13. 如何估计消化道出血病人的出血量?

(1) 大便隐血试验阳性提示每日出血量大于 5～10 ml。

(2) 出现黑便表明出血量在 50～70 ml 以上。一次出血后黑便持续时间取决于排便次数，如每日排便一次，粪便颜色约在 3 天后恢复正常。

(3) 胃内积血量超过 250～300 ml 时，可引起呕血。

(4) 一次出血量在 400 ml 以下时，一般不引起全身症状。

(5) 如出血量超过 400～500 ml，病人可出现头晕、心悸、乏力等症状，为小量出血。

(6) 如出血量在 500～1 000 ml，病人可出现口渴、精神差、乏力、烦躁不安、心悸、头晕等，为中量出血。

(7) 如出血量超过 1 000 ml，临床出现急性周围循环衰竭的表现，严重者引起失血性休克，为大量出血。

14. 消化道大出血的治疗原则是什么? 上消化道大出血的护理要点有哪些?

治疗原则

(1) 立即采取抢救措施。

(2) 积极补充血容量。

(3) 选择有效的止血措施。

(4) 手术治疗。

护理要点

(1) 休息与体位：绝对卧床休息，注意保暖。呕血时，病人宜采用侧卧位或仰卧位，脸侧向一侧。

(2) 配合抢救治疗：立即通知医生，并备好急救物品及药物。

(3) 注意心理护理：消除病人的紧张情绪和恐惧心理，尤其在发病之初的24～48小时。

(4) 饮食：针对上消化道出血的不同时期进行分期护理。① 出血活动期应禁食，溃疡病出血应在出血停止后24～48小时给予流质饮食，肝硬化所致的食管胃底静脉破裂出血应在出血停止后48～72小时给予流质饮食。② 出血愈合期可进适量饮食，少食多餐，给高热量、高维生素、低脂及适量蛋白质无刺激性冷流质饮食，逐渐改为半流质饮食；③ 出血后恢复期，应避免进食刺激性食物及药物，由少食多餐逐渐过渡到正常三餐，忌生、冷、硬、粗、多渣饮食，忌酒、咖啡、浓茶、过甜、过酸饮料等。

(5) 积极补充血容量：根据中心静脉压调节输液量，注意避免因输液、输血过多、过快而引起肺水肿或诱发再次出血。

(6) 密切观察病情变化：观察病人的神志变化、生命体征、每小时尿量等低血容量性休克的表现，必要时测中心静脉压。

(7) 配合医生有效止血：① 正确使用止血药物；② 冰水或冰盐水洗胃；③ 血管收缩药可胃内给药；④ 气囊压迫止血；⑤ 内镜下止血。

(8) 做好健康教育：① 帮助病人和家属掌握有关疾病的病因和诱因及预防、治疗和护理知识；② 饮食指导，戒烟戒酒；③ 生活起居要有规律，保证充分休息，避免长期精神紧张；④ 在医生指导下用药。

15. 应用双气囊三腔管压迫止血的护理措施有哪些？

(1) 气囊充气后应随时观察病情和止血效果。定期抽吸胃腔内的引流液，详细观察和记录引流液的颜色、量和性状，判断出血是否停止。

(2) 胃囊、食管囊定时放气，防止黏膜组织坏死，初次压迫可维持6～12小时，以后每4～6小时放气一次。放气前松开牵引，嘱病人口服液体石蜡20 ml，放气次序为“先食管囊后胃囊”，放气20～30分钟。此时应严密观察有无出血现象，然后充气(先胃囊，后食管囊)。

(3) 双气囊三腔管一般留置时间为24～72小时。

(4) 密切观察牵引装置，防止因胃囊充气不足或破裂致食管囊向上移位造成窒息等并发症，一旦发生，即放松牵引物并抽出食管囊内气体，拔出管道。

(5) 定时做好鼻腔、口腔清洁护理，垫油纱布于鼻腔口管子压迫处，防止压疮发生。

(6) 拔管护理：① 出血停止 24 小时后，在气囊放气情况下，继续置管观察 24 小时，如未再出血，即可拔管；② 拔管前口服液体石蜡20～30 ml，10～15 小时后缓慢地拔管；③ 拔管后清洁口腔。

16. 肝硬化的临床表现如何？有哪些护理措施？

临床表现

(1) 代偿期肝硬化：有乏力、食欲减退、右上腹隐痛、腹胀、厌油等非特异性症状，经休息或适当治疗后缓解。

体征：肝掌，蜘蛛痣，肝轻度增大，质地偏硬，脾轻至中度增大。

(2) 失代偿期肝硬化：主要表现为：① 肝功能减退所致水肿、腹水、出血、黄疸和内分泌功能紊乱等；② 门静脉高压症引起侧支循环形成、脾大、脾功能亢进及腹水。

症状：食欲减退，疲倦乏力，体重减轻，腹泻、腹胀、腹痛，出血，皮肤瘙痒，腹水，男性性欲减退。

体征：肝性面容，黄疸，皮肤黏膜出血，肝掌、蜘蛛痣，内分泌失调，营养失调，腹水，脐疝，痔疮，脾大。

护理措施

(1) 一般护理

① 休息与体位：代偿期病人注意劳逸结合，失代偿期病人宜卧床休息。

② 饮食：以高热量、高蛋白、维生素丰富和易消化的食物为宜，严禁饮酒。肝硬化晚期给予适量蛋白质，肝功能显著损害、血氨偏高或有肝性脑病先兆者，限制或禁食蛋白质，食管胃底静脉曲张者以软食为主。

③ 口腔护理：去除口腔异味，增强食欲。

④ 皮肤护理：保持皮肤清洁，在易受压部位下垫用气圈、海绵垫或贴水凝胶敷贴，使用气垫床，剪短病人指甲，谨慎使用胶布。

(2) 症状护理

① 腹水：a. 取半卧位休息，减少活动；b. 给予足量蛋白质、富含维生素饮食和限制钠、水摄入；c. 观察精神状况、生命体征、出入量、腹围、体重；d. 遵医嘱执行利尿治疗，以每天体重减轻不超过 0.5 kg 为宜，防止病人自行停药而引起腹水反跳；应用利尿剂期间，注意防止电解质紊乱；e. 做好输注血液制品的

护理；f. 做好特殊治疗的护理：腹腔穿刺大量放腹水、放腹水加输注白蛋白、腹水浓缩回输。

② 腹泻：a. 观察排便次数、性质、量，及时评估病人早期脱水的症状；b. 保持身体、病床、用物等清洁；c. 留取粪便标本送检；d. 根据病情遵医嘱给予合适的饮食。

(3) 药物治疗的护理：以少用药、用必要药为原则，以免增加肝脏负担；禁用损害肝脏的药物。

(4) 心理护理：满足病人的心理需求，保持情绪稳定。

(5) 健康教育：指导病人了解内、外科治疗方案，掌握合理用药和观察药物疗效及不良反应，积极配合治疗，预防并发症。

17. 何谓肝性脑病？其观察要点是什么？

肝性脑病是指严重肝病引起的，以代谢紊乱为基础，中枢神经系统功能失调的临床综合征。主要表现为意识障碍、行为失常和昏迷。由于意识障碍是可逆的，严重时可发展成昏迷状态，因此，肝性脑病又称肝性昏迷。

观察要点

(1) 观察肝性脑病前驱意识障碍表现，如定向力和理解力减退，言语不清，书写障碍，不能完成简单的运算及智力动作，继而出现烦躁、幻觉、失眠、嗜睡、扑翼样震颤、神志不清或完全丧失，可伴高热和出血倾向。

(2) 观察水、电解质和酸碱失衡情况，如低钠、低钾、低氯与碱中毒等。

18. 何谓急性胰腺炎？

急性胰腺炎是指胰腺及其周围组织被胰腺分泌的消化酶自身消化的化学性炎症。临床以急性腹痛，发热伴恶心、呕吐，血和尿淀粉酶增高为特点，是常见的消化系统急症之一。

19. 出血性坏死型胰腺炎护理要点有哪些？

(1) 休息与卧位：病人绝对卧床休息，保证睡眠时间，促进组织修复和体力恢复。协助病人取舒适的体位，如弯腰、屈膝侧卧，以减轻疼痛。因剧痛辗转不宁者要防止坠床。给予吸氧、保暖。

(2) 饮食：病人严格禁食、禁饮水，行胃肠减压以减少胃酸分泌，防止胰腺炎症的加重。口渴者可含漱或湿润口唇、口腔。

(3) 做好腹痛的护理：① 按医嘱给予解痉止痛剂；② 指导病人减轻腹痛的方法，如松弛疗法、皮肤刺激疗法；③ 关心安慰病人，减轻病人的紧张和恐惧。

(4) 严密观察病情变化：① 定时测量病人体温、脉搏、呼吸，特别注意血压、神志及尿量的变化，尽早纠正休克；② 随时评估疼痛的剧烈程度，腹肌紧张、压痛、反跳痛，及时发现腹膜炎；③ 观察呼吸频率、节律和氧饱和度，必要时监测血气，尽早发现急性呼吸窘迫综合征；④ 观察胃肠减压引流是否通畅，记录引流量及性质；⑤ 做好出入量的记录，作为补液依据；⑥ 观察皮肤黏膜色泽弹性有无变化，判断失水程度；⑦ 监测血、尿淀粉酶的变化，监测电解质、血糖的变化，做好酸碱平衡的测定。

(5) 做好高热的护理：① 病室注意空气消毒，减少探视人数；② 采取物理降温控制体温；③ 遵医嘱使用抗生素，严格执行无菌操作。④ 监测体温，注意热型及升高的程度，监测血象的变化。

(6) 做好健康教育：① 帮助病人和家属掌握有关疾病的病因和诱因、预防、治疗和护理知识。② 饮食指导：讲解饮酒与胰腺炎的关系。症状缓解后可从清淡、低脂、低糖流质开始，逐渐恢复到正常饮食；勿暴饮暴食，戒烟戒酒。告诉病人某些食物可促使胰腺炎发作，但这些食物因人而异，应注意识别。③ 积极治疗胆道疾病。

（陈湘玉）

四、肾　科

1. 为什么慢性肾炎病人要给予优质低蛋白、低磷饮食？

慢性肾炎的治疗目的是防止或延缓肾功能进行性减退，而高蛋白饮食可引起肾小球的高滤过和高灌注而导致肾小球硬化。高磷饮食亦可加快肾衰发展速度，且可导致严重并发症继发性甲状旁腺功能亢进。而优质蛋白饮食生物利用度高，避免产生大量非蛋白氮等代谢产物加重肾脏负担，故给予优质低蛋白、低磷饮食可减轻肾小球内高压、高灌注、高滤过状态，延缓肾小球硬化，减轻肾脏负担，防止或延缓肾功能减退。

2. 何谓肾活检？肾活检的临床意义是什么？

肾活检是指经皮穿刺肾活组织检查。由于肾脏疾病种类繁多，病因及发病机制非常复杂，临床类型与病理类型存在一定联系，但并无肯定的对应关系，肾活组织检查是确定肾小球疾病病理类型和病变程度的必要手段。

肾活检的临床意义：① 明确诊断；② 正常指导临床治疗并监测疾病进展

情况;③ 较为准确地评价预后。

3. 何谓肾小球滤过率?何时需进行肾脏病饮食治疗?

肾小球滤过率(glomerular filtration rate,GFR)是指在一定时间内(每分钟)由肾小球清除某一物质所含相当该数量物质的血浆毫升数,以 ml/min 为单位表示,是反映肾功能的重要指标之一。临床上以内生肌肝清除率(endogenous creatinine clearance rate,Ccr)来测定肾小球滤过率,正常值为 80~120 ml/min。当 GFR 小于 50 ml/min 时就应开始限制蛋白质摄入,要求饮食中 60%以上的蛋白质是富含必需氨基酸的蛋白(优质蛋白),如鸡蛋、牛奶、瘦肉。以降低血尿素氮(BUN),减轻尿毒症症状,还有利于降低血磷和减轻酸中毒。

4. 何谓肾病综合征?肾病综合征病人的护理措施有哪些?

肾病综合征(nephritic syndrome,NS)是指由多种肾脏疾病引起的具有以下共同临床表现的一组综合征:① 大量蛋白尿(尿蛋白定量>3.5 g/d);② 低蛋白血症(血浆清蛋白<30 g/L);③ 水肿;④ 高脂血症。

护理措施

(1) 一般护理:卧床休息(根据水肿及高血压程度决定),保持肢体适度活动。依病情适度增加活动量。起身要慢,防止体位性低血压发生。

(2) 病情观察:① 监测体重、生命体征,尤其是血压变化。② 记录 24 小时液体出入量,监测尿常规、24 小时尿蛋白量、肾功能情况。③ 观察并发症。a.有无出现发热、咳嗽、咯血、尿路刺激征、腹痛等感染征象;b.有无腰痛、下肢疼痛等肾静脉血栓、下肢静脉血栓的表现;c.有无少尿、无尿、氮质血症等急性肾衰竭的表现。

(3) 临床治疗:遵医嘱使用利尿剂、肾上腺皮质激素或其他免疫抑制剂,观察药物疗效、不良反应,特别交待相关注意事项。

(4) 生活护理:做好口腔、皮肤等护理,水肿处皮肤保持清洁干燥,避免损伤,严重水肿病人禁忌肌内注射。

(5) 心理护理:针对病人忧郁、焦虑等心理状态进行心理疏导。

(6) 健康教育:① 饮食指导:低盐、优质适量蛋白、低脂饮食。② 用药指导:在医生指导下进行,不可擅自停、减药量。③ 适度活动:休息、防感染。④ 定期随访,监测肾功能变化。

5. 何谓尿路感染?易感因素有哪些?

尿路感染是指肾盂、肾盏、输尿管、膀胱及尿道的感染性炎症。主要表现为尿频、尿急、尿痛、排尿不尽等尿路刺激症状，伴沿尿路走向压痛。分上尿路感染和下尿路感染。上尿路感染主要是肾盂肾炎，下尿路感染多见膀胱炎。

易感因素

(1) 尿路有复杂情况致尿流不畅：如尿路结石、异物、肿瘤，前列腺肥大，妊娠综合征，肾下垂，膀胱输尿管反流。

(2) 尿路畸形：如多囊肾，马蹄肾，尿道括约肌松弛，肾、肾盂、输尿管畸形。

(3) 机体免疫功能低下：慢性全身性疾病病人，如糖尿病、慢性肝病、肾病、肿瘤、贫血、营养不良及长期应用免疫抑制剂的病人。

(4) 女性：尿道短而宽，接近肛门易感染，经期、妊娠期、绝经期内分泌激素改变，性生活机械性损伤，细菌停留于尿道。

(5) 其他：尿道口及尿道内周围炎症病变，导尿，尿路器械检查。

6. 肾盂肾炎病人的健康教育包括哪几方面?

(1) 注意个人清洁卫生，尤其是会阴部及肛周皮肤清洁，特别是女性经期、妊娠期、产褥期。女婴应特别注意尿布及会阴部卫生。

(2) 避免劳累，坚持体育运动，增强机体的抵抗力。

(3) 多饮水（＞2 500 ml/d)、勤排尿是最简便有效的预防尿路感染的措施。

(4) 若局部有炎症(如女性尿道旁腺炎、阴道炎，男性前列腺炎等)应及时治疗。

(5) 如反复发作的炎症与性生活有关，应注意性生活后排尿，并口服抗菌药物预防。

(6) 严格掌握尿路器械检查的指征。

(7) 定期门诊随访，了解尿液检查的内容、方法和注意事项。

7. 何谓急性肾衰竭? 急性肾衰竭病人的护理措施有哪些?

急性肾衰竭(acute renal failure，ARF)是由于各种病因引起的短期内肾功能急剧、进行性减退而出现的临床综合征。临床表现为肾小球滤过率明显降低所致的氮质潴留，以及肾小管重吸收和排泌功能障碍引起的水、电解质和酸碱平衡失调。

护理措施

(1) 一般护理：卧床休息，病情好转后适当活动。

(2) 病情观察：监测神志、生命体征、尿量、肾功能、电解质、血 pH 值等变化。

(3) 饮食护理:① 维持水平衡:量出为入,补液量=前一日出液量+500 ml(基础补液量)。② 给予充足热量[>126 kJ/(kg·d)]、高生物效价的优质低蛋白[0.5 g/(kg·d)]、低钠、低钾饮食,适当补充必需氨基酸。

接受透析病人给予优质高蛋白饮食;血液透析病人蛋白质摄入量为1.0～1.2 g/(kg·d),腹膜透析病人蛋白质摄入量为1.2～1.3 g/(kg·d)。

(4) 透析护理:① 透析前做好透析设备、透析药品、病人的准备;② 透析中病情观察及并发症处理;③ 维护透析间期水平衡,饮食护理,各项指标监测。

(5) 用药护理:观察药物疗效、不良反应,特别交待相关注意事项。

(6) 生活护理:协助做好口腔、皮肤清洁,预防感染。

(7) 心理护理:及时进行心理疏导,增强病人战胜疾病的信心。

(8) 健康教育:① 预防措施:慎用氨基糖苷类抗生素,避免使用大剂量造影剂的X线检查,尤其是老年人及肾血液灌注不良者(如脱水、失血、休克),避免接触重金属、工业毒物等,误服或误食毒物应立即洗胃或导泻,并采用解毒剂。② 恢复期病人:加强营养,增强体质,适当锻炼。③ 注意个人卫生,保暖,防受凉。④ 避免妊娠、手术、外伤等。⑤ 定期门诊随访,监测肾功能、尿量。

8. 肾衰竭病人防止水中毒的护理措施有哪些?

(1) 严格限制水、钠摄入,维持水平衡:水摄入量=前一日出液量+500 ml(基础补液量)。

钠的摄入根据血压、水肿程度给予低盐、无盐饮食。

(2) 病情观察:观察有无头晕、乏力、心悸、胸闷、气促等高血压或急性左心衰竭的征象,有无出现水中毒或稀释性低钠血症的症状,如头痛、嗜睡、意识障碍、共济失调、昏迷、抽搐等。

(3) 对症护理:遵医嘱使用利尿剂,观察疗效、不良反应。掌握透析指征,及时解除水过多症状。

(4) 健康教育:告诉病人及家属水过多的原因、症状及危害性,限制水、钠摄入的重要性,使其了解并主动配合。

9. 慢性肾衰病人饮食治疗的原则是什么?

(1) 限制膳食中蛋白质的摄入量,其中优质蛋白质比例为50%～70%。

(2) 热能摄入应充足,每日应摄入2 000～2 500 kcal。

(3) 全日提供优质蛋白质食品应尽量均匀分配在三餐,既能减轻肾脏负担，又可保证身体更好地吸收利用。

(4) 膳食中无机盐的供给要随病情的变化而及时调整，出现浮肿及高血压时要适当限制食盐入量，一般应低于 3 g。当血钾升高、尿量减少（低于 1 000 ml/d）时，要适当限制含钾高的食品，如各种干货（紫菜、蘑菇、干枣、百合等）、多数蔬菜（菜花、油菜等）、各种肉类、薯类、粗粮类。当血钾降低或尿量增多时，就要相应补充钾。

(5) 补充钙剂，每天补充 1 000～1 500 ml 钙，同时限制磷的摄入（如动物内脏、蛋黄、肉类）。

(6) 维生素供给要充足。

(7) 尿量减少，每天低于 1 000 ml 时，应适当限制饮水量及食物中的水分。

10. 何谓尿毒症？尿毒症病人的护理要点有哪些？

尿毒症是慢性肾衰竭的终末期。此期，血肌酐（Scr）＞707 μmol/L，肌酐清除率（Ccr）＜10 ml/min，临床出现显著的各系统症状和血生化异常。

护理要点

(1) 一般护理：卧床休息，避免劳累、受凉，注意保暖。

(2) 密切观察生命体征、血电解质、体重变化，准确记录 24 小时出入液量，严格限制入液量，量出为入。

(3) 用药护理：使用利尿剂、降压药、促红细胞生成素等，观察疗效、不良反应。

(4) 饮食护理：给予充足热量、优质蛋白、低盐、低脂、低磷、低钾饮食。根据肌酐清除率限制蛋白质摄入量，接受透析治疗时给予优质高蛋白饮食。

(5) 生活护理：加强口腔、皮肤等护理，观察感染征象，防止感染及并发症的发生。

(6) 血管保护：注意保护并有计划地使用血管，为病人血透建立血管通路做准备。

11. 何谓血液透析？血液透析病人的护理要点是什么？

血液透析是利用半透明膜原理，将病人血液与透析液同时引进透析器，在透析膜两侧呈反方向流动，凭借半透膜两侧的溶质梯度、渗透梯度和水压梯度，通过弥散、对流、吸附清除毒素，通过超滤和渗透清除体内多余的水分；同时补充需要的物质，纠正电解质和酸碱平衡紊乱。血液透析是目前救治急、慢性肾衰竭最有效和最普遍应用的措施之一。

护理要点

(1) 透析前护理：包括：① 透析设备、药品的准备。② 病人准备：a. 血管通路的准备，如熟悉内瘘的穿刺和保护方法，勿在瘘侧肢体上输液、测量血压。b. 透析病人的营养及心理问题：给予优质高蛋白饮食，限制水分的摄入，两次透析间期体重增加不能超过2.5 kg，透析前尽量消除病人的恐惧和紧张心理。

(2) 透析过程中的护理：① 病情观察：严密观察病人生命体征、血流量、血路压力、透析液流量、温度、浓度、压力等指标，准确记录透析时间、脱水量、肝素用量，注意机器的报警及排除故障等。② 对低血压、失衡综合征、致热原反应、出血等常见并发症的预防、观察及处理。

(3) 透析后的护理：① 透析结束时测量生命体征，留取血生化做检查。② 缓慢回血，压迫穿刺点时间要充分，压力以不出血为宜。

12. 何谓腹膜透析？腹膜透析病人的护理要点是什么？

腹膜透析是指向病人腹腔输入透析液，利用腹膜作为透析膜，使体内潴留的水、电解质与代谢废物经超滤和渗透作用进入腹腔，而透析液中的某些物质经毛细血管进入血液循环，以补充体内的需要，如此反复更换透析液，以达到清除体内代谢产物和多余水分的目的。

护理要点

(1) 严格执行无菌技术操作，防止感染发生。

(2) 饮食护理：给予优质高蛋白饮食[1.2～1.3 g/(kg·d)]，以保证病人营养。

(3) 准确记录透析液每次进出腹腔的时间、液量和24小时出入液量，监测日透析前后体重和血压，维持水平衡。

(4) 常见并发症的观察与处理：观察透析出液的颜色、量、性质，有无引流不畅、腹膜透析管堵管、腹痛、腹膜炎的临床表现，若有应及时处理。

(5) 健康教育：有计划地教会病人及家属正确的操作及相关知识。

(6) 心理护理：让病人愉快接受腹透治疗，回归社会。

(赵奕华)

五、血液科

1. 血液病的主要临床表现有哪些？

血液病的主要临床表现有：贫血、溶血、出血、感染、发热、肝脾淋巴结肿大、骨关节痛。

2. 何谓造血干细胞移植？造血干细胞移植分为哪几种类型？其主要适应证有哪些？

造血干细胞移植是指将各种来源的正常造血干细胞在病人接受超剂量化放疗后，通过静脉输注，移植入受者体内，以替代原有的病理性造血干细胞，从而使正常的造血与免疫功能得以重建。

类型

(1) 异基因骨髓移植、异基因外周血造血干细胞移植。

(2) 同基因骨髓移植、同基因外周血造血干细胞移植。

(3) 自体骨髓移植、自体外周血造血干细胞移植。

(4) 脐带血造血干细胞移植。

(5) 混合性造血干细胞移植。

适应证

(1) 恶性肿瘤性疾病：恶性血液病（急、慢性白血病等）、恶性非血液病（乳腺癌等）。

(2) 非恶性疾病：造血系统疾病（重症再生障碍性贫血等）、遗传性疾病（遗传性免疫缺陷病等）、自身免疫性疾病（系统性红斑狼疮等）。

3. 造血干细胞移植的护理要点有哪些？

(1) 心理护理：移植前，介绍移植的过程、注意事项，争取护患信任；移植中，多沟通解释，提供娱乐设施，解除孤独感；移植后，调整病人失衡心理，帮助恢复正常生活。

(2) 无菌全环境保护：病人需入住无菌层流室；入住前治愈局部病灶，进行肠道、皮肤的无菌准备；移植中加强对病人的皮肤、眼、口、鼻、耳、会阴、肛周、肠道的无菌护理；医护人员严格执行消毒隔离制度和无菌技术。

(3) 中心静脉置管的护理：观察穿刺点有无出血、红肿及气胸的发生；每日更换穿刺点敷料；加强输液巡视，防止空气栓塞；输液结束后，脉冲式充分冲管，肝素稀释液正压封管。

(4) 回输造血干细胞的注意事项：备好急救物品；输液器不能有过滤网；无菌条件下安全快速完全输入；监测生命体征、尿色、尿量，观察过敏、出血倾向及早期肺水肿、脂肪栓塞的征兆。

(5) 并发症观察：观察放疗和化疗急性毒副作用、急性移植物抗宿主病、感染（细菌、真菌、病毒）、出血性膀胱炎、间质性肺炎、急性肺水肿、免疫抑制剂的毒副作用的临床表现。

（6）营养支持：移植前，给予高热量、高蛋白、高维生素、低脂饮食；放疗和化疗及干细胞回输阶段，多饮水，给予富含维生素、微量元素清淡易消化的汤汁类少渣饮食；干细胞回输2周后，酌情增加进食量及蛋白质、纤维素含量。

（7）加强生活护理、基础护理。

（8）健康教育：居住环境清洁；适度活动；加强个人卫生，预防感染出血；保持乐观情绪；教会病人自我观察放疗和化疗的延期毒性作用及慢性移植物抗宿主病的方法；饮食新鲜易消化，多饮水；坚持服药，定期复诊。

4. 贫血分为哪几类？

（1）按细胞形态学可分为：① 大细胞性贫血；② 正细胞性贫血；③ 单纯小细胞性贫血；④ 小细胞低色素性贫血。

（2）按病因及发病机制可分为：① 红细胞生成减少；② 红细胞破坏过多；③ 各种急、慢性失血。

5. 缺铁性贫血的护理要点有哪些？

（1）心理护理：解释病因，解除思想顾虑，配合治疗护理。

（2）病情观察：观察贫血的进展程度和各脏器的功能变化。

（3）药物治疗：口服铁剂宜饭后或饭中服用，避免与牙接触，不与茶、乳制品同服；深部肌内注射铁剂时，要交替更换注射部位；静脉注射铁剂时，速度要缓慢。

（4）健康指导：纠正偏食习惯，给予富含铁剂的易消化饮食；按医嘱坚持服药3～6个月，定期复诊。

6. 何谓再生障碍性贫血？再生障碍性贫血的临床表现有哪些？

再生障碍性贫血是指一种由于化学、物理、生物因素引起的骨髓造血组织功能衰竭所致的贫血。以造血干细胞损伤、外周全血细胞减少为特征。

临床表现

（1）重型再生障碍性贫血的表现：起病急，进展迅速；贫血进行性加重；出血部位广泛并伴内脏出血；感染严重；病情险恶，常用对症治疗不易奏效。

（2）慢性再生障碍性贫血的表现：起病较缓慢；贫血往往是首发和主要的临床表现；出血少，很少有内脏出血；感染以呼吸道多见，严重感染者少。

7. 何谓过敏性紫癜？过敏性紫癜的护理要点有哪些？

过敏性紫癜是一种毛细血管变态反应性出血性疾病。

护理要点

(1) 心理护理：解释病因及治疗方法，消除病人的紧张和恐惧心理。

(2) 病情观察：① 紫癜型：观察紫癜的形态、数量、分布及消退情况；② 腹型：观察黑便、血便，肠鸣音、腹痛，监测脉搏、血压，警惕肠穿孔发生；③ 肾型：观察体重、尿色、尿量；④ 关节型：观察关节红、肿、热、痛情况及关节的活动度。

(3) 对症护理：紫癜型的病人，勿抓挠、刺激皮肤；关节型的病人，肢体抬高制动，湿冷敷止痛，禁止热敷肿胀的关节；消化道出血严重者暂禁食；肾功能不全的病人，给予低钠和优质低蛋白饮食。

(4) 健康教育：注意休息；防寒保暖；防止感染；避免食用异性蛋白食物；禁止服用致敏的食物和药物，避免接触农药、花粉等致敏原。

8. 何谓原发性血小板减少性紫癜？原发性血小板减少性紫癜的主要临床表现及护理要点有哪些？

原发性血小板减少性紫癜又称自身免疫性血小板减少性紫癜，是因免疫因素使血小板破坏增多的临床综合征。

临床表现

原发性血小板减少性紫癜的主要临床表现：① 畏寒发热；② 皮肤黏膜出血；③ 脏器出血；④ 反复发作者可有轻度脾肿大；⑤ 出血过多、病程持续过久可出现贫血体征。

护理要点

(1) 出血观察：观察颅内出血、皮肤黏膜出血、消化道出血、眼底出血、泌尿道出血、子宫出血的临床表现。

(2) 出血预防：限制活动，卧床休息；防止外伤；保持大便通畅，防止颅内压增高；减少穿刺，穿刺后加压按压致出血停止；禁抓挠刺激皮肤黏膜；饮食细软无渣，消化道出血者暂禁食。

(3) 用药观察：观察糖皮质激素的不良反应，定时监测血压、血糖、白细胞计数。

(4) 健康教育：限制活动，避免创伤；避免使用可能引起血小板数量减少或功能抑制的药物。

9. 何谓粒细胞缺乏症？粒细胞缺乏症的临床表现有哪些？

外周血中性粒细胞绝对值低于 $0.5\times10^9/L$ 时称为粒细胞缺乏症。

粒细胞缺乏症的临床表现：① 起病急骤，头痛困倦；② 畏寒、高热；③ 咽喉及全身关节疼痛；④ 黏膜坏死性溃疡；⑤ 感染。

10. 何谓白血病？

白血病是起源于造血干细胞的克隆性恶性疾病，白血病细胞大量增生，浸润骨髓及全身各组织脏器，使正常造血受抑制而引起一系列临床表现。

11. 白血病的主要治疗手段是什么？

(1) 一般治疗：防止感染，纠正贫血，控制出血，防治高尿酸血症肾病，维持营养。

(2) 化学治疗：目前采用联合化学治疗。分为诱导缓解治疗阶段、巩固强化治疗阶段、维持治疗阶段。

(3) 造血干细胞移植：将造血干细胞移植入受者体内，以替代原有的病理性造血干细胞，从而使正常的造血与免疫功能得以重建。

(4) 免疫辅助治疗：利用生物反应调节剂，提高机体的免疫功能，治疗白血病。

12. 何谓多发性骨髓瘤？多发性骨髓瘤的护理要点有哪些？

多发性骨髓瘤是浆细胞异常增生的恶性肿瘤。

护理要点

(1) 心理支持与疏导：关心体贴病人，争取社会和家庭的支持，树立战胜疾病的信心。

(2) 骨痛的护理：观察骨痛的部位及程度；限制活动，卧硬板床，防止病理性骨折；遵医嘱服用止痛药。

(3) 合并症的观察：观察感染、出血、贫血的症状，肾功能不全的病人观察尿色、尿量的变化。

(4) 营养支持：多饮水，进食高热量、高蛋白、高维生素、易消化饮食；肾功能不全的病人，给予低钠、优质低蛋白饮食。

(5) 健康教育：注意休息，动作轻缓，禁止碰撞，骨质破坏者绝对卧床；加强个人卫生，避免去公共场所，防寒保暖，防止感染；定期复诊。

13. 何谓恶性淋巴瘤？恶性淋巴瘤的临床表现有哪些？

恶性淋巴瘤是一组起源于淋巴结或其他淋巴组织的恶性肿瘤。

临床表现

(1) 局部表现：无痛性、进行性淋巴结肿大。

(2) 全身症状：发热、盗汗、消瘦、乏力、食欲下降、皮肤瘙痒。

(3) 肿瘤压迫组织器官产生相应的症状和体征：上腔静脉压迫综合征、吞咽和呼吸困难、肠梗阻、黄疸等。

(4) 浸润脏器产生相应症状和体征：恶心呕吐、胸闷气促、疼痛、肝脾肿大等。

14. 何谓血友病？血友病的护理要点是什么？

血友病是一组最常见的先天性或遗传性凝血因子缺乏引起的出血性疾病。血友病A最常见，是由于凝血因子Ⅷ缺乏所致。

护理要点

(1) 心理支持与疏导：鼓励病人积极治疗，预防复发，树立生活信心。

(2) 出血观察：皮肤黏膜淤点、淤斑，伤口渗血；关节肿胀、活动受限；肢体有疼痛、麻痹、感觉障碍等表现。

(3) 出血护理：局部冷敷；固定出血关节，禁止受压，出血停止、肿胀消退后，指导功能锻炼，防止关节变形致永久性残废；加压包扎；无菌技术处理出血伤口。

(4) 健康指导：限制活动范围及强度，禁止从事危险作业及重体力劳动；避免外伤；保持口腔清洁，避免拔牙；营养均衡，控制体重，减轻关节负荷；教会处理出血的方法。

（李　梅）

六、内分泌科

1. 何谓糖尿病？糖尿病的诊断标准是什么？

糖尿病是一种常见的内分泌代谢疾病，是由多种原因引起胰岛素分泌或作用的缺陷，或者两者同时存在而引起以慢性高血糖为特征的代谢紊乱。除碳水化合物外，尚有蛋白质、脂肪代谢异常。久病可引起多系统损害，导致眼、肾、神经、大血管等组织的慢性进行性病变。病情严重或应激时可发生急性代谢紊乱，如酮症酸中毒、高渗性非酮症糖尿病昏迷、乳酸酸中毒等。

糖尿病诊断标准：症状＋随机血浆葡萄糖≥11.1 mmol/L(200 mg/dl)，或空腹血浆葡萄糖≥7.0 mmol/L(126 mg/dl)，或口服葡萄糖耐量试验(OGTT)服糖后2小时血浆葡萄糖≥11.1 mmol/L(200 mg/dl)。症状不典型者，需另一天再次证实。随机是指一天当中的任意时间而不管上次进餐的时间。

2. 糖尿病按病因分几类？

（1）1 型糖尿病（胰岛 B 细胞破坏，导致胰岛素绝对缺乏）：有免疫介导糖尿病和特发性糖尿病两种亚型。

（2）2 型糖尿病（其不同程度可从显著的胰岛素抵抗伴相对胰岛素不足，到显著的胰岛素分泌不足伴胰岛素抵抗）。

（3）妊娠期糖尿病。

（4）其他特殊类型糖尿病。

3. 何谓口服葡萄糖耐量试验(OGTT)？

当血糖高于正常范围而又未达到糖尿病诊断标准者，需进行口服葡萄糖耐量试验（OGTT）。观察空腹及葡萄糖负荷后各时间点血糖的动态变化，了解机体对葡萄糖的利用和耐受情况。方法：过夜空腹 8 小时以上，于清晨 6:00 至 8:00 抽血测定空腹血糖，抽血后即饮用含 75 g 葡萄糖的溶液（将 75 g 葡萄糖溶于 250～300 ml、20～30℃温开水中，3～5 分钟内饮完），服后 30 分钟、60 分钟、120 分钟、180 分钟再抽血测静脉血浆葡萄糖。

4. 糖尿病病人的血糖控制指标是什么？

根据国际糖尿病联盟－西太区（IDF－WPR）2 型糖尿病政策组制定的控制目标，糖尿病病人的血糖控制指标为（表 2－4）：

表 2－4　糖尿病病人的血糖控制指标

	血浆葡萄糖/mmol·L^{-1}		
	理想	尚可	差
空腹	4.4～6.1	≤7.0	＞7.0
非空腹	4.4～8.0	≤10.0	＞10.0

5. 何谓糖化血红蛋白 A1？正常值是多少？

糖化血红蛋白 A1（GHbA1）是血红蛋白与葡萄糖非酶化结合而成，其量与血糖浓度呈正相关，且为不可逆反应，有 a、b、c 3 种，以 GHbA1c 为主，常写成 HbA1c。由于红细胞在血循环中的寿命约为 120 天，因此 HbA1c 测定可反映取血前 4～12 周血糖的总水平，是糖尿病控制情况的监测指标之一。HbA1c 正常值为3％～6％。

6. 糖尿病综合治疗的策略有哪些?

糖尿病的治疗遵循早期、长期、综合治疗及治疗措施个体化的原则。

糖尿病综合治疗的策略包含5个方面的内容:① 糖尿病教育及心理治疗;② 糖尿病人的监测;③ 饮食控制;④ 运动治疗;⑤ 口服药物和胰岛素治疗。即综合治疗“五驾马车”。要取得满意效果,需要医(治疗团队)和患(包括病人家属)双方共同参与管理疾病,同时需取得全社会的支持。

7. 糖尿病病人为什么要进行饮食治疗?饮食治疗的原则是什么?

在糖尿病的综合治疗中,饮食治疗是一项最基本的措施,其目的是在保证机体正常生长发育和正常生活的前提下,纠正已发生的代谢紊乱,减轻胰岛B细胞负荷。

饮食治疗原则

(1) 合理控制总热能,热能摄入以达到或维持理想体重为宜。

(2) 平衡膳食,选择多样化、营养合理的食物。

(3) 限制脂肪摄入量,适量选择优质蛋白质。

(4) 放宽对主食类食物的限制,碳水化合物的供给量占总热能的50%~60%。

(5) 无机盐、维生素、膳食纤维要合理充足。

(6) 餐次安排要合理。

8. 糖尿病病人为什么要进行运动治疗?运动治疗时的注意事项有哪些?

适当运动有利于减轻体重,提高胰岛素敏感性,改善血糖和脂代谢紊乱,对血管疾病及危险因素有改善的作用。

注意事项

(1) 宜选择中等强度的有氧运动,每周至少3次。中等强度的有氧运动为最大氧耗量(VO_{2max})的50%~70%。

(2) 运动宜在餐后1~1.5小时进行。

(3) 每次运动持续时间为30~45分钟,运动前后各做5~10分钟热身及放松运动。

(4) 运动过程中加强监测,包括血糖、血压、心率等。

(5) 血糖高于15 mmol/L时,有急性并发症以及严重心、肾、眼部并发症时不宜运动。

(6) 避免在外源性胰岛素作用高峰期运动,以免发生低血糖。

(7) 运动前后注意足部护理。

(8) 运动中给予充足的饮水，避免出汗过多引起脱水。

(9) 运动时随身携带糖尿病急救卡，以备急需。

9. 口服降糖药分哪几类？服用口服降糖药的注意事项有哪些？

口服降糖药分类

(1) 磺脲类胰岛素促泌剂：格列本脲、格列齐特、格列吡嗪、格列美脲、格列喹酮等。

(2) 双胍类口服降糖药：二甲双胍。

(3) α 葡萄糖苷酶抑制剂：阿卡波糖。

(4) 胰岛素增敏剂：罗格列酮。

(5) 非磺脲类胰岛素促泌剂：瑞格列奈。

用药注意事项

(1) 磺脲类药物需餐前半小时服用。

(2) 餐时血糖调节剂进餐时服用。

(3) 双胍类随餐或餐后服，以减少胃肠道反应。

(4) 葡萄糖苷酶抑制剂随进餐第一口嚼服。

10. 胰岛素的常用剂型有哪几种？使用胰岛素时的护理要点是什么？

按作用时间分类

(1) 超短效胰岛素：速效胰岛素类似物，如 Aspart，Lispro。

(2) 短效胰岛素：正规胰岛素(regular insulin，RI)。

(3) 中效胰岛素：鱼精蛋白锌胰岛素(neutral protamine hagedorn，NPH)。

(4) 长效胰岛素：锌悬浊液(protamine zinc insulin，PZI)、长效胰岛素类似物。

(5) 双时间相胰岛素：预混性胰岛素(30R、50R)。

(6) 超长效胰岛素类似物：Glagine。

使用胰岛素时的护理要点

(1) 未开启的胰岛素应置于 2～8℃保存，不能冷冻，使用中的胰岛素室温(25℃以下)保存不超过 30 天。

(2) 使用时严格“三查七对”，查看药品的有效期、外观、剂型、剂量等。

(3) 预混胰岛素使用前应充分摇匀，如需将短效与长效胰岛素混合使用，应先抽吸短效胰岛素后再抽吸长效胰岛素并充分混匀。

(4) 大多数成人捏起皮肤 90°进针，瘦者及儿童 45°进针，避免进入肌肉。

(5) 可选择上臂、大腿前外侧、臀部、腹部(脐周 5 cm 内不注射)等处皮下注射，轮换注射部位，两次注射点相隔两横指宽，以免形成局部硬结，影响吸收及疗效。

(6) 吸收速度从快到慢依次为腹部→上臂→大腿→臀部。运动时吸收加快，故应避免选择运动肢体处注射。

(7) 注意胰岛素注射器及注射笔的合理使用，避免因重复使用而造成局部感染。

(8) 加强病人的健康教育及心理疏导，重视血糖监测，教会病人低血糖的预防及自救。

11. 何谓持续皮下胰岛素输注？其适应证有哪些？有哪两种给药模式？

持续皮下胰岛素输注(continuous subcutaneous insulin infusion，CSII)是强化胰岛素治疗的一种方法。将放置速效胰岛素的容器通过导管分别与针头和泵连接，针头置于腹部皮下组织，用可调程序的微型电子计算机控制胰岛素输注，模拟胰岛素持续基础分泌和进餐时的峰值释放，胰岛素剂量和脉冲式注射时间可通过计算机程序来控制。

适应证：① 1 型糖尿病和重症 2 型糖尿病；② 新诊断的糖尿病；③ 反复发作低血糖的病人；④ 酮症酸中毒、糖尿病高渗昏迷；⑤ 常有“黎明现象”者；⑥ 妊娠；⑦ 手术和应激状态。

给药模式：有基础输注量及餐前大剂量两种。

12. 糖尿病的急、慢性并发症有哪些？

糖尿病的急性并发症：① 酮症酸中毒；② 高渗性非酮症糖尿病昏迷；③ 乳酸酸中毒；④ 感染。

糖尿病的慢性并发症：① 大血管病变：动脉粥样硬化(心、脑、肾、下肢)。② 微血管病变：糖尿病肾病、糖尿病性视网膜病变、糖尿病神经病变(外周神经、自主神经)。③ 眼的其他病变：如青光眼、白内障。④ 糖尿病足。

13. 何谓糖尿病酮症酸中毒？其护理措施是什么？

糖尿病酮症酸中毒是由于体内胰岛素缺乏，胰岛素的反调节激素增加，引起糖和脂肪代谢紊乱，以高血糖、高酮血症和代谢性酸中毒为主要特点的临床综合征。

护理措施

(1) 基础护理：绝对卧床，保暖，口腔护理，预防肺部、泌尿系感染及压疮。

(2) 禁食，待神志清醒后改为糖尿病饮食。

(3) 密切观察体温、脉搏、呼吸、血压、神志以及全身症状，尤其要注意呼吸的气味、深度和频度的改变。

(4) 留好标本提供诊治依据，切勿在输液肢体抽取血标本，以免影响化验结果。

(5) 快速建立两条静脉通路。一条用于输入胰岛素，按每小时 4～6 U 小剂量胰岛素治疗；另一条用于大量补液，抗感染，纠正电解质及酸碱失衡。

14. 甲状腺功能亢进症的主要临床表现有哪些？如何护理？

临床表现

(1) 甲状腺激素分泌过多症候群：怕热多汗、体重锐减、神经过敏、多言好动、腱反射亢进、心悸、胸闷、心动过速、心律失常、脉压差大、食欲亢进、多食消瘦、腹泻、肌乏力及萎缩、女性月经减少或闭经、男性有阳痿。

(2) 甲状腺肿：弥漫性、对称肿大，有震颤、血管杂音。

(3) 眼征：表现为突眼。

护理措施

(1) 一般护理：充分休息，避免疲劳，使机体代谢率降低。给予高热量、高蛋白、高维生素饮食，并多给饮料以补充出汗等丢失的水分，忌浓茶、咖啡等兴奋性饮料，禁用刺激性食物。加强皮肤护理，勤换内衣，在高热盛夏期要防止中暑。

(2) 心理护理：甲亢是与神经、精神因素有关的内分泌系统的身心疾病，必须注意对躯体治疗的同时进行精神治疗。应建立良好的护患关系，解除病人焦虑和紧张心理，增强治愈疾病的信心。指导病人自我调节、自我催眠、放松训练的方法，必要时辅以镇静、安眠药。

(3) 药物治疗护理：随疗程的延长，抗甲状腺药物剂量逐渐减量，维持 2 年；观察药物不良反应，如粒细胞减少、药物疹、肝功能受损等，定期随访。

(4) 放射治疗护理：服碘后不宜用手按压甲状腺，警惕可能发生的甲亢危象；服药后 2 小时勿吃固体食物，以防呕吐丧失 ^{131}碘，服药 24 小时避免咳嗽及吐痰，以免流失 ^{131}碘；鼓励病人多饮水，每日 2 000～3 000 ml，至少 2～3 天。服碘后大约 3～4 周才见效，此期应卧床休息。部分病人会出现放射治疗反应，如头昏、乏力，一般很快会消失。如治疗后 3～6 个月出现甲减症状，给予甲状腺激素替代治疗。

(5) 手术治疗护理：术前抗甲状腺药物控制症状，术后密切观察有无并发症发生，观察有无局部出血、伤口感染、喉上或喉返神经损伤、甲状旁腺受损出现低钙抽搐或甲亢危象等。

(6) 眼病的护理：注意防护，经常点眼药，保护眼睑与角膜。防止干燥、外伤及感染。外出戴墨镜，避免强光、风沙及灰尘的刺激。睡眠时头部抬高，以减轻眼部肿胀。突眼异常严重者配合医生做眶内减压术。

15. 何谓甲状腺危象？其护理措施是什么？

甲状腺危象是在甲亢未控制的情况下，由于外界的各种应激因素致甲亢病情突然加剧，出现危及生命的状态。表现为：高热 39℃以上，心率快(140～240 次/分)，可伴房颤、体重下降、烦躁不安、呼吸急促、大汗、厌食、恶心呕吐、腹泻，甚至虚脱、休克、嗜睡、谵妄或昏迷。

护理措施

(1) 预防措施：① 避免精神刺激；② 控制感染；③ 健康教育，不随意停药；④ 术前准备充分。

(2) 抢救措施：① 抑制甲状腺激素(TH)的合成与释放：复方碘溶液及他巴唑治疗。② 降低周围组织对 TH 的反应：利血平、胍乙啶、心得安治疗。③ 应用肾上腺皮质激素。④ 对症护理：吸氧、物理降温、镇静剂应用。

16. 甲状腺功能减退症的主要临床表现有哪些？如何护理？

临床表现

(1) 成人型甲状腺功能减退：① 一般怕冷，少动，体温低，食欲减退而体重不减；② 记忆力减退，智力低下；③ 肌乏力；④ 窦性心动过缓；⑤ 厌食，腹胀，腹泻；⑥ 性欲减退；⑦ 黏液性水肿昏迷。

(2) 呆小病：身材矮小，智力低下。

(3) 幼年型甲状腺功能减退。

护理措施

(1) 建立正常的排便习惯，防止便秘。

(2) 饮食宜低热量、低钠、高蛋白，少量多餐。

(3) 药物护理：不可随意停药或改变药物剂量，服药过程中出现心动过速、心律失常、多汗、兴奋及体重减轻等提示药量过大，应及时就医调整用量。

(4) 加强健康教育，告知发病原因及有关注意事项。如药物引起者应调整剂量或停用，永久性甲状腺功能减退需终身服药，慎用安眠、镇静、止痛药，避免感染和创伤，注意保暖，发生应激情况时酌情加药以防止发生黏液性水肿昏迷。

17. 何谓尿崩症？禁水试验的临床意义是什么？

尿崩症是指精氨酸加压素(arginine vasopressin，AVP)又称抗利尿激素

(antidiuretil hormone,ADH)严重缺乏或部分缺乏(称中枢性尿崩症),或肾脏对 AVP 不敏感(肾性尿崩症),致肾小管吸收水的功能障碍,从而引起多尿、烦渴、多饮、低比重尿和低渗尿为特征的一组综合征。24 小时尿量可多达 5～10 L,尿比重在 1.005 以下。

禁水试验的临床意义

正常人禁止饮水一定时间后,体内水分减少,血浆渗透压升高,AVP 大量分泌,因而尿量减少,尿液浓缩,尿比重及渗透压增高。尿崩症病人由于 AVP 缺乏,禁水后尿量仍多,尿比重及渗透压仍低。

18. 原发性醛固酮增多症的临床特征有哪些?

原发性醛固酮增多症(简称原醛症)是由于肾上腺皮质肿瘤或增生致醛固酮分泌增多,引起潴钠排钾,体液容量扩张而抑制了肾素－血管紧张素系统。

(1) 临床表现特点:① 高血压为最常出现的症状,一般不恶性进展。② 神经肌肉功能障碍:肌无力及周期性麻痹、麻木、手足抽搐。③ 肾脏表现:夜尿多,多发尿路感染。④ 心电图呈低钾图形:QT 间期延长,T 波增宽、降低或倒置,U 波明显,心律失常。

(2) 实验室检查特点:① 低血钾:一般在 2～3 mmol/L,严重者更低。② 高血钠:一般在正常高限。③ 碱血症。④ 尿钾高:大于 25 mmol/L。⑤ 尿钠少。⑥ 醛固酮高,肾素、血管紧张素Ⅱ低。⑦ 螺内酯试验有助于该病的诊断。

(莫永珍)

七、神经内科

1. 脑血管疾病的病因和危险因素是什么?

病因

(1) 血管壁病变:以高血压性动脉硬化和动脉粥样硬化所致的血管损害最常见。

(2) 血液流变学异常及血液成分改变:① 血液黏滞性升高:如高脂血症、白血病、红细胞增多症等。② 凝血机制异常:如血小板减少性紫癜、血友病、DIC 等。

(3) 血流动力学改变:如高血压、低血压及心功能障碍等。

(4) 其他:如颈椎病、肿瘤等压迫邻近大血管;颅外形成的各种栓子引起脑栓塞。

危险因素

(1) 高血压。

(2) 心脏病,如心瓣膜疾病、冠心病、心肌梗死。

(3) 糖尿病。

(4) 短暂性脑缺血发作和脑卒中。

(5) 吸烟和酗酒。

(6) 高脂血症。

(7) 其他,如超重、口服避孕药、体力活动减少等。

2. 何谓脑梗死?

脑梗死是指脑部血液供应障碍,缺血、缺氧引起的局限性脑组织的缺血性坏死或脑软化,临床上最常见的有脑血栓形成、脑栓塞、腔隙性梗死等。

3. 蛛网膜下隙出血的特征性检查是什么? 护理要点是什么?

蛛网膜下隙出血最具诊断价值和特征性的检查是腰椎穿刺脑脊液检查,其压力增高($>200\ mmH_2O$),肉眼观察为均匀一致性的血性脑脊液,镜检可见大量红细胞。

护理要点

(1) 心理护理:安慰病人,消除其紧张、恐惧、焦虑心理。

(2) 一般护理:① 病人头部置一软枕,约抬高 15°~30°,头偏向一侧,口角稍向下;腰穿后采用去枕仰卧位 6~8 小时,防止脑压降低引起头痛。② 绝对卧床休息 4~6 周,禁止起坐、洗头、沐浴及其他下床活动。③ 加强生活护理,满足病人的日常所需。④ 保持病房安静,提供舒适的环境。⑤ 治疗护理活动集中进行,避免打扰病人。

(3) 观察病情:严密观察神志、瞳孔、生命体征以及头痛的部位、性质和持续时间,是否伴有呕吐,经常巡视病房。如出现头痛剧烈、呕吐频繁、烦躁不安和意识迟钝、嗜睡、两侧瞳孔不等大、血压急骤升高、脉搏由弱转慢,即为脑疝前驱症状,应及时通知医师。

(4) 预防并发症:① 控制补液量和速度,避免补液过多过快或因脱水造成低钾、血液浓缩加重心脏负担。② 随时观察鼻饲管所抽出的胃液颜色,留取大便标本做隐血试验,以了解胃内有无出血。抽取胃液时不可用力,灌注流质饮食温度不宜过高。③ 定时监测生化指标,防止水、电解质、酸碱平衡失调。④ 预防因肢体瘫痪而易发生的压疮、挛缩、坠积性肺炎及泌尿道感染等。

(5) 健康指导:① 指导病人采用听轻音乐、缓慢深呼吸及引导式想象等方法减轻疼痛。② 鼓励病人多饮水,多吃水果蔬菜,保持大便通畅,并指导病人学会配合和使用便器。③ 指导病人避免精神紧张、情绪波动、屏气、剧烈咳嗽等诱发因素。

4. 帕金森病的观察要点是什么?

(1) 心理反应:帕金森病人因动作迟缓、表情淡漠、流涎并且病情进行性加重,逐步丧失生活自理能力,可产生焦虑、恐惧甚至绝望心理。

(2) 药物疗效:观察震颤、肌强直和其他运动功能改善的情况,观察病人的姿势、步态、讲话的音调与流利程度。

(3) 常用药物的不良反应:① 左旋多巴制剂常有食欲减退、恶心、呕吐、幻觉、妄想等不良反应。长期服用会出现运动障碍和症状波动等长期治疗综合征。② 抗胆碱能药物的不良反应为口干、眼花、少汗、便秘等。③ 金刚烷胺的不良反应有口渴、失眠、头晕、心悸等。④ 多巴胺受体激动剂的不良反应为恶心、呕吐、头晕、精神症状、体位性低血压等。

(4) 营养状况:了解病人吞咽困难的程度与每日进食的情况;评估病人的营养状况及观察体重的变化情况。

5. 帕金森病健康教育内容是什么?

(1) 用药指导:按时服药,定期监测肝、肾功能,血常规和定期监测血压变化。

(2) 安全指导:避免登高及操作高运转的器械,外出时应有人陪伴,随身携带标有病人姓名、住址和联系电话的"安全卡片",以防走失或发生意外。

(3) 运动指导:坚持适当的体育锻炼。根据气候调整室温、增减衣服,决定活动的方式、强度和时间;加强关节活动范围和肌力锻炼;加强日常活动、平衡功能及语言功能的康复训练。

(4) 心理指导:保持良好的心态,避免情绪紧张、激动。

(5) 生活指导:养成良好的生活习惯,合理饮食,保证足够营养供应。

6. 何谓癫痫持续状态?其急救护理措施是什么?

癫痫持续状态是指一次癫痫发作持续 30 分钟以上或连续多次发作,发作间期意识或神经功能未恢复至正常水平。

急救护理措施

(1) 保持呼吸道通畅:取头低位或平卧头侧位,下颌稍向前,解开领扣、领带和腰带；及时吸除痰液；必要时行气管切开；发现换气不足时应及时行人工呼吸。

（2）吸氧：鼻导管或面罩吸氧。

（3）保障病人安全：有前驱症状时应立即平卧；发作时勿按压肢体，防止骨折、脱臼；有牙关紧闭者应放置牙垫，防止舌咬伤；放置床档以防坠床；易擦伤的关节部位应用棉垫或软垫加以保护，防止擦伤。

（4）药物治疗：遵医嘱给予药物治疗。

（5）病情监测：严密观察神志、瞳孔及生命体征；观察发作的持续时间与频率；观察发作停止后病人意识恢复状况，有无头痛、疲乏或自动症。

（6）对症处理：① 高热病人给予物理降温；② 纠正水、电解质、酸碱平衡紊乱；③ 补充营养。

7. 重症肌无力的主要临床表现是什么？

重症肌无力的主要临床表现为：受累肌肉呈现病态疲劳，连续收缩后发生严重无力甚至瘫痪。短期休息后好转，症状于下午或傍晚劳累后加重，早晨或休息后减轻，呈规律性晨轻暮重波动性变化。多数病人眼外肌最先受累，表现为斜视、眼睑下垂或复视、双侧常不对称。一般上肢重于下肢，近端重于远端。呼吸肌、膈肌受累可出现咳嗽无力、呼吸困难。重症可因呼吸肌麻痹而死亡。平滑肌和膀胱括约肌常不受累。

8. 重症肌无力病人可出现哪几种危象？如何处理？

（1）肌无力危象：为最常见的危象，因抗胆碱酯酶药物剂量不足所致。注射滕喜龙后症状减轻可证实，如果注射滕喜龙后症状减轻则应增加抗胆碱酯酶药剂量。

（2）胆碱能危象：因抗胆碱酯酶药物过量所致。病人肌无力症状加重，出现肌束震颤及毒蕈碱样反应。静注滕喜龙 2 mg，如症状加重则停用抗胆碱酯酶药物，等药物排出后重新调整剂量或改用糖皮质激素。

（3）反拗危象：由于病人对抗胆碱酯酶药物不敏感所致。滕喜龙试验无反应，应停用抗胆碱酯酶药物，用输液维持，经过一段时间后若对抗胆碱酯酶药物敏感可重新调整剂量，也可改用其他治疗方法。

（封海霞）

八、免疫科

1. 风湿性疾病的临床特点是什么?

(1) 以血管或结缔组织慢性炎症的病理改变为基础。

(2) 呈发作与缓解相交替的慢性病程。

(3) 同一疾病临床表现个体差异大。

(4) 免疫学异常或生化改变。

(5) 治疗效果有较大的个体差异。

2. 类风湿性关节炎的主要临床表现是什么? 如何护理?

主要临床表现

(1) 关节表现:① 晨僵:指病变的关节在夜间静止不动后出现较长时间(至少1小时)的僵硬,如胶粘着样的感觉。② 痛与压痛。③ 肿胀:多呈对称性。④ 畸形:常见的有尺侧偏斜、天鹅颈畸形。⑤ 功能障碍。

(2) 关节外表现:① 类风湿结节。② 类风湿血管炎。③ 肺间质病变、结节性改变、胸膜炎。④ 心包炎。⑤胃肠道:可有上腹不适、胃痛、恶心、纳差,甚至黑便。⑥ 干燥综合征:主要表现为口干、眼干,多为继发。

护理措施

(1) 心理护理:病人因病情反复发作、顽固的关节疼痛、疗效不佳等原因,常表现为情绪低落、忧虑,对生活失去信心。护士应重视病人的每一个反应,与病人一起制定康复目标,激发他们对家庭、社会的责任感,鼓励其参加力所能及的活动,并组织病人集体学习交流,以相互启发、相互学习。

(2) 休息与体位:急性期应卧床休息,减少消耗,保护关节功能;限制受累关节活动,保持其功能位。

(3) 观察病情:① 了解关节疼痛部位、性质、关节肿胀和活动受限的程度,有无畸形以及晨僵的程度;② 注意关节外症状,如有胸闷、心前区疼痛、腹痛、消化道出血、呼吸困难等症状则提示病情严重,应及早适当处理。

(4) 晨僵护理:鼓励病人早期行温水浴或热水浸泡僵硬的关节,而后活动关节,夜间睡眠戴弹力手套保暖。

(5) 功能锻炼:护士应指导病人锻炼,做到勤指导、勤协助和勤督促,症状基本控制后,鼓励病人及早下床活动,必要时提供辅助工具,避免长时间不活动。可做肢体屈伸、散步、手部抓握、提举等活动,也可配合理疗、按摩,以增加局部血液循环,松弛肌肉,防止关节废用。

(6) 用药护理:常用的慢性抗风湿药有甲氨蝶呤、金制剂、青霉胺、环孢素等,这类药物常见不良反应有胃肠道反应、脱发、肝损害、肾损害等,严密观察用药疗效及不良反应,定期监测血、尿常规及肝、肾功能等。鼓励病人多饮水;饭后服用药物可减少胃肠道反应;给病人及家属讲解药物常见不良反应的症状,以协助早期发现病情变化;有脱发者应鼓励病人带假发。

3. 系统性红斑狼疮的主要临床表现是什么?护理措施有哪些?

主要临床表现

(1) 全身症状:发热、疲倦、乏力、体重减轻和淋巴结肿大。

(2) 皮肤与黏膜:最具特征者为面部红斑,此红斑常发生在颧颊,经鼻梁融合成蝶翼状,皮损为不规则的水肿性红斑,色鲜红或紫红,边缘清楚或模糊,可稍高出皮面,表面光滑,有时可见鳞屑,有痒和痛感。

(3) 关节与肌肉:多表现关节痛、关节炎,一般不引起关节畸形。常累及近端指关节和腕、膝关节,呈对称性分布。

(4) 肾:狼疮性肾炎表现为急慢性肾炎、肾病综合征和远端肾小管酸中毒等,尿毒症是系统性红斑狼疮的常见死亡原因。

(5) 心血管:以心包炎为最常见。

(6) 肺与胸膜:急性狼疮性肺炎表现为双侧肺弥漫性肺泡浸润性病灶,慢性者表现为肺间质纤维化,病变多在双下肺。

(7) 消化系统:食欲不振、恶心、呕吐、腹痛等,常见黄疸。

(8) 神经系统:脑损害最多见,表现为精神障碍、偏瘫、蛛网膜下隙出血等,严重头痛可以是系统性红斑狼疮的首发症状。

(9) 血液系统:慢性贫血,溶血性贫血,白细胞降低或淋巴细胞绝对数降低,无痛性淋巴结肿大,脾大。

护理措施

(1) 心理护理:护士应向家属及病人讲解有关疾病知识和自我护理方法,使他们了解本病并非"不治之症",若及时正确治疗,病情可以缓解,树立战胜病魔的信心,保持心情舒畅,为病人创造一个有利于身体康复的氛围。

(2) 饮食护理:鼓励进食高糖、高蛋白和高维生素饮食,少量多餐,宜软食,忌食芹菜、无花果、蘑菇及辛辣等刺激性食物,促进组织愈合,减少口腔黏膜损伤和疼痛。

(3) 口腔护理:保持口腔清洁。有口腔黏膜破损时,每日晨起、睡前和进餐后用漱口液漱口;有口腔溃疡者在漱口后用中药冰硼散或锡类散涂敷溃疡部;有口腔感染者,局部用抗生素。

(4) 皮肤护理：注意个人卫生，切忌挤压皮肤斑丘疹；避免日光照射和寒冷刺激，外出时戴宽边帽子，并穿长袖衣及长裤；避免接触刺激性物品，如染发烫发剂、农药、定型发胶等；避免服用诱发本病药物，如普鲁卡因、肼屈嗪等。

(5) 观察病情：定期监测生命体征、体重，观察水肿程度、尿量、尿色、尿液检查结果的变化，监测血清电解质、血肌酐、尿素氮的变化。

4. 强直性脊柱炎健康教育内容包括哪些?

(1) 一般指导：宜睡硬板床，低枕；注意保暖，防冻，防寒。

(2) 活动指导：鼓励病人适当锻炼，坚持脊柱、胸廓、髋关节活动，避免过度负重和剧烈活动。

(3) 用药指导：按时服药，定期监测肝、肾功能，测体重。

(4) 饮食指导：给予高热量、高蛋白、高维生素、易消化饮食，服大剂量激素时，嘱病人低盐饮食。

5. 干燥综合征的临床表现是什么? 健康教育内容包括哪些?

临床表现

干燥综合征有口干、龋齿、成人腮腺炎、舌痛、口腔可出现溃疡或继发感染、眼干涩、异物感、少泪等症状，还可出现全身症状，如乏力、低热。约 2/3 病人出现外分泌腺体外的系统损害。

健康教育内容

(1) 口腔护理：保持口腔清洁，勤漱口，减少龋齿和口腔继发感染的可能；停止吸烟、饮酒及避免口干的药物。

(2) 眼部护理：干燥性角膜炎可给人工泪液以减轻角膜损伤，素高捷疗眼膏保护角膜。

(3) 饮食指导：指导病人避免进食辛辣、煎炸、烟熏等刺激性食物，多食富含氨基酸的食物。

(4) 病情观察：低钾血症者定期监测血钾、肾功能，及时发现病情变化，可口服或静脉补钾；对合并有神经系统、肾损害、肌炎者应随诊。

6. 痛风的临床表现是什么?

(1) 急性关节炎：是痛风的首发症状，最易累及第一跖趾关节，表现为突然发作的单个，偶尔双侧或多关节红、肿、热、痛、功能障碍。

(2) 痛风石及慢性关节炎：痛风石是痛风的特征性损害，是尿酸盐沉积所致，可累及任何部位，最常见于关节内、关节附近及耳轮。呈黄白色大小不一的隆起，小如芝麻大，大如鸡蛋。

（3）痛风肾病：可出现蛋白尿、血尿、等渗尿，进而发生高血压、氮质血症等肾功能不全的表现。

（4）尿酸性尿路结石：尿酸盐结晶在肾形成结石，出现肾绞痛、血尿。

（5）痛风与代谢综合征：以肥胖、原发性高血压、高脂血症、2 型糖尿病、高胰岛素血症为特征的代谢综合征，常与痛风伴发。

（封海霞）

第三节　外　科

一、总　论

1. 缺水病人的观察内容有哪些?

(1) 体温:机体缺水、体液量不足,出现周围循环衰竭时,体温往往偏低,甚至四肢厥冷。有些缺水病人因调节体温能力下降,可发生体温升高。

(2) 血压:缺水导致血容量不足时,可致血压不稳定或下降,脉压变小。

(3) 脉搏:脉搏增快是体液不足时人体的一种代偿反应,脉搏微弱可能为血容量不足。

(4) 皮肤黏膜:体液不足时,皮肤、黏膜干燥,皮肤弹性下降,唇舌干燥,口渴。

(5) 尿的改变:尿量少于 30 ml/h,可见于各型缺水。此外,病人尿色加深,尿比重增大。

(6) 浅静脉充盈度:颈静脉及手背静脉等浅表静脉充盈度降低、萎陷。

(7) 神经、精神症状:病人软弱乏力、头晕,严重缺水可致烦躁、谵妄,甚至昏迷、肌痉挛性抽搐。

2. 静脉补钾的原则是什么?

(1) 补钾前了解肾功能,尿量必须在 30～40 ml/h 以上或每日尿量大于 500 ml 方可静脉补钾。

(2) 补钾的剂量不宜过多,参考血清钾水平,每天补钾 40～80 mmol 不等,即氯化钾 3～6 g。

(3) 钾的浓度不宜过高,一般不超过 40 mmol/L,即 1 000 ml 液体中氯化钾含量不超过 3 g。绝对禁止以高浓度含钾液体直接静脉注射,以免导致心跳骤停。

(4) 静脉补钾的速度不宜过快,一般速度限制在 0.75～1.5 g/h,否则,补钾速度太快,可致血钾短时间内增高,引起致命后果。

(5) 少数缺钾者应用大剂量钾静脉滴注时,需进行床边心电监护,如心电图出现高钾血症的变化,应立即采取相应措施。

3. 代谢性酸中毒有何临床表现? 护理要点有哪些?

代谢性酸中毒的临床表现有:典型症状为呼吸深而快,呼吸频率可高达

40～50 次/分，呼出气体有酮味。病人表情淡漠、疲乏无力、嗜睡、面色潮红、心率加快、血压偏低、腱反射减弱或消失，严重者可神志不清、昏迷、休克、心律不齐。

护理要点

(1) 仔细记录 24 小时出入液量及病人体重的改变，遵医嘱输注等渗盐水或平衡盐液以纠正水、电解质紊乱。

(2) 密切观察呼吸的频率及深度的变化，根据血浆 HCO_3^- 丢失情况补充碱性溶液。

(3) 注意神志改变，保护病人，适当使用安全措施，如使用床栏或移除障碍物，避免发生潜在损伤。

(4) 合并高钾血症时，应密切观察心率变化，及时发现心律紊乱并报告医师。

(5) 在纠正酸中毒的过程中，补碱不宜过速、过量，应注意可能出现的医源性碱中毒。

4. 何谓休克？休克的分类有哪些？

休克是人体对有效循环血量锐减的反应，是组织血液灌流不足所引起的代谢障碍和细胞受损的病理过程。

休克的分类：根据病因，休克可分为低血容量性休克、感染性休克、心源性休克、神经源性休克和过敏性休克五类。其中低血容量性休克和感染性休克在外科休克中最为常见。

5. 休克病人的临床表现有哪些？

根据休克的发病过程，将休克分为代偿期和抑制期。

(1) 休克代偿期：当失血量少于循环血量的 20%以下时，由于机体的代偿作用，交感一肾上腺轴兴奋，病人神志清楚，精神紧张，兴奋或烦躁不安，口渴，面色苍白，手足湿冷，心率和呼吸增快，尿量正常或减少。收缩压正常或稍升高，舒张压可升高，脉压差减少。

(2) 休克抑制期：病人神志淡漠，反应迟钝，甚至出现意识模糊或昏迷，口渴明显，皮肤和黏膜发绀，四肢厥冷，脉搏细速或摸不着，血压下降，脉压差缩小，尿量减少，甚至无尿。表浅静脉塌陷，毛细血管充盈迟缓。若皮肤黏膜出现紫斑或消化道出血，则表明病情发展至 DIC 阶段。

6. 麻醉前用药的目的是什么？麻醉前使用的药物有哪些？

麻醉前用药的目的

（1）镇静，缓解焦虑和恐惧，使病人情绪安定而予以合作。

（2）抑制唾液腺、呼吸道腺体的分泌，保持呼吸道通畅。

（3）减少麻醉药的不良反应，消除一些不利的神经反射。

（4）提高痛阈，缓解术前疼痛和增强麻醉镇痛效果。

麻醉前使用的药物

（1）安定镇静药：如地西泮、异丙嗪等，具有镇静催眠、抗惊厥、抗焦虑作用。

（2）催眠药：常用苯巴比妥、戊巴比妥等，起镇静催眠、抗惊厥作用，并能预防局麻药的毒性反应。

（3）镇痛药：常用药物有哌替啶、吗啡等，与全身麻醉药起协同作用，增强麻醉效果，减少麻醉药用量。吗啡的镇痛作用虽强，但有明显抑制呼吸的副作用。

（4）抗胆碱能药：常用阿托品、东莨菪碱，主要作用为抑制唾液腺、呼吸道腺体分泌。阿托品抑制迷走神经兴奋而使心率增快作用较东莨菪碱明显，因此心动过速、甲状腺功能亢进及高热等病人可选用东莨菪碱。

（5）其他用药：根据病情给予相应药物，如支气管哮喘病人给予氨茶碱。

7. 麻醉的方法有哪些？

（1）麻醉主要分部位麻醉和全身麻醉两大类。

① 部位麻醉又称区域麻醉或局部麻醉，指麻醉药作用于周围神经系统，使相应区域痛觉消失，运动障碍，而病人意识清醒。根据麻醉药阻滞的部位不同，部位麻醉又分为表面麻醉、局部浸润麻醉、区域阻滞、神经阻滞和椎管内麻醉。椎管内麻醉又分为蛛网膜下隙阻滞和硬膜外阻滞。

② 全身麻醉指麻醉药作用于中枢神经系统，使之抑制，病人的意识和痛觉消失，肌肉松弛，反射活动减弱。

（2）临床常将几种麻醉药物或（和）几种麻醉方法配合使用，称为复合麻醉。利用某些药物使病人进入类似睡眠（但非麻醉）的状态，称基础麻醉。有意降低病人的体温以提高组织细胞对缺氧的耐受力，称低温麻醉。

8. 蛛网膜下隙阻滞和硬膜外阻滞手术后护理有何不同？

蛛网膜下隙阻滞和硬膜外阻滞病人的护理均应按照椎管内麻醉的要求评

估病人状态，配合麻醉师摆好麻醉体位，协助其测定麻醉平面。麻醉后去枕平卧6～8小时，密切观察生命体征。术后护理的不同主要在于麻醉后并发症的观察及护理。

(1) 蛛网膜下隙阻滞后的并发症主要有：

① 头痛：多发生在麻醉后1～3天，特点是坐、立时加剧，平卧时减轻，多为胀痛、钝痛，以枕部痛最明显。原因是脑脊液从穿刺孔漏出，致颅内压下降，引起血管性头痛。嘱病人平卧休息，遵医嘱使用镇痛药物。

② 尿潴留：由于骶神经阻滞后恢复较慢、下腹部或会阴部术后伤口疼痛及不习惯床上排尿所致。采用穴位针刺、下腹部热敷、诱导排尿等方法，必要时导尿。

(2) 硬膜外阻滞术后的并发症主要有：

① 硬膜外血肿：硬膜外腔内有丰富的静脉丛，如病人有凝血机制障碍时可因穿刺损伤而形成血肿，压迫脊髓。应加强术后病情观察，如发现病人有下肢感觉和运动障碍，应及时报告，争取早期手术清除。

② 硬膜外脓肿：因无菌操作不严格或穿刺经过感染组织，引起硬膜外腔感染，逐步形成脓肿。大脓肿可压迫脊髓。应遵医嘱采用大剂量抗生素治疗，必要时手术排脓。

9. 如何护理全身麻醉恢复期的病人？其并发症有哪些？

护理措施

(1) 接收病人，安置合适卧位，一般病人去枕平卧，头偏向一侧，保持呼吸道通畅。妥善安置各种管道，保证呼吸机及其他监护仪器正常运转。

(2) 掌握病人的一般情况，包括麻醉方法、手术方式、术中情况、术中出血量、尿量、输液输血量及用药等。

(3) 密切观察，记录生命体征的变化，平稳后同时观察意识、肢体运动及感觉、皮肤与口唇色泽等，观察伤口敷料及引流管引流物的性状。保持静脉输液通畅，监测并记录用药。

(4) 注意保暖，给予保温措施，慎防烫伤。保证病人安全，严防坠床、外伤、抓脱敷料及管道等。

(5) 评估病人麻醉恢复情况，达以下标准可送回病房：神志清醒，有定向力，呼吸平稳，能深呼吸和咳嗽，$SaO_2>95\%$，血压及脉搏平稳30分钟以上，心电图无严重心律失常和ST-T改变。

并发症

(1) 呼吸系统并发症，占麻醉总并发症的70%，常见有呼吸暂停、上呼吸道梗阻、急性支气管痉挛、肺炎和肺不张、肺梗死、肺脂肪栓塞。

(2) 循环系统并发症,最常见的是高血压,其他有低血压、室性心律失常、心搏停止。

(3) 术后恶心、呕吐为最常见的并发症。呕吐物误吸入呼吸道,可发生窒息。

(4) 术后苏醒延迟和躁动,多与苏醒不完全和镇痛不足有关。

10. 手术前病人的一般护理措施有哪些?

(1) 心理护理:以认真细致的工作作风和热情和蔼的工作态度,取得病人的信任和合作;加强与病人的沟通,观察其心理活动,鼓励病人表达;提供病人需要的信息资料,讲解有关手术、麻醉、术后治疗护理的知识;鼓励亲属参与病人的心理支持。

(2) 做好手术前的常规准备

① 健康教育:宣传术前戒烟酒、皮肤准备和禁食禁饮的目的和重要性,讲解术后可能留置的导管的目的和意义,解释术后早期活动的意义并指导病人学会进行深呼吸、有效咳嗽、翻身和肢体运动及排便练习的方法。

② 胃肠道准备:胃肠道手术病人术前 1 日给予流质饮食,术前常规放置胃管,结直肠手术病人术前口服洗肠液和肠道抑菌剂。其他手术病人,饮食不必限制,但从手术前 12 小时开始都应禁食,4 小时开始禁饮水。

③ 呼吸道准备:术前戒烟 2 周以上,有肺部感染或咳脓痰的病人,术前 3 日使用抗生素,并做体位引流,痰液黏稠者进行雾化吸入,保持呼吸道通畅。

④ 手术区皮肤准备:包括剃除毛发、清洁皮肤。根据手术部位、手术种类确定备皮范围,进行皮肤准备,并于术前 1 日协助病人沐浴、修剪指(趾)甲、更换清洁衣服。

⑤ 其他准备:根据用药方案完成药物过敏试验,根据手术大小备血,术前一晚酌情服用镇静安眠药物。

(3) 特殊病人的准备:对于营养不良、体液失衡或患有心脏病、高血压、糖尿病病人及老年病人等,应遵医嘱分别做好特殊准备,积极控制病情。

(4) 手术日晨的护理:测量生命体征,如有体温升高或女病人月经来潮,应及时与医生联系;检查术前常规准备工作是否完善,遵医嘱术前用药,置胃管、导尿管等;取下假牙、发夹、首饰、眼镜等,并妥善保管;按手术需要,将摄片、术中特殊用药、用物等随病人带入手术室。

11. 术后早期活动益处有哪些?

术后早期活动可增加肺活量,利于肺扩张和分泌物的排出,减少肺部并发症;改善全身血液循环,促进切口愈合,防止压疮和减少下肢静脉血栓形成;还有利于肠道和膀胱功能的恢复,减少腹胀和尿潴留的发生。所以,术后非制动病人应早期活动,以促进全身功能的恢复。

12. 术后出血的原因有哪些?如何护理?

术后出血的原因有:术中止血不完善,创面渗血未完全控制;术后结扎线松脱;原痉挛的小动脉断端舒张;凝血机制障碍等。

对于出血量大的病人,应迅速加快输液、输血,补充血容量,立即做好术前准备,再次手术探查,彻底止血;如为少量出血,应更换切口敷料、加压包扎或全身应用止血药物。手术时应严格止血,关闭切口前检查并确认手术野没有活动性出血点是预防术后出血的关键。术后应严密监测生命体征,观察切口敷料有无渗血及引流液颜色和量,以及时发现出血征象。

13. 切口感染的原因有哪些?如何预防?

切口感染的原因有:手术操作无菌技术不严格;术中止血不彻底,缝合技术不正确,切口内遗有血肿、死腔、异物等使局部组织抵抗力低下;全身营养状况差或合并糖尿病、肥胖等导致切口愈合不良,增加了切口感染的机会。

预防切口感染的关键是严格遵守无菌技术,手术操作认真细致,防止手术残留死腔、血肿;加强手术前、后的处理,改善病人的营养状况,增强抗感染能力;定期更换切口敷料,保持切口敷料清洁、干燥、无污染;合理使用抗生素。

14. 术后血栓性静脉炎是如何发生的?护理措施是什么?

术后血栓性静脉炎常发生于术后长期卧床、活动少的老年人或肥胖病人,以下肢深静脉多见。主要原因是:病人卧床过久、活动少,导致下肢血流缓慢;血液凝固性增加,机体处于高凝状态;血管反复穿刺置管或反复输注刺激性较强的药物造成血管内膜损伤。

一旦发生血栓性静脉炎,应停止患肢静脉输液,抬高患肢并制动,局部用50%硫酸镁湿敷,严禁局部按摩,以防血栓脱落导致肺栓塞;遵医嘱使用低分子右旋糖酐、复方丹参液、降纤酶等静脉滴注。

15. 何谓外科感染?外科感染包括哪些?其特点是什么?

外科感染是指需要外科手术处理的感染性疾病和创伤或手术后并发的感染。

外科感染的种类

(1) 非特异性感染,又称为化脓性感染或一般感染,如疖、痈、蜂窝织炎、脓肿、急性阑尾炎、急性胆囊炎等。

(2) 特异性感染,如破伤风、气性坏疽等。

(3) 发生在手术切口、创伤或其邻近部位的感染,如切口感染和化脓等。

(4) 发生于远离手术部位的感染,如膈下脓肿、盆腔脓肿等。

(5) 发生于器械检查后或插管后的感染。

外科感染的特点

(1) 多数为几种细菌引起的混合感染,少数在感染早期为单一细菌所致,以后发展为几种细菌的混合感染。

(2) 大部分有明显而突出的局部症状和体征。

(3) 感染常较局限,发展后引起化脓、坏死、组织破坏,最终形成瘢痕组织而影响局部功能。

16. 何谓急性蜂窝织炎?其临床表现是什么?

急性蜂窝织炎是指皮下、筋膜下、肌间隙或深部疏松结缔组织急性弥漫性化脓性感染。

临床表现因致病菌种类和毒力、病变部位和深浅而不同:浅表急性蜂窝织炎表现为局部皮肤和组织红肿、剧痛,向四周蔓延,边界不清,中央部位常出现缺血性坏死;若病变部位的组织疏松则疼痛较轻。深部组织的急性蜂窝织炎,表面皮肤红肿不明显,但有局部组织肿胀和深压痛;全身症状明显,如寒战、高热、乏力,白细胞计数增高等。一些特殊部位如口底、颌下、颈部等处的蜂窝织炎,可致喉头水肿而压迫气管,引起呼吸困难,甚至窒息。

17. 何谓丹毒?丹毒是怎样发生的?

丹毒是β-溶血性链球菌感染的皮肤及其网状淋巴管的急性炎症病变。

丹毒好发于面部、四肢等部位。病人常先有皮肤或黏膜的某种病损,如皮肤损伤、口腔溃疡等,细菌经由皮肤或黏膜的细微伤口处侵入,迅速繁殖、扩散,引起局部皮肤及其淋巴引流区的淋巴结的炎症,感染加重可导致全身脓毒血症,而很少有组织坏死或局部化脓破溃。足癣或血丝虫可引起下肢丹毒的反复发作,引起淋巴水肿,甚至发展为象皮肿。

18. 破伤风病人有哪些典型症状?如何护理?

破伤风病人的典型症状是在肌肉强直性痉挛的基础上,出现阵发性抽搐。

一般先由咬肌开始，病人出现咀嚼不便、张口困难，随后牙关紧闭；面部表情肌痉挛时，形成"苦笑"面容；颈项肌痉挛时，病人出现颈项强直；痉挛波及背部和腹部肌群时，形成典型的"角弓反张"症状；四肢肌收缩时，肢体出现屈膝、弯肘、半握拳的姿态。膈肌或肋间肌受累时，病人出现呼吸困难，甚至窒息；膀胱括约肌痉挛时，病人可出现尿潴留。破伤风所致的肌肉痉挛是阵发性的，痉挛停止时，肌肉强直仍然存在，这是破伤风的一大临床特征。病情严重者全身肌肉出现阵发性抽搐，任何刺激都能诱发和加剧抽搐的发作。而病人神志始终清楚，体温正常或仅有低热。病程一般为3～4周。

护理要点

(1) 病室环境准备：病人住单人安静、遮光病室，室温15～20℃，湿度60%左右，备好急救药品和物品。有伤口病人应严格执行隔离制度，按照接触性隔离措施进行护理。

(2) 病情观察：观察病人生命体征变化，常规吸氧使血氧饱和度在95%左右，记录24小时液体出入量。观察局部伤口情况，保持引流通畅。

(3) 遵医嘱给药：注射破伤风抗毒素以中和游离毒素，需做血清敏感试验，以防发生过敏性休克；应用有效抗生素，首选青霉素；静脉输液和营养支持，以维持水、电解质平衡，纠正酸中毒和保证充足的营养。

(4) 做好抽搐病人的护理：专人护理，尽量减少刺激，避免诱发抽搐的因素；遵医嘱给予镇静安眠药物和冬眠药物，以控制痉挛发作，用药期间密切注意病人血压、呼吸、脉搏及神志的变化并详细记录。

(5) 加强呼吸道管理，做好基础护理：保持呼吸道通畅，频繁抽搐且分泌物不易排出者，应及早做气管切开，并加强气管切开护理；病人生活多不能自理，应做好基础护理；注意保护病人，防止受伤；尿潴留时留置尿管持续导尿。

(6) 终末消毒处理：病室用15%过氧乙酸，按7 ml/m^3 用量熏蒸消毒，2小时后通风，室内物品用0.1%过氧乙酸擦拭，被服曝晒4～6小时；出院病人淋浴、更衣，进行消毒处理；死亡的病人尸体用0.1%～0.2%过氧乙酸喷雾全身，进行彻底的终末消毒处理。

(7) 健康教育：加强劳动保护和宣传教育，正确处理伤口，注射破伤风抗毒素血清被动免疫；注射破伤风类毒素，获得自动免疫，也可应用联合免疫，积极预防破伤风。

19. 如何护理实施肠内营养的病人？

(1) 预防误吸：伴有意识障碍、经鼻胃管或胃造瘘管输注营养液者应取半卧位，以防反流；输注期间定期抽吸并估计胃内残留量，以防胃潴留；观察病情，鼓励病人咳嗽，以利排出分泌物。

(2) 保护黏膜、皮肤：长期留置鼻饲管者，可因压迫鼻咽部黏膜而产生溃疡，应每日用油膏涂拭润滑鼻腔黏膜；造瘘者应保持造瘘口周围皮肤干燥、清洁。

(3) 减少胃肠道不适：控制营养液的浓度和渗透压、输注的量和速度，调节营养液的温度，以减少胃肠道的不适应；营养液现配现用，避免污染、变质；伴同用药，需研碎稀释后注入。

(4) 保持喂养管在位、通畅：妥善固定，避免扭曲、折叠、滑脱；用 20～30 ml 温水或生理盐水定时冲洗喂养管，以防堵塞。

(5) 及时发现并处理并发症：及时了解相关指标的检测结果，监测营养支持的效果，以便调整配方或输注方式；注意观察病人的病情变化，及早发现并发症并积极处理。

20. 肠外营养的并发症有哪些？如何处理？

(1) 与静脉穿刺置管有关的主要并发症：如气胸、血管损伤、胸导管损伤、空气栓塞、导管移位或错位、血栓性静脉炎等。一旦发生，立即处理。视气胸的严重程度予以观察、胸腔抽气减压或胸腔闭式引流；穿刺部位出血或血肿形成，应立即退针、局部压迫；若损伤胸导管，立即退针或拔除导管，多数可自愈；一旦疑及空气栓塞，立即置病人于左侧卧位；若发现导管移位致液体渗漏，应予停止输液、拔管和局部处理；外周输注部位的浅静脉炎一般经局部湿热敷、更换输液部位或外涂可经皮肤吸收的具抗凝、消炎作用的软膏后可逐步消退。

(2) 感染性并发症：主要是导管性和肠源性感染。若疑有中心静脉导管性感染或脓毒血症，需按无菌操作要求拔管，剪下导管尖端，并采集周围血，分别做细菌培养、抗生素敏感性试验及真菌培养，建立周围通道，更换输液系统和营养液，根据病情选用抗生素，观察 12～24 小时后可按需要更换部位重新穿刺留置中心静脉导管。若因长期完全胃肠外营养导致肠道内细菌易位和内毒素吸收，并发全身性感染，应在控制感染的基础上，尽可能应用肠内营养或在肠外营养时增加经口饮食的机会。

(3) 代谢性并发症：按发生原因可归纳为 3 个方面：补充不足、糖代谢异常及肠外营养本身引起的并发症。注意营养液的配方，及时添加和补充电解质、微量元素、脂肪乳剂，可有效防止缺乏症的发生。若糖代谢紊乱，出现非酮性高渗性高血糖性昏迷，应立即停输葡萄糖溶液或含有大量葡萄糖的营养液，输入低渗或等渗氯化钠溶液，内加胰岛素，使血糖水平逐渐下降；反之，若出现低血糖性休克，一经证实，推注高渗葡萄糖或输注含糖溶液即可缓解。对于肠外营养引起的肝胆系统损害，如肝酶谱异常、肝脂肪变性和淤胆等，一般经采用双能源，以脂肪乳剂替代部分能源，减少葡萄糖用量，以及 TPN 减量或停用，尽早改用肠内营养，可得以逆转。

21. 一期愈合和二期愈合的区别是什么？

一期愈合和二期愈合均是创伤后的修复过程。一期愈合又称原发愈合，是指伤口组织修复以原来性质的细胞为主，仅含少量纤维组织，创缘整齐，对合良好，缝合后顺利愈合，愈后功能良好。二期愈合又称瘢痕愈合，是指组织修复以纤维组织为主，创口组织缺损较大，创缘不齐，主要通过肉芽组织增生和伤口收缩达到愈合，愈后功能不良，不仅缺少原有的生理功能，而且瘢痕挛缩或增生可引起各种狭窄、畸形。

22. 影响创伤愈合的因素有哪些？

创伤的愈合与伤员的年龄、致伤原因、受伤部位、受伤程度、有无污染以及创伤引起的局部炎症反应和全身性反应有关。不利于创伤愈合的因素有：

(1) 感染：是影响创伤愈合最常见的因素，致病菌不仅直接损害局部组织细胞，且可引起休克、蛋白质大量丢失等，从而进一步抑制愈合。

(2) 异物存留或失活组织过多：伤口内有异物、坏死组织或较大血肿时可引起异物反应和局部感染，干扰修复，延迟愈合；深而大的伤口，愈合时间也较长。

(3) 血液循环障碍：组织低灌注，细胞缺氧、代谢障碍，使炎症反应和细胞增生均受抑制，修复时间延长。若缝合张力过大、过紧，可致创缘血运不良，也不利愈合。

(4) 局部制动不够：关节处伤口若制动不严格，可致新生组织受到继续损伤而影响愈合。

(5) 全身性因素：如营养不良、免疫功能低下、使用皮质激素等或原有慢性疾病，均可使创伤愈合延迟。

(6) 心理因素：创伤不可避免地会对伤员造成心理刺激，形成心理压力，若长期处于不良心理状态中，其愈合能力较差。

23. 如何估计烧伤面积？

烧伤面积的估计以烧伤区占体表面积的百分比来表示。

(1) 新九分法：将人体体表面积划分为若干个 9％的等分，便于记忆，适用于较大面积烧伤的评估。新九分法是我国创用的、根据大量实测获得的估计方法，较符合我国人体实际。儿童因头部面积较大，并随年龄增长而改变其比例，应稍加修改(见表 2－5)。

(2) 手掌法：以伤者本人的一个手掌(五指并拢)面积占体表面积1%来估计。用于小片烧伤的估计或作为九分法的补充。

表 2－5　新九分法各部位体表面积的估计

部　位		占成人体表面积百分比/%		占儿童体表面积百分比/%
头颈：	发部	3		
	面部	3	9×1	9＋(12－年龄)
	颈部	3		
双上肢：	双上臂	7		
	双前臂	6	9×2	9×2
	双手	5		
躯干：	前躯干	13		
	后躯干	13	9×3	9×3
	会阴	1		
双下肢：	双臀	男：5　女：6		
	双大腿	21	9×5＋1	9×5＋1－(12－年龄)
	双小腿	13		
	双足	男：7　女：6		
全身合计		100	11×9＋1	11×9＋1

24. 不同深度烧伤的临床特点是什么？

烧伤的深度通常采用三度四分法，即按热力损伤组织的程度分为Ⅰ°、浅Ⅱ°、深Ⅱ°、Ⅲ°烧伤。其中，Ⅰ°、浅Ⅱ°为浅度烧伤，深Ⅱ°、Ⅲ°为深度烧伤，各度烧伤的特点见表 2－6。

表 2－6　烧伤深度的估计与特点

深度	组织学损伤	临床特点	病人感觉	拔毛试验	皮肤温度	创面预后
Ⅰ°红斑性烧伤	表皮层	局部轻度红肿，干燥无水疱	烧灼感，疼痛	痛	皮温稍高	2～3天红斑消失，3～5天痊愈。脱屑，不留瘢痕

表 2-6

深度	组织学损伤	临床特点	病人感觉	拔毛试验	皮肤温度	创面预后
浅Ⅱ°水疱性烧伤	表皮全层和真皮浅层,部分生发层健存	水疱较大壁薄,表皮脱落见创面湿润、淡红色,肿胀,渗出明显	剧痛感觉过敏	痛	皮温增高	3～4 天结薄层棕黄色干痂,如无感染,大约 2 周愈合,短期内色素沉着,不留瘢痕
深Ⅱ°水疱性烧伤	表皮至真皮深层,尚残留皮肤附件	水疱较小或无,去皮后基底苍白或浅红,创面微湿,水肿明显	疼痛感觉稍迟钝	微痛	局部皮温略低	如无严重感染,约 3～4 周痊愈,痂下愈合,遗留有瘢痕
Ⅲ°焦痂性烧伤	皮肤全层甚至达脂肪、肌肉、骨骼	创面苍白或焦黄炭化,皮革样,失去弹性,干燥,可见树枝状栓塞血管网	疼痛消失,感觉迟钝	不痛,且易拔除	皮温低,局部发凉	3～4 周后焦痂脱落,范围大者需植皮,愈合后遗留瘢痕或畸形,不能出汗

25. 烧伤病人实施补液的原则是什么?

(1) 选择早期补液的量和种类:根据Ⅱ°、Ⅲ°烧伤面积按公式计算补液量,表 2-7 列出了我国常用的方案。选择合适的液体种类,晶体液首选平衡盐液,其次选用等渗盐水等。胶体液首选血浆,以补充渗出丢失的血浆蛋白,也可用右旋糖酐、羟乙基淀粉等暂时代替,有条件时也可用人体白蛋白液。全血因含红细胞,在烧伤后血液浓缩时不宜使用,深度烧伤大量红细胞损害时可用。

(2) 正确掌握补液方法:迅速开放静脉,建立有效的周围或中心静脉通路。按照"先晶后胶、先盐后糖、先快后慢、见尿补钾"的原则,安排合适的输液顺序。重度烧伤或休克较深者,加用碳酸氢钠碱化尿液,纠正酸中毒。由于烧伤后 8 小时内渗出迅速,可使血容量很快减少,因此,第一个 24 小时补液量的 1/2 应在前 8 小时内输入人体,后 16 小时输入其余 1/2 量。补液期间注意监测生命体征及尿量,调整输液速度,保护心、肺、肾功能。

表 2-7 Ⅱ°、Ⅲ°烧伤的补液量

项目	第 1 个 24 小时内	第 2 个 24 小时内
每 1% Ⅱ°、Ⅲ°面积、公斤体重补液量(以晶体和胶体液补给)	成人 1.5 ml 儿童 1.8 ml 婴儿 2.0 ml	第 1 个 24 小时的 1/2

表 2－7

项　目	第 1 个 24 小时内	第 2 个 24 小时内
晶体液：胶体液	中、重度　2∶1 特重　1∶1	中、重度　2∶1 特重　1∶1
基础需要量（5％葡萄糖溶液）	成人 2 000 ml 儿童 60～80 ml/kg 婴儿 100 ml/kg	成人 2 000 ml 儿童 60～80 ml/kg 婴儿 100 ml/kg
举例：成人中度烧伤、体重 60 公斤、Ⅱ°烧伤面积 20％	补液量＝60×20×1.5＋2 000＝3 800(ml)	补液量＝60×20×1.5/2＋2 000＝2 900(ml)
补液量是：晶体液	1 200 ml	600 ml
胶体液	600 ml	300 ml
葡萄糖液	2 000 ml	2 000 ml
总量	3 800 ml	2 900 ml

26. 烧伤病人的护理要点有哪些？

(1) 休克期护理：严密观察病情变化，密切监测生命体征及尿量、血氧饱和度等。迅速开放静脉，建立有效的周围或中心静脉通路。根据Ⅱ°、Ⅲ°烧伤面积按公式计算补液量，选择合适的晶体液和胶体液，合理安排补液顺序，调整和控制适当的补液速度，按计划完成补液方案，维持有效循环血量。

(2) 烧伤创面的处理：是治愈烧伤的关键环节。① 创面初期处理：剃净创周毛发，剪短指(趾)甲，擦净创面周围皮肤。用灭菌水冲洗创面，无菌纱布轻轻拭干。② 创面的包扎或暴露：包扎有利于保护创面、及时引流渗液，适用于面积小或肢体的浅Ⅱ°烧伤。包扎后每日检查有无松脱、臭味或疼痛，注意肢端末梢循环情况，敷料浸湿后及时更换，以防感染。暴露治疗适用于大面积、头面部或会阴部烧伤，使创面渗液和坏死组织逐渐干燥，形成痂壳，以暂时保护创面且干冷的环境也不利于细菌繁殖。痂皮形成前后注意其深部有无感染化脓。③ 去痂、植皮：深度烧伤创面愈合缓慢，或不能自愈，且瘢痕增生可造成畸形，应尽早去除痂壳，植皮覆盖，使创面早日愈合。做好供皮区皮肤准备，植皮后保护植皮区肉芽创面，勿受压。④ 感染创面的处理：局部应用抗菌药液及收敛性强的中草药制剂，选用湿敷、半暴露(薄层药液纱布覆盖)、局部浸泡或全身浸浴等方法充分引流脓性分泌物，去除坏死组织，待感染基本控制、肉芽组织生长良好，及时植皮促使创面愈合。

(3) 加强基础护理和疼痛护理：做好皮肤护理，保护骨隆突处，使用烧伤专用翻身床或气垫床。严格无菌操作，并采取保护性隔离措施，定时消毒病室空气，并保持一定温度和湿度，防止交叉感染。遵医嘱给予镇痛治疗。

(4) 全身性感染的防治：遵医嘱根据细菌学检查和药敏试验针对性地选用抗生素，并注意监测病人的肝、肾功能。加强全身支持治疗，维持水、电解质代谢和酸碱平衡，进行肠内、肠外营养，以提高免疫功能，防治感染。

(5) 器官并发症的防治：常见且威胁较大的并发症有：肺部感染和急性呼吸衰竭、肾功能不全、应激性溃疡、脑水肿、化脓性静脉炎、心律不齐等。预防的关键在于及时纠正低血容量、迅速逆转休克及预防和减轻感染，同时根据病情着重维护和监测这些器官的功能。

(6) 心理护理和康复护理：加强沟通交流，稳定病人情绪。制定康复计划，加强肢体和关节的功能锻炼。在烧伤早期即注意维持各部位的功能位置。重视病人心理的康复，颜面部烧伤、手烧伤等遗留瘢痕、畸形或功能障碍者，可采用心理疏导的方法，指导病人正确对待伤残。

(7) 出院指导和健康教育：普及防火、灭火、自救常识，预防烧伤事件的发生。对康复期病人进行知识宣教，鼓励参与一定的家庭、社会活动，指导其保护皮肤，防止紫外线、红外线的过多照射，避免对瘢痕组织的机械刺激等。

27. 移植学的概念包括哪些？

当今移植学的概念包括了细胞移植、组织移植及器官移植。

(1) 细胞移植：指移植某种大量游离的、具有活力的细胞，采用输注到受者的血管、体腔或组织器官内的方法。如输注全血或浓缩红细胞治疗失血或贫血；骨髓与造血干细胞移植治疗白血病等。

(2) 组织移植：指某一组织，如皮肤、筋膜、肌腱、软骨、血管等或整体联合的几种组织的移植。一般采用游离移植或血管吻合移植以修复某种组织的缺损。

(3) 器官移植：指移植脏器的全部或部分，保留其解剖学的外形轮廓和内部解剖的结构框架，带有主要血供和主干管道。属于活体移植，在移植过程中，始终保持活力，并在移植后较快地恢复其原有的生理功能，如肝移植、肾移植等。

（许　勤）

二、普通外科

1. 外科急腹症有哪些共同临床表现？护理上如何观察病情？

共同临床表现

(1) 腹痛：有阵发性腹痛、持续性钝痛或隐痛、持续性疼痛伴阵发性加重。

(2) 消化道症状：有厌食、恶心、呕吐、腹胀、排气排便停止等。

(3) 腹膜刺激征：即压痛、反跳痛及肌紧张。

(4) 肠鸣音改变：肠鸣音减弱或消失多提示低血钾、腹膜炎或肠麻痹、绞窄性肠梗阻晚期；肠鸣音活跃、音调高伴气过水声多为机械性肠梗阻。

观察要点

(1) 一般症状：体温、脉搏、血压、呼吸、面色、精神状态等。

(2) 腹部体征：病人腹痛加剧，提示病情加重；局限性疼痛转变为全腹痛，并出现肌紧张、反跳痛，提示炎症扩散。

(3) 呕吐物、排泄物的性状：呕吐物为宿食且不含胆汁提示幽门梗阻；急性胃扩张时呕吐物可呈咖啡色或草绿色；呕吐物为褐色、混浊、含残渣且呕吐后腹痛暂时减轻者多为小肠梗阻；呕吐物为粪水样多为低位肠梗阻；小儿腹痛伴果酱样大便多为肠套叠。

2. 急性化脓性腹膜炎的临床表现及治疗原则是什么？

临床表现

(1) 腹痛：原发病不同，腹痛的性质也不一样，一般为持续、剧烈疼痛，以原发病灶处最为显著。

(2) 恶心、呕吐：早期常见症状，开始呕吐物多为胃内容物，当发生麻痹性肠梗阻时，呕吐物常含胆汁，甚至粪水样内容物。

(3) 体温、脉搏：开始时可正常，后因毒素吸收常有发热和脉搏加快。若脉搏加快而体温下降，常提示病情转向恶化。

(4) 感染中毒症状：随病情的发展常出现高热、寒战、脉速、呼吸浅快，中毒性休克时可出现四肢厥冷、脉搏细速、呼吸急促、血压下降。

(5) 腹部体征：腹部膨胀、腹式呼吸减弱或消失，腹部有明显压痛、反跳痛和不同程度的肌紧张，腹部叩诊呈鼓音，肠鸣音减弱或消失。

(6) 直肠指诊：若直肠前窝饱满并伴有触痛，提示已有盆腔感染或脓肿形成。

治疗原则

消除原发病因，改善全身状况，清理或引流腹腔促进炎症局限、吸收及消散。

(1) 非手术治疗：炎症局限或病情较轻、全身状况良好时可采用非手术治疗，具体措施包括：半卧位，禁食，胃肠减压，纠正水、电解质紊乱，应用抗生素，营养支持，镇静，止痛，给氧等。

(2) 手术治疗：病情严重或经短时间非手术治疗无效者可行手术治疗，包括处理原发病、清洁腹腔、充分引流。

3. 胃肠减压的目的及护理要点是什么?

目的

胃肠减压的目的是将积聚在胃肠道内的气体和液体吸出,降低胃肠道内的压力和张力,改善胃肠壁血液循环,有利于炎症局限,促进胃肠功能的恢复。

护理要点

(1) 妥善固定胃肠减压装置,记录胃管插入的深度。

(2) 保持负压,利于气体和液体的吸出;保持胃管通畅,观察、记录引流物的颜色、性质和量。

(3) 做好鼻腔、咽喉部及口腔的护理,随时评估病人口腔黏膜的情况,长期使用胃管的病人应每周更换胃管一次。

(4) 胃肠减压期间一般禁食禁水,必须经口服药时,如为片剂要研碎调水后注入,并用温水冲洗胃管,注入后夹管30分钟。

(5) 通常术后48～72小时肛门有排气,肠鸣音恢复后,可拔除胃管。拔管时,捏紧胃管末端,嘱病人屏气,先缓慢往外牵拉,当胃管前端近咽喉部时,迅速将胃管拔出。

4. 腹腔双套管灌洗引流的目的及护理要点是什么?

目的

腹腔双套管灌洗引流的目的是通过内外套管达到既引流又冲洗的目的,减少胰液、胰腺坏死组织及毒素对机体的损害。

护理要点

(1) 妥善固定引流管,并对每一根引流管做好标记。

(2) 保持引流管的通畅,维持一定的负压,检查引流管有无折叠、扭曲或受压;及时清除双套管内的堵塞物,可将双套管的内管取出清洗或沿顺时针方向缓慢旋转松动外套管。

(3) 持续腹腔灌洗时,应遵循开放灌洗—随即吸引—停止灌洗—关闭吸引器的顺序。

(4) 观察并记录引流液的性状、色泽和量。

(5) 保护灌洗引流管周围的皮肤,可用凡士林纱布覆盖或涂氧化锌软膏。

(6) 生命体征平稳后取半卧位,并经常更换体位,以利引流。

(7) 严格无菌操作及妥善处理污物。

5. 胃大部切除术后的护理要点有哪些?

(1) 病情观察:定时测量生命体征,观察神志、皮肤颜色、切口敷料及引流液(如胃肠减压)情况,详细记录24小时出入量。

(2) 活动:鼓励早期活动,病人清醒、血压平稳后取半卧位,定时床上翻身,若无特殊限制,术后第2日协助下床活动。

(3) 饮食:肠蠕动恢复,拔除胃管当日可少量饮水,若无呕吐、腹胀等不适,可渐进流质、半流质、普食。进食原则为少量多餐,控制甜食,忌生冷、油炸、浓茶、酒等刺激性食物。

6. 胃大部切除术后的并发症及处理措施有哪些?

(1) 术后胃出血:多数病人通过禁食、使用止血药物、输血、输液等措施可控制症状,否则需手术止血。

(2) 十二指肠残端破裂:须立即手术处理,术后加强全身支持治疗,纠正水、电解质紊乱,控制感染,给予肠外营养。

(3) 胃肠吻合口破裂或瘘:须立即手术修补或引流。

(4) 胃排空障碍:多数病人通过禁食、胃肠减压、肠外营养支持、应用促胃动力药物等措施多能好转。

(5) 术后梗阻:采用禁食、胃肠减压、肠外营养支持等措施,症状不能缓解的病人需行手术治疗。

(6) 倾倒综合征:少食多餐,多进食高蛋白、高脂肪类的食物,控制甜食,限制液体食物,餐后平卧10～20分钟。

7. 肠梗阻有哪些共同的临床表现?非手术治疗的护理要点有哪些?

肠梗阻共同的临床表现有:腹痛、呕吐、腹胀和停止自肛门排便排气。

护理要点

(1) 饮食:肠梗阻病人应禁食,待病情好转、梗阻缓解后遵医嘱给予少量流质,忌甜食和牛奶。

(2) 体位:无休克者采取半卧位。

(3) 胃肠减压的护理:注意保持胃肠减压的通畅,保持有效负压,做好口腔护理。观察引流液的性质以判断梗阻的部位、程度,记录引流量作为补液的参考。

(4) 呕吐的护理:重症病人应将头转向一侧,呕吐后及时清除呕吐物,给予温开水漱口,观察并记录呕吐出现的时间、次数、性质及量。

(5) 补液的护理:合理安排输液种类和调节输液速度,保证输液的通畅,并观察输液后的反应。

(6) 对症处理:遵医嘱应用抗生素,无肠绞窄者给予阿托品类解痉药,禁用吗啡类止痛药。

(7) 病情观察:定时测量并记录体温、脉搏、呼吸、血压,严密观察腹痛、腹胀、呕吐及腹部体征情况。

8. 肠瘘的治疗原则及非手术治疗的护理要点是什么?

肠瘘的治疗原则包括纠正水、电解质紊乱,控制感染,加强瘘口护理,营养支持,预防并发症。

护理要点

(1) 心理护理:向病人及家属解释肠瘘的发生、发展过程和治疗方法。

(2) 体位:采取低半卧位。

(3) 腹腔双套管引流:按腹腔双套管的护理要点护理,并根据引流液的稠度及引流量调节负压大小,避免负压过小致引流不充分或过大造成肠黏膜损伤、出血。肠液稠厚、流出量多、刺激性强时,应加快冲洗速度。

(4) 瘘口周围皮肤护理:及时清除溢出的肠液,敞露瘘口,瘘口周围涂氧化锌油膏。

(5) 营养支持:包括肠外营养和肠内营养。

9. 结肠手术前肠道准备的意义及措施有哪些?

结肠手术前肠道准备的意义:充分的肠道准备可以减少术中污染腹腔,减少术后并发症,有利于吻合口的愈合。

传统的肠道准备包括三部分:控制饮食、应用肠道抑菌药、清洁肠道。

(1) 控制饮食:术前 3 日进少渣半流质,术前 2 日起进流质饮食。有梗阻症状者,应禁食补液。

(2) 应用肠道抑菌药:术前 3 日起遵医嘱给予口服抑菌药,如庆大霉素、灭滴灵等。因控制饮食及服用肠道杀菌剂,使维生素 K 的合成及吸收减少,故需同时补充维生素 K。

(3) 清洁肠道:① 遵医嘱给予缓泻剂,如番泻叶、液体石蜡油或 50%硫酸镁等。② 手术前晚及术日晨清洁灌肠。也可采用全肠道灌洗法。

10. 直肠癌的临床表现是什么? 如何早期发现病变?

临床表现

早期症状多不明显.癌肿长大后,可产生一系列症状:

（1）直肠刺激症状：排便习惯改变，出现频繁便意，有里急后重感。

（2）癌肿破溃感染症状：癌肿破溃时，大便表面带血及黏液。血便是直肠癌病人最常见的症状。感染时可出现脓血便。

（3）肠腔狭窄症状：排便前腹痛，排便困难，粪便变细或扁平，或成形便上有沟，癌肿较大时表现为肠梗阻症状。

（4）晚期症状：癌肿侵及骶神经丛时，会阴、骶部出现剧烈持续痛；癌肿侵及后尿道、前列腺或膀胱后壁，出现尿频、尿痛、排尿开始时困难；肝脏和腹膜转移时，可出现肝大、黄疸、腹水。

早期诊断方法

（1）详细询问病史。

（2）应用大便潜血检查对高危人群进行监测。

（3）直肠指检，75%以上的直肠癌可通过指检发现。

（4）直肠镜、乙状结肠镜和纤维结肠镜检查。

11. 肠造口的护理要点有哪些？

（1）心理护理：给予心理安慰和鼓励，并做好解释工作。

（2）人工肛门袋的护理：正确使用人工肛门袋，保护造瘘口周围皮肤：① 用软手纸轻轻擦掉粪便，用清水或生理盐水清洁周围皮肤，皮肤晾干后根据需要可以涂皮肤保护用品；② 正确测量造瘘口大小，将胶板开口剪至合适大小，一般比造瘘口大 1/8 寸(0.375 cm)左右；③ 撕去胶板粘贴面上的纸片，将胶板紧贴在造口周围皮肤上；④ 造口袋各部分应扣紧，妥善安装后轻轻往下拉便袋，检查是否连接牢固。

（3）病情观察：密切观察引流物的颜色、量、性状及气味。术后 3 日内注意观察造口处血运情况，若黏膜呈暗紫色或黑色则说明造口肠管血运有障碍。观察造瘘口有无回缩现象。发现造瘘口狭窄，需每日做造瘘口扩张，逐日增宽口径。

（4）饮食护理：饮食以高热量、高蛋白、高维生素、低渣、易消化、无刺激为主。

（5）活动指导：适当掌握活动量及强度，避免过度增加腹压的活动，如提取重物。

（6）养成定时排便的习惯：可采用自然排便法、结肠灌洗术及使用结肠造口栓等。

12. 急性阑尾炎的典型临床表现是什么？

（1）转移性右下腹疼痛：多开始于上腹或脐部，疼痛位置不固定。

(2) 胃肠道症状：早期可有轻度厌食、恶心、呕吐。有些病人可发生腹泻或便秘。

(3) 右下腹固定压痛：压痛点通常位于麦氏点。

(4) 腹膜刺激征：包括腹肌紧张、反跳痛和肠鸣音减弱或消失。

13. 肝癌手术前后的护理措施有哪些？

术前护理

(1) 一般护理：教会病人做深呼吸、有效咳嗽及翻身的方法，练习卧位排便排尿，帮助病人转移注意力，安排舒适的环境以减轻疼痛。

(2) 心理护理：了解病人的心理状态，给予心理支持。

(3) 肠道准备：术前遵医嘱给予口服抗生素，生理盐水清洁灌肠，同时补充维生素 K。

术后护理

(1) 一般护理：严密观察病人神志、血压、脉搏、呼吸、尿量以及伤口有无渗血。

(2) 体位：术后第 2 天取半卧位，鼓励咳嗽，协助翻身，但要避免过早活动，防止术后肝断面出血。

(3) 饮食：以富含蛋白质、热量、维生素和膳食纤维为原则，按病人的饮食习惯提供其喜爱的饮食。

(4) 引流管护理：保持腹腔引流通畅，密切观察引流量及性状。如血性溶液逐日增加，疑有内出血时，应及时向医师汇报。

(5) 肝动脉插管病人的护理：严格无菌操作，每次注药前要消毒，注药后用肝素液封管。拔管后加压压迫穿刺点。

14. 肝脏移植术后的观察要点是什么？

(1) 生命体征，尤其是体温的观察。

(2) 胆汁、尿液、胃液、胸腹腔引流等引流液的色、量、性状的观察。

(3) 精神意识状态的观察。

(4) 各项血生化指标的观察。

(5) 并发症(出血、感染、胆道并发症)的观察。

(6) 排异反应的观察。

15. 门静脉高压症手术病人的护理要点有哪些？

术前护理

(1) 一般护理：病人宜多卧床休息，避免过于劳累。

(2) 饮食护理:给予高糖、高维生素、高蛋白、低脂肪、易消化的饮食,避免油炸、干硬、粗糙、有骨刺的食物,食物不宜过热。

(3) 消化道的准备:灌肠液用生理盐水,禁用肥皂水。

(4) 心理护理:调动病人的主观能动性,使其与医护人员配合。

术后护理

(1) 病情观察:定时测量体温、脉搏、血压、呼吸,观察病人的神志、面色、肢端毛细血管充盈时间,观察并记录胃肠减压和腹腔引流液的性状、量、色。

(2) 卧位与活动:施行分流术者,术后取平卧位或上身抬高15°半坐卧位。手术后不宜过早下床活动,一般需卧床1周。

(3) 饮食:指导病人从流质开始逐步过渡到正常饮食,保证热量供给。分流术后病人应进低蛋白、高热量饮食,忌食粗糙和过热食物,禁烟、酒。

(4) 保护肝脏:术后给予吸氧;禁用或少用有损肝脏的药物,继续术前的保肝措施。

(5) 观察和预防并发症:观察病人的意识状态,若发现有嗜睡、烦躁、谵妄等,立即通知医生。行脾切除病人,注意血小板计数,观察有无腹痛、腹胀及便血症状。

16. 经腹腔镜胆囊切除手术后的护理措施有哪些?

(1) 病情观察:定时测量生命体征,尤其注意心率及心律的变化,观察病人的神志、皮肤颜色;观察并记录腹腔引流和胃肠减压引流液的性状、色泽和量。

(2) 体位:回病室后取平卧位,病人清醒、血压平稳后取半卧位。

(3) 活动:鼓励病人尽早活动,术后次日可床边活动。

(4) 手术后并发症的观察:① 出血:术后短时间内腹腔引流液呈鲜红色且骤增,应及时向医生汇报。② 胆汁瘘:如腹腔引流管中流出胆汁或出现腹膜炎症状应怀疑胆瘘。

17. 急性梗阻性化脓性胆管炎的典型临床表现及治疗原则是什么?

急性梗阻性化脓性胆管炎的临床表现为:腹痛、寒战、高热、黄疸、休克、神经中枢系统受抑制表现。

治疗原则:紧急手术解除胆道梗阻并引流,尽早而有效地降低胆管内压力。

18. "T"形引流管的护理要点及拔管时的注意事项有哪些?

护理要点

(1) 妥善固定引流管。

(2) 保持引流管的通畅，检查引流管有无折叠、扭曲或受压。

(3) 观察并正确记录引流液的色、性状和量。

(4) 引流袋定时更换，引流袋位置不可高出切口平面，以防止胆汁倒流。

注意事项

拔管前先行夹管，再做“T”形管造影，证实胆总管通畅、无残留结石后，方可拔管。拔管后引流管口如有渗液应及时更换敷料。

19. 胰腺部分切除术后有哪些常见并发症及如何处理？

(1) 胰瘘：早期持续吸引引流，周围皮肤涂以氧化锌软膏。

(2) 胆瘘：多发生于术后5～7日，术后应保持“T”形管引流通畅，每日做好观察和记录，保护胆瘘周围皮肤。

(3) 出血：出血量少者可应用止血药、给予输血等，出血量大者需手术止血。

(4) 胆道感染：应用抗生素和利胆药物，防止便秘。

20. 典型的腹外疝由哪几部分组成？手术后护理要点有哪些？

典型的腹外疝由疝囊、疝内容物和疝外被盖等组成。

护理要点

(1) 体位：手术当日取平卧位，次日可改为半卧位。

(2) 饮食：一般病人手术后6～12小时若无恶心、呕吐可进流质，次日可进软食或普食。行肠切除吻合术者，术后饮食同肠道手术后饮食护理。

(3) 活动：一般于术后3～5日考虑离床活动，采用无张力疝修补术的病人可早期离床活动。年老体弱、复发性疝、巨大疝病人可适当延迟下床活动时间。

(4) 防止腹内压升高：注意保暖，防止受凉引起咳嗽；咳嗽时用手掌按压切口；保持排便通畅。

(5) 并发症预防：① 术后出血：切口放置沙袋压迫；② 阴囊水肿：可使用阴囊托或“丁”字带托起阴囊；③ 切口感染：注意保持敷料清洁、干燥，避免大小便污染。

21. 甲状腺功能亢进症病人术前护理措施有哪些？

(1) 一般护理：① 保持环境凉爽、安静，使病人得以充分休息；② 鼓励病人进食高热量、高蛋白、高维生素饮食，避免刺激性食物，每周测体重一次；③ 提供情感支持，保持情绪稳定；④ 测量基础代谢率。

(2) 练习手术体位：教会病人练习头低肩高(颈过伸)体位。

(3) 药物准备：遵医嘱使用抗甲状腺及减缓心率的药物。

(4) 其他措施：突眼者注意保护眼睛，睡前用眼膏敷眼或以油纱布遮盖，也可戴黑眼罩；术后床旁备引流装置、无菌手套、拆线包及气管切开包。

22. 乳房癌根治术后的护理措施有哪些?

(1) 病情观察：密切观察生命体征，扩大根治术病人注意观察呼吸，如有胸闷、呼吸困难，应做肺部听诊、叩诊和 X 线检查，及时发现气胸。

(2) 体位：病人术后血压平稳后可取半卧位，以利呼吸和引流。

(3) 饮食：术后 6 小时无恶心、呕吐等麻醉反应者可正常饮食，并保证足够的热量和维生素。

(4) 伤口护理：注意观察伤口敷料情况及加压包扎绷带的松紧度，同时观察患侧肢体远端的血液供应情况。

(5) 引流管的护理：① 妥善固定引流管；② 保证有效的负压吸引，定时挤压引流管或负压吸引器；③ 观察引流液的色、性状、量并记录。

(6) 患侧上肢的护理：抬高患肢，避免在患肢测血压、注射和抽血。

(7) 康复锻炼：术后卧床期间开始活动手部、腕部及肘部，下床后活动肩部。鼓励病人自己进食、梳理头发、洗脸等。10 日左右进行手指爬墙活动、画圈、滑轮运动、手臂摇摆运动。原则上，7 日内不要上举，10 日内不外展，上肢负重不宜过大或过久。

(8) 心理护理：鼓励病人正确面对现状，表达对她的同情，提供改善自我形象的措施或方法，注意保护病人隐私。

23. 下肢浅静脉曲张的临床表现是什么?

主要临床表现为下肢浅静脉扩张、伸长、迂曲，其次为患肢肿胀、胀痛、酸胀或沉重感，小腿下段和踝部皮肤营养障碍性病变，包括皮肤萎缩、脱屑抓痒、湿疹、皮炎、色素沉着和溃疡形成等。

(冯小芹)

三、神经外科

1. 何谓颅内压? 颅内压的正常值是多少?

颅内压是指颅内容物对颅腔壁所产生的压力。正常成人平卧位时的颅内压为 0.7～2.0 kPa(70～200 mmH_2O)；儿童为 0.5～1.0 kPa(50～100 mmH_2O)。

2. 脑脊液总量是多少？每日产生多少量？

一般成人脑脊液总量为100～160 ml，脑脊液产生速率为每分钟0.3 ml，每日产生400～500 ml。脑脊液总量约占颅腔容积的10%。

3. 何谓颅内压增高？其主要临床表现有哪些？

颅内压持续超过2.0 kPa(200 mmH_2O)时引起的相应的综合征称为颅内压增高。

临床表现

(1) 颅内压增高的“三主征”：头痛、呕吐、视神经乳头水肿。

(2) 意识障碍及生命体征变化：意识障碍可出现嗜睡、反应迟钝。生命体征变化为血压升高、脉搏徐缓、呼吸不规则等。

(3) 其他：头晕，猝倒，头皮静脉怒张。

4. 神经外科病人的病情观察主要有哪些内容？

(1) 意识状态：传统的方法分为意识清楚、意识模糊、浅昏迷、昏迷和深昏迷。现常用Glasgow昏迷评分法(GCS)来评定病人的意识状况，按睁眼、语言及运动三方面的反应来计分，将三者的得分相加，15分为意识清醒，8分以下为昏迷，最低为3分。

(2) 瞳孔：正常瞳孔直径为2.5～3.0 mm，直接、间接光反应灵敏，双侧瞳孔等大、等圆。一侧瞳孔散大多为小脑幕裂孔疝压迫动眼神经所致，也可能是原发性动眼神经损伤；双侧瞳孔散大、对光反应消失是脑疝晚期的表现。分析瞳孔改变的意义时，应了解瞳孔改变的发展过程、病人的意识状况、生命体征和神经系统体征等的改变。

(3) 生命体征：包括体温、脉搏、呼吸、血压。急性而严重的颅内压增高时，脉搏缓慢而洪大、呼吸深慢、血压高。

(4) 神经系体征：如果病人逐渐出现肢体活动障碍，尤其是继发于意识障碍加重和瞳孔改变，则提示病情变化。癫痫发作的病人应注意观察开始抽搐的部位及抽搐时间，眼球和头部转动的方向及发病后有无肢体活动障碍等。

(5) 其他：颅内压增高、烦躁不安、睡眠中遗尿等。

5. 脑室穿刺引流术后的并发症是什么？对穿刺引流术后的病人应如何观察？

并发症

(1) 脑室内、硬膜下或硬膜外出血。

(2) 局部或颅内感染。

观察内容

(1) 密切观察意识、瞳孔、生命体征变化及引流物的量和性质。

(2) 维持正常引流:引流管开口需高于侧脑室平面 10～15 cm,根据引流量的多少及颅内压的高低调节悬挂高度。每日引流的脑脊液量以不超过 500 ml 为宜。

(3) 保持引流管通畅:病人意识不清或有烦躁时,应加以约束、固定。

(4) 严格无菌操作,预防颅内感染:倾倒引流液时要严格遵守无菌原则;保持病室内良好的环境,限制人员流动,室内空气消毒。

(5) 掌握拔管指征及拔管前夹管试验方法。

6. 何谓颅脑损伤的中间清醒期?其临床意义是什么?

当原发性脑损伤很轻(脑震荡或轻度脑挫裂伤),最初的昏迷时间很短,而血肿的形成又不是太迅速时,则在最初的昏迷与脑疝的昏迷之间有一段意识清楚时间,大多为数小时或稍长,称为中间清醒期。是硬膜外血肿存在的典型临床表现。

7. 颅前窝骨折、颅中窝骨折及颅后窝骨折典型的临床表现分别是什么?

(1) 颅前窝骨折的典型表现为"熊猫眼"征,骨折发生后,鼻出血、眶周广泛淤血斑、广泛球结合膜下淤血斑以及迟发性眼睑皮下淤血,多在伤后数小时出现,呈紫蓝色;根据骨折累及部位的不同可合并脑脊液鼻漏或嗅神经及视神经的损伤。

(2) 颅中窝骨折的典型表现为脑脊液耳漏或鼻漏。

(3) 颅后窝骨折的典型表现为伤后 1～2 日出现乳突区皮下迟发性淤血斑(Battle 征)。伤后数小时出现颈部肌肉肿胀及咽后壁黏膜淤血、水肿。

8. 颅底骨折合并脑脊液漏病人的护理要点是什么?

(1) 密切观察生命体征及漏出脑脊液的量、颜色及性状,及时发现病情变化。

(2) 卧床休息,维持特定体位:取床头抬高、半坐卧位或患侧卧位,促进漏道尽早闭合。

(3) 防止颅内感染:保持外耳道、鼻腔和口腔清洁,禁忌填充、冲洗或滴入药物,禁止鼻饲及鼻腔内吸痰,尽量避免擤鼻涕、打喷嚏、剧烈咳嗽以及用力排便。

9. 亚低温治疗中的病人应做哪些监护？可能出现的并发症有哪些？

亚低温是浅低温(36～34℃)和中低温(34～26℃)的简称，是指应用药物和物理的方法使病人体温降低至36～26℃，以达到治疗的目的。

亚低温治疗的监护内容：① 药物应用的管理；② 降温毯使用过程中的参数监测；③ 循环系统的监测；④ 呼吸系统的监测；⑤ 体温的监测；⑥ 生活护理。

亚低温治疗的并发症：① 肺部感染；② 心律失常：窦性心率过缓；③ 低血容量性休克；④ 四肢末梢冻伤、烫伤及压疮。

10. 颅脑肿瘤术后常见的并发症有哪些？颅脑肿瘤术后病人的护理要点有哪些？

颅脑肿瘤术后常见的并发症有颅内出血、颅内感染、脑脊液漏、中枢性高热、消化道出血、尿崩症、顽固性呃逆、癫痫发作等。

护理要点

(1) 病情观察：观察生命体征、肢体活动，特别是意识、瞳孔的变化，出现异常应及时报告医师对症处理。

(2) 头部伤口及伤口引流管的观察。

(3) 体位：病人意识清醒、血压平稳后，抬高床头取头高位，以利颅内静脉回流，减轻脑水肿，降低颅内压。

(4) 保持呼吸道通畅：给予氧气吸入，监测脉氧饱和度，病人清醒后鼓励其深呼吸，做有效的咳嗽排痰，防止肺部感染。

(5) 维持水、电解质平衡：按时、定量输入脱水剂、抗生素及营养支持药物，注意输液的速度，准确记录出入量。

(6) 饮食：一般颅脑手术后，病人清醒且病情稳定者，术后第一天可进流质或半流质饮食，以后逐渐过渡为普食。

(7) 止痛与镇静：根据病情适当使用镇静药。

(8) 加强生活护理和与病人的沟通，提高病人术后的舒适度。

11. 脊髓肿瘤的临床表现如何分期？

脊髓肿瘤是指发生于脊髓本身及椎管内与脊髓邻近组织的原发性肿瘤或转移性肿瘤。其临床表现根据疾病的发展分为三期：

(1) 刺激期：此期最常见的症状是神经根痛，特征性表现之一是部分病人出现“夜间疼痛”或“平卧痛”。

(2) 脊髓部分受压期：典型体征为脊髓半切综合征，表现为病变段以下同侧感觉、运动减退，对侧肢体痛觉、温觉丧失。

（3）脊髓瘫痪期：脊髓半切综合征或不完全性瘫痪逐渐加重，最终至完全性瘫痪。

12. 脑积水通常分为哪两种？主要治疗方法是什么？

脑积水通常分为非交通性脑积水（阻塞性脑积水）和交通性脑积水。

主要治疗方法是行分流术，通过改变脑脊液的循环途径，将脑脊液分流到人体体腔而吸收，达到疏通脑积水的目的。

13. 脑室—腹腔分流术后病人的护理中应注意什么？

（1）观察意识、瞳孔、生命体征的变化，注意有无头昏、呕吐、面色苍白、出冷汗等颅内压降低的表现。

（2）体位：取平卧位，不可突然抬高头部。

（3）饮食：术后禁食，待胃肠功能恢复再进食。注意观察有无腹痛、腹胀等症状。

（4）预防感染：保持伤口敷料干燥，如渗血较多应及时更换敷料。

（5）颅内压增高的观察：出现病情变化及时汇报医生。

（张爱琴）

四、心胸外科

1. 何谓联合瓣膜病？其主要临床表现有哪些？

联合瓣膜病是指两个或三个瓣膜合并发生病变。多以二尖瓣病变为主，和其他瓣膜病变联合发生。其中二尖瓣与主动脉瓣病变共存者最常见。也可见二尖瓣、主动脉瓣、三尖瓣的病变同时存在者。

临床表现：活动后呼吸困难、心慌、胸闷、气短、咳嗽、乏力、咯血等，最后发生心力衰竭；也可因受累部位不同而出现不同的症状，如主动脉瓣狭窄及（或）关闭不全可出现心绞痛症状，因心搏量的不足引起眩晕或昏厥，甚至猝死。

2. 何谓体外循环？体外循环术后的并发症有哪些？

体外循环是指利用插在上、下腔静脉或右心房内的腔静脉导管将静脉血通过重力引流出来，再使之通过人工肺（氧合器）进行氧合，排除二氧化碳，变成动脉血，储存到储血器中，然后经单向血泵把动脉化的血经微栓过滤器过滤后通过插入主动脉的导管泵入体内，并使之循环达静脉端，供给全身组织氧气。其实质是以人工心肺代替心脏和肺的功能，所以又称心肺转流。

体外循环术后并发症有：① 出血；② 肾功能不全或衰竭；③ 呼吸功能不全；④ 神经系统合并症；⑤ 感染；⑥ 心律失常；⑦ 心包填塞；⑧ 心脏衰竭。

3. 何谓冠状动脉搭桥术？冠状动脉搭桥术后护理要点是什么？

冠状动脉搭桥术是指取一段位于自体腿部的大隐静脉或其他部位的血管如乳内动脉等，在升主动脉和冠状动脉堵塞的远端之间做一主动脉与冠状动脉的搭桥，从而使主动脉的血液通过移植血管供应到冠状动脉的远端，以恢复相应心肌的血液供应，改善心肌缺血、缺氧状态，解除心绞痛等症状。

护理要点

(1) 生命体征的观察：注意病人神志、瞳孔、四肢活动情况，持续监测心率、动脉血压的变化，常规监测中心静脉压，心功能差者还需监测肺动脉压、心输出量、混合静脉氧饱和度等；避免血压波动。

(2) 呼吸道管理：术后呼吸机辅助呼吸，应用呼吸机期间，准确设置呼吸机参数，正确识别报警内容，并会排除报警原因；正确掌握吸痰时机和要领，做好人工气道的管理；拔管后，鼓励病人深呼吸，做有效咳嗽，进行肺活量锻炼。

(3) 出入量的管理，维持血容量和水、电解质平衡：严格控制液体的输入速度和量，记录每小时入量、出量和总量；维持尿量大于1 ml/(kg・h)。

(4) 心包、纵隔、胸腔引流液的观察：定时挤压引流管，保持其通畅，并观察引流液的量、颜色，有无血凝块，有无心包填塞和活动性出血发生。

(5) 防止压疮和深静脉血栓：定时帮助病人活动肢体，大隐静脉取血管处用弹力绷带包扎，次日开始活动肢体，并教会病人床上做肌肉运动，防止深静脉血栓形成。

(6) 营养支持：拔出气管插管后 2 小时即可进少量水和流质，进食前听肠鸣音是否恢复，鼓励少食多餐，进低脂、高蛋白、易消化的食物。

4. 瓣膜置换术后的护理观察要点是什么？

(1) 维持良好的呼吸功能：术后予呼吸机辅助呼吸，正确识别报警内容，并会排除报警原因；正确掌握吸痰时机和要领，维持动脉血氧饱和度、动脉血氧分压；拔管后，鼓励病人深呼吸，做有效咳嗽，进行肺活量锻炼。

(2) 维持良好的循环功能：注意心率、血压的变化，常规监测中心静脉压，心功能差者监测肺动脉压、心输出量、混合静脉氧饱和度等；维持良好的心脏收缩功能及适当周围血管张力。

(3) 引流管的护理：密切观察心包、纵隔、胸腔引流液的量及性质，定时挤压引流管，观察引流液的量、颜色，有无血凝块；预防心包填塞，观察有无活动性出血。

(4) 维持肾功能：维持有效肾血管的血流灌注。

(5) 应用抗生素：选用有效的抗生素，预防感染。

(6) 抗凝治疗的护理：引流管拔除术后当天或第 2 天口服华法林维持凝血酶原时间达 18～25 秒。凡置换机械瓣者，需终生抗凝治疗；选用生物瓣者一般抗凝 3 个月即可。服用抗凝剂期间，观察有无出血情况。

(7) 饮食护理：拔出气管插管后 2 小时即可进少量水和流质，鼓励少食多餐，以低脂、高蛋白、易消化的食物为宜。

(8) 预防压疮：术后每 2～3 小时协助翻身、皮肤护理一次，保持皮肤清洁干燥，床单位整洁，早期下床活动。

5. 瓣膜置换术后抗凝治疗的护理措施是什么？

(1) 掌握开始服用抗凝药时间：手术后拔除胸腔引流管或术后 48 h 以后开始口服抗凝药。

(2) 准确调整用药量：根据抽血查凝血酶原时间及活动度，了解用药量对凝血的作用来调节用药量。

(3) 正确掌握抽血时间、凝血酶原时间及活动度：术后第 1 周内每日清晨抽血检查，以后每周检查 2 次，逐渐延长至每月 1 次或 3 个月 1 次，以保持凝血酶原时间在 18～25 秒，活动度在 30%左右为宜。

(4) 服药后注意点：长期服药的病人如需拔牙或接受其他手术，应在手术前暂停抗凝药 2 天，以防出血；如与其他药同时服用时，无论是增加或减少抗凝药的用量均需在医生的指导下进行服药。

(5) 注意抗凝药的不良反应：抗凝药的不良反应有出血或渗血、皮炎、发热、恶心、呕吐、肠痉挛、腹泻、子宫出血等，一旦出现上述症状应立即减量或停药，及时到医院就诊。

6. 心脏手术后常用的监测项目及并发症有哪些？

常用的监测指标有：心率、心律、动脉血压(直接或间接收缩压)、中心静脉压，通过漂浮导管监测肺动脉压、肺毛细血管楔压、心排血量、混合静脉氧饱和度，了解心功能及机体氧供需平衡；体温，尿量，胸腔，纵隔及心包引流液量及性质，胸部 X 线，血气分析，红细胞，白细胞，血小板计数，红细胞压积，血红蛋白含量，血清钾、钠、氯，心肌酶谱等常见的并发症有：出血、心包填塞、低心排综合征、心律失常、围手术期心肌梗死、胸水、肺水肿、呼吸系统并发症、急性肾功能不全、神经系统并发症等。

7. 心包填塞的观察要点是什么？

(1) 引流量较多，且引流管内有条索状血块挤出，或原先持续较多的引流突然停止或减少。

(2) 病人血压下降，脉压差缩小，脉搏细弱、奇脉，心率加快。

(3) 中心静脉压明显升高，颈静脉怒张。

(4) 尿量减少（<30 ml/h）。

(5) 病人可在出现不典型上述症状时，突然心跳骤停。

(6) X线检查可显示纵隔增宽，心影增大。

8. 何谓低心排综合征？其典型的临床表现是什么？

低心排综合征是指体外循环术后，由于心脏排血量显著减少以致重要脏器灌注不足而引起的休克症候群。

临床表现：血压下降，中心静脉压升高，尿量减少，脉搏细速，烦躁不安，肢体湿冷，缺氧等。

9. 心脏手术后康复护理的内容有哪些？

(1) 肺部锻炼指导：① 深呼吸锻炼：带有气管插管辅助呼吸时，通过调节呼吸机模式及参数鼓励病人主动呼吸。做深吸气运动，拔除气管插管后，嘱其深吸气屏住3秒钟后尽力呼气，胸式与腹式呼吸交替。② 有效咳嗽锻炼：拔除气管插管后，嘱病人用一抱枕保护伤口，先轻轻咳嗽2次，再深吸一口气后用力咳嗽，吐出分泌物；避免剧烈咳嗽。

(2) 运动指导：病人清醒后，嘱其握拳，抬高上肢和双腿，做屈伸脚等动作，以后逐渐增加活动量，早期下床活动。

(3) 饮食指导：鼓励自己进食，以高蛋白、低盐、低脂、易消化的食物为宜，不宜饱餐。

(4) 用药指导：服用强心药要教会病人数脉搏，注意有无胃肠道不适或黄、绿视现象，观察并记录每天的尿量，防止电解质紊乱；服用华法林的病人出院后每月复查一次凝血酶原时间，以后3～6个月复查一次，服药期间注意有无牙龈出血、皮肤紫癜、月经出血增加等异常情况，一旦出现，及时停药，复查凝血酶原时间，调整药量。

10. 何谓反常呼吸？急救与护理的主要措施有哪些？

反常呼吸是指相邻多根多处肋骨骨折后，尤其是前侧局部胸壁可因失去完整肋骨的支撑而软化，出现反常呼吸运动：即吸气时，软化区的胸壁内陷，而不随同其余胸廓向外扩展；呼气时则相反，软化区向外鼓出。

主要措施

小范围胸壁软化时，用厚敷料压盖于软化区，再用多头胸带包扎胸廓；范围大的胸壁软化，采用体外牵引固定或手术内固定。现场急救可用坚硬的垫子或手掌施压于胸壁软化部位，或采用患侧向下卧位，利用身体重力压迫胸壁软化部位。同时密切观察循环和呼吸变化，给予吸氧，鼓励病人咳嗽和排痰，必要时行气管切开。

11. 胸腔镜手术的适应证有哪些？

（1）诊断性胸腔镜手术适应证：胸膜疾病、肺疾病、纵隔肿瘤、心包疾病、胸部外伤、肿瘤分期等。

（2）治疗性胸腔镜手术适应证：胸膜疾病、肺疾病、心脏疾病、纵隔疾病、食管疾病、胸部外伤、胸部其他疾病等。

12. 胸外科病人手术前后的主要护理措施有哪些？

手术前护理措施

（1）呼吸道护理：① 有吸烟史者劝其戒烟。② 训练病人做深呼吸运动及腹式呼吸。③ 指导病人学会有效咳嗽与排痰的方法，即在排痰前先轻轻咳嗽几次，使痰液松动，再深吸一口气后用力咳嗽，使痰液顺利排出。④ 若术前已有肺部感染或咳脓痰者，术前3～5日应用抗生素；痰液黏稠者，行雾化吸入，雾化后拍背帮助病人排痰。

（2）体能锻炼：督促病人每日平地快速步行或爬楼梯，以增强心肺功能。

（3）排便训练：指导病人练习床上排便，可以减少或避免术后尿潴留的发生。

（4）心理护理：了解病人和亲属的心理活动，给予心理支持，使其处于接受手术治疗的最佳心理状态。

手术后护理措施

（1）病情观察：严密监测病人心率、心律、呼吸、血压、脉氧情况；注意有无伤口渗血、出血。

（2）体位及引流：手术后次日病人可取半坐卧位，有利于咳嗽和引流。正确连接各种管道，观察并记录引流液的量、性状。

(3) 呼吸道护理：手术后病人一旦清醒，即鼓励其行深呼吸、有效咳嗽，便于排痰、引流、促进余肺复张。雾化吸入每日 2～3 次。

(4) 健康指导：① 手术后早期督促病人在床上活动肢体，待拔除引流管后鼓励其下床站立或缓步行走，以防长期卧床血栓形成；注意早期做上肢的外展、上举、爬墙锻炼，避免因手术切口瘢痕挛缩而致上肢活动受限。② 加强营养，鼓励病人经口进食。

13. 胸腔闭式引流的护理要点是什么？

(1) 引流管的选择：选择长度约 100 cm 的橡胶管作引流管。① 排液管：选择管径 1.5～2.0 cm 的橡胶管作为排液管。② 排气管：选择管径 1.0 cm 左右的橡胶管作为排气管，或选择合适的一次性排液、排气管。

(2) 引流管的安放部位：排气管一般置于锁骨中线第 2 肋间；排液管一般置于腋中线或腋后线的第 6～8 肋间；脓胸常选在积脓液的最低位。

(3) 维持引流效能：① 正确连接引流装置，妥善固定于床旁；运送病人时，双钳夹管，水封瓶置于床上病人双下肢之间，防止滑脱；下床活动时，引流瓶应低于膝关节。注意操作时保持引流装置的无菌与密闭。② 病人取半卧位，有利于呼吸、排痰和引流。③ 水封瓶液面应低于引流管胸腔出口平面 60 cm，以免引流液逆流入胸膜腔造成感染。④ 鼓励病人咳嗽、深呼吸，有利于积液、积气排出，恢复胸膜腔负压，使肺充分膨胀。

(4) 引流液的观察、记录：注意观察引流液的量、性状、水柱波动范围，并准确记录。

(5) 引流管的拔管指征：术后 48～72 小时，引流量明显减少且颜色变淡，24 小时引流量＜50 ml，或脓液＜10 ml，X 线胸片示肺膨胀良好、不漏气，病人无呼吸困难即可拔管。

14. 食管癌的典型临床表现是什么？手术后护理要点有哪些？

食管癌的典型临床表现：进行性吞咽困难。

手术后护理要点

(1) 呼吸道的护理：鼓励病人早期行深呼吸和有效咳嗽，促进肺膨胀。

(2) 胃肠减压的护理：① 保持胃管引流通畅，妥善固定，防止滑脱。若胃管脱出应严密观察病情，不应盲目再插入，以免戳穿吻合口，造成吻合口瘘。② 严密观察引流液的量、性状并记录。③ 持续胃肠减压期间，口腔护理每日 2～3 次。

(3) 饮食护理：① 术后3～4日病人禁食、禁饮；术后5～6日可以开始少量饮水，若无异常可进食少量清淡流质；术后6～7日进食流质；术后8～9日进食半流质。② 进食时宜采取坐位或半坐位，避免谈话、说笑，以防食物呛咳进入气管。③ 进食后不要立即平卧，最好散步片刻；术后反流症状严重者，睡眠时最好取半卧位。④ 进食过程中，如出现突然剧烈胸痛、胸闷，应考虑胸内吻合口瘘。

15. 食管癌手术后的常见严重并发症有哪些？观察内容有哪些？

食管癌手术后常见严重并发症有：吻合口瘘、出血、肺部感染、脓胸、乳糜胸、喉返神经麻痹。

观察与护理

(1) 吻合口瘘：是食管癌切除、食管重建术后最严重、死亡率较高的并发症。① 观察：吻合口瘘多发生在术后4～6日。应密切观察，如病人出现胸闷胸痛、呼吸困难、持续发热、脉速无力，X线示胸内液气平面，胸穿抽出液含食物残渣液时，提示为吻合口瘘。早期胸内吻合口瘘表现为病人进食后剧烈胸痛。② 处理：早、中期胸内吻合口瘘者，可开胸修补或切除吻合口瘘。中、晚期瘘者，可采取保守治疗，纠正水、电解质紊乱等。

(2) 出血：若胸腔引流管管引流出鲜红色血性液体大于100 ml/h，持续3～4小时无减少倾向，病人出现神志淡漠、脉速细弱、血压下降等休克表现时，说明有活动性出血。应立即采取止血、升压措施，必要时开胸止血。

(3) 肺部感染：病人可有发热、咳嗽、咳痰。应及时做痰培养，选择敏感抗生素，吸氧，雾化吸入，协助病人咳痰。

(4) 脓胸：食管切除是污染性手术，术后发生脓胸者较常见。确诊后做胸腔闭式引流，选择有效抗生素以控制感染，全身营养支持。

(5) 乳糜胸：是较严重的并发症。多发生在术后4～5日，病人可表现为胸闷、气急、呼吸困难、心悸，甚至出现休克。一旦确诊，立即置胸腔闭式引流，及时排除胸腔内的乳糜液，使肺膨胀。同时采用静脉营养支持治疗，如果保守治疗无效应及时采取手术治疗。

(6) 喉返神经麻痹：病人表现为声音嘶哑，进食时常有呛咳，应指导病人缓慢进食，以糊状食物为佳。以后随着健侧声带的代偿作用，症状会逐渐改善。两侧喉返神经损伤可导致严重的呼吸困难，甚至窒息。

16. 肺癌的主要临床表现有哪些？转移途径有哪些？

肺癌的主要临床表现：刺激性咳嗽、痰中带血，部分病人有胸痛、发热。

肺癌的主要转移途径:直接扩散、淋巴转移、血行转移。

17. 肺切除术后的主要并发症有哪些?如何观察和护理?

肺切除术后的主要并发症:出血、肺不张、肺炎、心律失常、支气管胸膜瘘等。

观察及护理

(1) 出血:术后3小时内血性引流液大于100 ml/h,呈鲜红色,有血凝块,伴有血压下降、脉搏增快、尿量减少等低血容量表现,应疑为活动性出血。需加快静脉输血补液速度,使用止血药,同时保持胸腔引流管通畅,必要时做好剖胸探查的准备。

(2) 肺不张、肺炎:病人可出现气短、憋气、烦躁不安、心动过速、体温增高、哮鸣、呼吸困难等症状。应鼓励、协助病人做有效咳嗽,行鼻导管深部吸痰或支气管镜吸痰,病情严重者可行气管切开,以确保呼吸道通畅。

(3) 心律失常:观察心率、心律、血压、尿量等变化。发现心律失常,及时通知医生并配合处理。

(4) 支气管胸膜瘘:一般发生在术后7~10日,病人有发热、刺激性咳嗽、痰中带血或咳血痰、呼吸音减低、呼吸困难且胸腔引流管排出大量气体等。应将病人置于患侧卧位,以防漏出液流向健侧。可行胸腔闭式引流术,必要时开胸修补瘘孔。

18. 胸腺瘤并发重症肌无力病人手术后的护理要点有哪些?

(1) 呼吸道管理:麻醉药物可加重肌无力症状。咽肌无力可出现咽分泌物增多;呼吸肌、膈肌受累可引起咳嗽无力、呼吸困难。重症可因呼吸肌麻痹而死亡。

① 保持呼吸道通畅,及时吸痰,翻身、叩背以利于清除呼吸道分泌物,必要时留置胃管持续减压.以免胃内容物反流而造成窒息。

② 出现呼吸肌无力时,应用抗胆碱酯酶药物。

③ 出现肌无力危象时,应用抗胆碱酯酶药物,必要时配合医生,行气管切开及人工呼吸机辅助呼吸。

(2) 呼吸机使用的护理:密切观察病人呼吸,注意湿化气道,防止痰液结痂,及时吸痰。

(3) 肌无力危象与胆碱能危象的观察与鉴别:肌无力危象是由于抗胆碱酯酶药物剂量不足所致;胆碱能危象是由于抗胆碱酯酶药物过量所致。注射滕喜龙后如症状减轻者为肌无力危象,症状加重者为胆碱能危象。在抢救肌无力危象时，由于应用较多的抗胆碱酯酶药物，应警惕胆碱能危象的发生。护理中要注意观察肌无力危象与胆碱能危象的不同表现，准确判断以便抢救。

（陈玉红　孟爱凤）

五、泌尿外科

1. 泌尿系统外科疾病常见的临床症状是什么？

（1）排尿改变：尿频、尿急、尿痛、排尿困难、尿潴留、尿失禁、尿流中断、遗尿。

（2）尿液改变：尿量、血尿、气尿、混浊尿。

（3）疼痛：泌尿、男生殖系器官病变引起的疼痛，常在该器官所在部位，但也可沿神经放射至其他相应部位。

（4）尿道分泌物异常：性状可呈黏液性、血性或脓性。

（5）男性性功能异常：性欲异常、勃起功能障碍、射精功能障碍。

2. 何谓血尿？其常见病因及护理措施是什么？

定义

血尿即尿液中带血液。根据尿液中血液含量的多少可分为镜下血尿和肉眼血尿。

（1）镜下血尿：借助显微镜见到尿液中含红细胞即为镜下血尿。

（2）肉眼血尿：肉眼能见到尿中有血色和血块者称为肉眼血尿。1 000 ml 尿中含 1 ml 血液即呈肉眼血尿。

病因

血尿的常见病因为泌尿系感染、结石、肿瘤、前列腺增生、外伤、结核病（泌尿系）等。

护理要点

（1）做好心理护理，解除病人的恐惧心理。

（2）积极协助检查诊断。无症状血尿应重视，对一时不能确诊者一边抗炎治疗一边观察病情。

（3）留尿标本进行常规和细胞学检查。

（4）观察出血性质和排尿情况。

（5）观察排尿中血尿的变化。肉眼血尿严重的应按排尿先后留取标本，进行比色。

(6) 血尿严重时应卧床休息，按时测量血压、脉搏。

3. 泌尿系统常用的导尿管的种类和用途有哪些？

(1) 硅胶导尿管：常用于导尿或膀胱灌洗，有粗细不同的规格，常用 F12～18 号。

(2) 气囊导尿管：二腔管用于保留导尿和长期带管的病人，三腔管系作为术后持续引流、冲洗和治疗之用。

(3) 弯头导尿管：又称前列腺导尿管，主要用于前列腺肥大的病人。

(4) 花瓣导尿管：用于需经耻骨上膀胱造瘘的病人。

4. 膀胱冲洗的目的、方法及护理要点是什么？

目的

(1) 冲洗膀胱，保持尿液引流通畅，减轻脓、血、黏液等异物引起的疼痛和防止感染。

(2) 治疗某些膀胱疾病如膀胱炎、膀胱肿瘤。

(3) 严重血尿时，防止膀胱内血块形成。

冲洗液常用等渗盐水、0.02%呋喃西林液、3%硼酸液等，必要时可在等渗盐水中加入抗生素。灌入溶液的温度为 38～40℃。膀胱内出血时可选用冰盐水。

方法及护理要点

(1) 持续膀胱冲洗法多用于前列腺摘除及膀胱手术后。

护理要点：① 严密观察引流液的量、色、性状，根据引流液的量及颜色调节滴入速度；② 冲洗时，引流液必须多于滴入量，如果出现引流液滴速减慢甚至停止时应及时处理；③ 定期更换引流装置。

(2) 间断膀胱冲洗法多用于膀胱内长期带管者、长期留置导尿管、合并感染、术前准备或术后拔管前。冲洗时采用保留法，即滴入液体至有尿意后停止滴入，如滴入治疗用药，尽量保留30 分钟再开放引流管。每日 1～4 次。

护理要点：① 冲洗瓶内液面距床面约 60 cm，滴速为 60～80 滴/分。② 冲洗过程中应有专人守护。③ 注意无菌操作。④ "Y"形管须低于耻骨联合，以便引流彻底。

(3) 小剂量膀胱冲洗法用于留置导尿管发生阻塞，尿液出现混浊、沉淀及需注入药物治疗时。

护理要点：① 液体注入膀胱后如需抽吸时不得用力过猛，吸出之液体不可回注。② 注意无菌操作，接头处用无菌纱布包裹。③ 注药时应先排尽尿液，注药后提起导尿管尾端，使药液全部进入膀胱，然后缓慢拔出导管，嘱病人卧床休息，暂不排尿。

5. 泌尿系内腔镜的种类及诊治适应证有哪些？

（1）膀胱尿道镜：确定血尿的原因及出血部位，欲行逆行造影；确定膀胱肿瘤部位及确切大小；确诊及取出膀胱异物或结石等。

（2）输尿管镜：输尿管疾病的诊断；上尿路结石的治疗；输尿管和肾盂内肿瘤的活检、电灼和切除。

（3）肾镜：肾及输尿管上段结石；肾内异物；肾或肾盂内占位性病变的鉴别诊断；肾上皮肿瘤的活检、电灼和切除；肾盂输尿管连接部狭窄切开。

6. 尿路结石的临床表现有哪些？尿石症病人的护理措施是什么？

临床表现

肾和输尿管结石的主要临床表现有疼痛、血尿。其他症状包括脓尿，肾脏肿大，双侧上尿路完全性梗阻时可致无尿。膀胱结石的临床表现主要是膀胱刺激症状，如尿频、尿急和排尿终末疼痛。典型症状为排尿突然中断，并感疼痛，常放射至阴茎头部和远端尿道；变换体位又能继续排尿。尿道结石表现为排尿困难、点滴状排尿及尿痛，甚至造成急性尿潴留。

护理措施

（1）术前护理：① 心理护理：解说本病的基本情况，提供心理支持。② 术前准备：输尿管结石病人入手术室前需再摄腹部平片定位。③ 继发性结石或老年病人，应注意全身情况和原发病的护理。

（2）术后护理：① 体位：侧卧位或半卧位。肾实质切开取石者，应卧床 2 周。经膀胱镜钳夹碎石后，应适当变换体位，增加排石。② 饮食：肠蠕动恢复后可进食，饮水达每日 3 000～4 000 ml。③ 引流管的护理：妥善固定，定时观察，保持引流通畅，防止逆行感染，根据病情拔管。④ 其他：预防感冒，防止咳嗽，保持大便通畅，避免用力过度继发出血。

7. 前列腺增生的临床表现有哪些？前列腺切除术后的护理要点是什么？

良性前列腺增生简称前列腺增生，是老年男性常见病。主要临床表现有尿频、排尿困难、尿潴留、血尿等。

术后护理要点

（1）病情观察：密切观察病人意识状态及生命体征。

（2）体位：平卧 2 日后改半卧位，固定或牵拉气囊导尿管，防止病人坐起或肢体活动时气囊移位而失去压迫膀胱颈口之作用，导致出血。

（3）饮食：术后6小时无恶心、呕吐，可进流质，鼓励多饮水，1～2日后无腹胀即可恢复正常饮食。

（4）膀胱冲洗：术后用生理盐水持续冲洗膀胱。根据尿色调节冲洗速度，确保冲洗管道通畅，准确记录冲洗量和排出量（尿量＝排出量－冲洗量）。

（5）膀胱痉挛的护理：术后留置硬脊膜外麻醉导管，按需定时注射小剂量吗啡有良好效果。也可服用药物解痉。

（6）不同手术方式的护理：① 经尿道切除术（transurethral resection，TUR）：观察有无TUR综合征，即术中大量的冲洗液被吸收，使血容量急剧增加，形成稀释性低钠血症，病人可在几小时内出现烦躁、恶心、抽搐、昏迷，严重者出现肺水肿、脑水肿、心力衰竭等。此时应减慢输液速度，给予利尿剂、脱水剂，对症处理。TUR术后3～5日尿液颜色清澈，即可拔除导尿管。② 开放手术：定期更换造瘘口处的敷料，预防感染。

（7）预防感染：观察体温及白细胞变化，若有畏寒、发热等症状，应观察有无附睾肿大及疼痛。早期应用抗生素，消毒棉球擦拭尿道外口。

（8）预防并发症：手术1周后，逐渐离床活动，避免腹压增高及便秘，禁止灌肠或肛管排气，以免造成前列腺窝出血。加强老年人的基础护理及生活护理，防止压疮发生，预防心肺并发症。

8. 肾移植术后可发生哪些并发症？肾移植病人术后护理措施有哪些？

肾移植术后可发生排异反应、出血、尿瘘和尿路梗阻、感染、淋巴瘘、消化道出血、移植肾自发性破裂等并发症。

护理措施

（1）严格消毒隔离，按器官移植术后保护性隔离常规护理。

（2）一般护理：① 体位：平卧位，肾移植侧下肢髋、膝关节各屈曲15°～25°。② 饮食：低盐、低蛋白清淡饮食，忌油腻，不食油煎食物。③ 保持大便通畅。④ 提供一切生活护理。

（3）病情观察：① 监测生命体征。② 监测尿液颜色、比重、pH值、量。③ 监测体重。

（4）保持各引流管的正确位置，经常检查是否通畅。

（5）临床治疗：遵医嘱按时按量给药并观察疗效。静脉输液时，原则上不经手术侧的下肢及血液透析的动静脉造瘘的上肢选择穿刺点。

（6）加强对早期排斥反应的观察，如发热、尿量减少、体重增加、血压增高、移植肾区胀痛。

(7) 并发症的观察和护理。术后病人除可发生排斥反应外，还可发生其他并发症，应注意观察，以便及时发现并处理，确保移植肾的功能正常。

9. 膀胱肿瘤的临床表现有哪些？膀胱肿瘤病人的护理要点是什么？

临床表现

膀胱肿瘤的临床表现主要有无痛性血尿。其他症状包括尿频、尿急、尿痛、排尿困难和尿潴留、肾积水。晚期有贫血、浮肿、腹部肿块等表现。

护理要点

(1) 说明膀胱癌治疗后复发倾向及复发后仍有可能治愈。定期复查，及时处理。术后每 3 个月膀胱镜复查一次，1 年无复发者酌情延长复查时间。

(2) 坚持综合治疗。手术切除肿瘤后可进行局部化疗或放疗，如术后定期做丝裂霉素、羟基喜树碱等药物膀胱内灌注治疗等。

(3) 对膀胱全切、尿路改道者，做好术前肠道准备，术后注意皮肤护理，及早指导病人正确使用人工尿袋；对可控膀胱病人，坚持定时放尿，开始每 2～3 小时导尿一次，逐渐改为 3～4 小时导尿一次。

(4) 引流管应妥善固定，保持通畅，密切观察引流量及颜色，以判断有无内出血发生及双侧肾功能和代膀胱功能。

(5) 术后应防止出血、漏尿、感染等并发症。行膀胱冲洗，防止血凝块堵塞引流管。行肠道代膀胱者，严防引流管被肠黏液阻塞。

10. 肾损伤非手术治疗病人的护理措施有哪些？

(1) 休息：绝对卧床休息 2～4 周，即使血尿消失，仍需继续卧床休息至预定时间。2～3 个月内不宜参加体力劳动或竞技运动。

(2) 病情观察：① 每 2～4 小时留取尿标本，进行动态观察。② 准确测量并记录腰腹部肿块的大小，观察腹膜刺激症状的轻重，以判断渗血、渗尿情况。③ 定时检测血红蛋白和血细胞比容，以了解出血情况及其变化。④ 动态观察血压、脉搏。⑤ 定时观察体温和血白细胞计数，以判断有无继发感染。

(3) 维持水、电解质及血容量的平衡，及时输液、止血、补充血容量，保持足够尿量，预防休克发生。

(4) 心理护理：主动关心、帮助病人，解说本病基本情况，稳定病人情绪。

(5) 对症处理：高热者给予物理或药物降温；腰腹部疼痛明显者，给予止痛、镇静剂，以减轻疼痛，避免躁动而加重出血。

（徐兆芬）

六、骨　科

1. 骨科长期卧床病人的主要护理措施包括哪些方面?

(1) 选择合适的卧位:身体睡卧在床上的姿势要尽量接近站立姿势。

(2) 保持脊柱正常的生理曲线:仰卧位时颈部和腰部以软枕支托,若病情许可,经常变换体位,练习脊柱活动。

(3) 避免局部受压。

(4) 预防肢体畸形

① 足下垂畸形:用预防垂足板托起双足,指导和帮助病人每日数次主动或被动活动踝关节。

② 膝关节屈曲畸形:在不影响治疗的前提下,每日数次除去腘窝部垫枕,膝关节做伸屈活动。

③ 髋关节屈曲畸形:禁卧软床,卧硬板床,在不影响治疗的前提下,练习髋关节活动。

④ 肩内收畸形:帮助仰卧病人外展双上肢,并将前臂用枕垫起,避免后伸,若病情允许,要加强病人自理能力训练,如梳头、扣背后的纽扣,或拉住床头的栏杆向床头方向移动身体。

2. 牵引术后的护理要点是什么?

(1) 维持患肢有效的血液循环:观察肢端血液循环,包括肢端皮肤的颜色、温度,桡动脉或足背动脉搏动、毛细血管充盈度、指(趾)活动情况,重视病人的主诉,如麻木感、疼痛等。

(2) 保持有效牵引

① 牵引器具:皮牵引者注意胶布及绷带有无松散和脱落;颅骨牵引或骨牵引者每日拧紧牵引弓的螺母,防止脱落;保持牵引锤悬空、滑车灵活。

② 牵引重量:不可随意增减;定期测量患肢长度,并与健侧对比,及时调整。

③ 牵引轴线:躯干伸直,骨盆放正,两者中轴应在同一直线上,牵引方向与近端肢体成直线;适当抬高床头、床尾或床的一侧,以保持牵引力与体重的平衡;牵引绳不应有其他外力作用,避免盖被压住牵引绳;告诉病人及家属不能擅自改变体位或随意放松牵引绳。

(3) 并发症的预防和护理

① 皮肤水疱、溃疡和压疮:牵引重量不宜过大;胶布过敏或胶布边缘溃疡

时及时处理，并更换其他类型胶布或改换其他方法复位固定；长期卧床者骨隆突部位放置棉圈、气垫等，并定时按摩，保持床单位清洁、平整和干燥。

② 牵引针眼感染：针眼处每日清毒 2 次；避免牵引针滑动；牵引针两端套上木塞，以防伤人；保持牵引针眼清洁、干燥。

③ 窒息：防止枕颌带松脱下滑压迫气管，头部制动，睡眠时颈部两侧放置沙袋，翻身时专人保护颈部；防止异物呛入气管，食物从流质逐渐过渡到普食，进食速度慢且均匀，勿食硬质食物，如花生米等。

④ 进一步做好关节僵硬、足下垂、坠积性肺炎、便秘、血栓性静脉炎等并发症的预防和护理。

3. 石膏绷带固定术后的护理要点是什么？

(1) 一般观察：观察石膏绷带固定的肢体远端血液循环状况，注意皮肤颜色、温度、感觉、肿胀情况，观察有无血液或渗出液渗出石膏外，并及时做好记录，观察有无石膏综合征的发生。注意石膏固定肢体的冷暖。

(2) 皮肤护理：观察石膏边缘的皮肤及易受压部位有无压疮、感染，用乙醇或乳液擦涂石膏边缘受压部位的皮肤，保持暴露部分皮肤和指(趾)甲清洁，以及会阴和臀部石膏的干燥清洁。禁止搔抓石膏下的皮肤或取出石膏内垫衬。局部压迫时及时在疼痛处开窗或更换石膏。保持床单位的清洁、平整、干燥。

(3) 石膏的护理：石膏未干时应用垫枕垫好，不可用手指顶压石膏表面，托起时用手掌托起，设法使其尽快干硬；保持石膏的清洁干燥；翻身或变换体位时保护石膏勿折裂。

(4) 病人的体位：患肢抬高，石膏背心及“人”字形石膏病人勿在头及肩下垫枕，下肢石膏应防止足下垂及足外旋。

(5) 病人的活动：鼓励病人做固定范围内肌肉的主动舒缩锻炼和固定范围外的关节活动。

(6) 拆石膏时的护理：拆石膏前向病人做好解释，拆除后用温水清洗痂皮或死皮，涂润肤霜保护皮肤。

4. 骨折的全身表现和局部症状是什么？

骨折的全身表现：体温升高、休克等。

骨折的局部症状：畸形、异常活动、骨擦音或骨擦感、局部疼痛、肿胀、功能障碍。

5. 骨折的处理原则是什么?

骨折的处理原则是:复位、固定、康复治疗。

6. 骨折的急救处理有哪些步骤?

骨折的急救处理分为以下几步:抢救休克、包扎伤口、妥善固定、迅速转运。

7. 创伤性高位截瘫病人的护理要点是什么?

(1) 维持呼吸平衡:评估病人的咳嗽反射,观察呼吸形态,鼓励定时深呼吸及有效咳嗽训练,翻身、扣背便于痰液排出。持续或间断吸氧。床边备好各种急救药品和器械。颈部脊髓损伤者必要时行气管切开。用呼吸机辅助呼吸的病人,应监测动脉血气。

(2) 观察病情变化:监测生命体征,尤其是心率、血压和体温。

(3) 增强自理能力:协助治疗师教会病人利用辅助工具完成床上转移、进食、更衣、洗脸、洗澡等基本活动。

(4) 训练规律排便:固定排便时间,每日饮水 3 000 ml,多食富含纤维素食物,必要时应用栓剂或缓泻剂进行治疗。

(5) 促进规律排尿:损伤初期留置尿管,定时开放,排尿时挤压膀胱区,排空尿液,训练成自主膀胱,早日拔除尿管;教会病人自行定时插导尿管排尿。长期留置尿管的病人定时清拭尿道口周围皮肤。

(6) 指导正确的功能锻炼:指导和协助病人进行未瘫肌肉的主动锻炼,对瘫痪肢体,指导家属和病人做关节的全范围被动活动和肌肉按摩。

(7) 预防并发症:高位截瘫病人易并发压疮、泌尿系感染和肺部感染。

(8) 颅骨牵引病人,床边常规置四头带备用。

8. 关节脱位的局部表现有哪些?

关节脱位的特有体征:畸形、弹性固定、关节盂空虚。局部症状:疼痛、肿胀、关节功能丧失。

9. 关节镜检查的适应证有哪些?

关节镜检查的适应证有:半月板损伤、韧带断裂、髌骨退行性变、关节炎。

10. 关节镜检查术后的护理要点有哪些?

(1) 一般护理:手术后苏醒期严密观察生命体征,患肢绷带包扎,抬高,略高于心脏平面，可以局部冷敷减轻疼痛和肿胀。

(2) 功能锻炼：早期主动活动踝关节和脚趾，协助被动练习支持膝关节的肌肉，下床站立时在治疗师的指导下使用拐杖练习逐渐将体重放在患肢上。

(3) 健康教育：轻度肿胀时，继续抬高和冷敷患肢，减少长时间站立和行走；不要吃阿司匹林，不要用乙醇溶解止痛药；直腿抬高或游泳锻炼股四头肌，增强关节固定力量；在治疗师指导下训练膝关节的功能；康复后早期可以参加室内工作，逐渐地参加一些运动。

11. 全髋关节置换术后病人的护理要点有哪些？

(1) 一般护理：手术后术侧肢体一般取外展中立位，皮肤牵引或穿防旋鞋，避免髋关节内收和旋转，肢体下垫软枕，使膝、髋关节稍屈曲，髋关节外下方垫软枕，防下肢外旋，24 小时后撤除软枕伸直患肢，防止屈膝畸形和屈髋畸形；使用足底静脉泵或弹力袜，促进下肢血液循环。

(2) 功能锻炼：术后早期进行患肢肌肉的等长收缩练习，渐进为髋、膝关节的屈伸练习，由被动进为主动，并逐步下床扶拐练习步行。

(3) 健康教育：指导病人禁止转向手术侧取物，手术后床头柜放在健侧；禁止二郎腿动作；避免坐凳过低；继续锻炼肌肉，增强肌力；定期摄片检查髋关节的结构；若发现局部红、肿、热、痛等感染迹象，立即复诊。

12. 膝关节表面置换术后的病人的护理要点有哪些？

(1) 一般护理：监测生命体征，保留导尿，记录尿量。

(2) 引流管的护理：观察局部肿胀情况，患肢抬高，记录关节引流量，若引流量过多时，应及时输血，拔管前仔细检查关节有无肿胀。

(3) 功能锻炼：术后早期膝关节被动活动，并逐渐增加活动度；睡眠时膝关节固定在伸直位；24 小时后在治疗师协助和患肢石膏夹板固定下站立，渐用轮车或双拐支持下行走；床上主动伸曲膝关节。

(4) 健康教育：术后早期可以局部理疗；持续锻炼膝关节周围肌肉；若发现局部红、肿、热、痛等感染迹象，立即复诊；定期摄片。

13. 腰腿痛病人的健康教育的内容是什么？

(1) 教会病人及家属有关腰腿痛防治知识。

(2) 有脊髓受压时配带腰围 3～6 个月。

(3) 遵医嘱服用药物，指导药物不良反应的观察和处理。

(4) 指导病人平时坐、卧、立、行和劳动时采取正确的姿势：睡眠时卧硬板床；行走和站立时抬头、挺胸、收腹；坐位时身体靠向椅背，并在腰部衬一靠枕；长时间站立或坐位时经常改变体位；日常生活中体位与姿势应符合人体力学要求，腰部劳动强度较大时配带宽腰带。

(5) 积极参加适当的体育锻炼，尤其是腰背肌功能锻炼。

14. 颈肩痛病人的健康教育的内容是什么？

(1) 教会病人及家属有关颈肩痛防治知识。

(2) 教会病人牵引、推拿、按摩的方法及注意事项。

(3) 鼓励病人增加自信心，学会自我照顾，同时指导家属科学地照顾病人，给予心理支持。

(4) 学会自我保健：工作中，尤其是办公室工作人员，定时改变姿势，做颈部及上肢活动或组织做工间操；睡眠时，用硬板床，注意睡眠姿势。

15. 断肢(指)再植病人的护理要点是什么？

(1) 现场急救护理

① 注意病人的全身情况。

② 病人残肢急救：控制残端出血，一般采用敷料局部加压包扎，如有大血管损伤所致大出血时可用止血带结扎，注意记录应用的时间和部位，每小时放松一次，放松时按压肢体近心端主干血管，减少出血。

③ 离体肢的处理：尽快用无菌或清洁敷料包裹后，立即用干燥冷藏的方法保存。

④ 迅速送往医院：记录到达医院的时间，立即检查断肢，用无菌敷料包好，放在无菌盘上，置入4℃冰箱内，若为多个手指，应分别予以标记，按手术程序逐个取出，以缩短热缺血时间。

(2) 手术后护理

① 一般护理：住单间病房，室内空气、器物和地面每日消毒擦拭。温度在20～25℃，湿度在50%～60%为宜。有专人护理，限制探陪人员。尽量肌内用药，以减少静脉用药时静脉血栓和炎症。病人卧床期间，抬高患肢，注意调整和变换体位，预防压疮的发生，做好生活护理。严防寒冷刺激，严禁吸烟及他人在室内吸烟。

② 观察生命体征，定时测量体温、脉搏、呼吸、尿量，记录24小时液体出入量。除了注意因血容量不足引起休克和再植肢体血循环不良外，还有因心、肾、脑中毒而出现的表现。

③ 再植肢体局部观察与护理：患肢制动抬高；严密观察再植肢体的皮肤

颜色、皮温、指(趾)腹张力、指(趾)端侧方切开出血及毛细血管回流情况，血管危象易发生在术后 48 小时内。

④ 防止血管痉挛，预防血栓形成：除保温、止痛、禁止吸烟外，适当应用抗凝解痉药物。注意观察皮肤出血情况和血压变化。

⑤ 促进再植肢体功能恢复：肢体成活、骨折愈合拆除外固定后，积极进行主动和被动功能锻炼，并适当辅以物理治疗，促进功能恢复。

16. 何谓骨筋膜室综合征？其观察内容有哪些？

骨筋膜室综合征即由骨、骨间膜、肌间隔和深筋膜形成的骨筋膜室内肌肉和神经因急性缺血而产生的一系列早期症候群。最多见于前臂掌侧和小腿。

观察内容：早期患肢呈持续性剧烈疼痛；指(趾)呈屈曲状态，被动伸指(趾)时，可引起剧烈疼痛；患肢皮肤略红，温度稍升高，肿胀、压痛明显。一经确诊，立即切开减压。术前避免抬高患肢。

17. 急、慢性血源性骨髓炎的护理要点是什么？

(1) 病情观察

① 观察生命体征：高热时，定时测量体温，给予物理降温或药物降温；病情重者，尤其是儿童，应记录出入量，密切观察神志的变化。

② 注意邻近关节有无红、肿、热、痛或积液出现。

③ 注意大剂量用药的不良反应、药物的配伍禁忌、药物的浓度及静脉滴注的速度。

(2) 维持营养及体液平衡：鼓励多饮水，给流质或半流质饮食；发热病人给予补液，维持水、电解质和酸碱平衡；根据病情并遵医嘱，给予少量多次输新鲜血。

(3) 局部护理：抬高患肢，限制患肢活动，必要时用石膏托或皮牵引固定于功能位；保护患肢，在搬动患肢时动作要轻；预防压疮，有窦道形成时，加强局部皮肤护理。

(4) 术后冲洗引流管的护理

保持持续冲洗及负压引流的通畅，防止引流液逆流，术后 24 小时内渗血较多，应快速滴入灌洗液；冲洗持续的时间根据死腔的大小而异，一般为 2～4 周。

18. 截肢病人的护理要点是什么？

(1) 一般护理

① 观察生命体征，保持引流管负压吸引通畅，记录引流液的量和性状，观

察伤口渗血情况,床边备有止血带,以备残肢大出血时对大动脉进行直接加压止血。

② 睡硬板床,每隔3～4小时俯卧20～30分钟,以预防髋关节屈曲挛缩。膝以下截肢的病人,俯卧位时需将残肢以枕支托,并压迫向下。

③ 下肢截肢的病人术后早期用枕抬高患肢,但不超过48小时,仰卧时不可抬高患肢,以免造成髋或膝关节屈曲挛缩,同时护理人员要检查残肢是否能平靠床面。

(2) 残肢护理:观察残端有无肿胀、发红、水疱、渗液、皮肤坏死、并发感染等,残端用棉垫加弹力绷带包扎,但不应在残肢近侧加压,以免远端水肿和缺血。为了残肢的舒适最好穿上袜子,伤口愈合后,需整天穿义肢,以减少残端水肿的机会。

(3) 患肢痛的护理:要关心体贴病人,对症处理,可采取理疗、蜡疗和睡眠疗法,疼痛顽固者可行精神心理治疗。

(4) 残肢的功能:残肢主动活动,增强肌力,保持关节活动范围,早期扶拐行走,准备安装义肢。

(5) 心理护理:无论是何种截肢术,对病人的精神打击都是很大的,术前必须做好病人的思想工作,解除顾虑,使病人对术后的情况有充分的思想准备。

(王　荣)

第四节　妇产科

一、妇　科

1. 女性生殖系统的自然防御功能包括哪些？

女性生殖系统的自然防御功能包括：

(1) 两侧大阴唇自然合拢，遮掩阴道口、尿道口。

(2) 由于盆底肌的作用，阴道口闭合，阴道前、后壁紧贴，可防止外界的污染。

(3) 阴道上皮在卵巢分泌的雌激素作用下增生变厚，增强抵抗病原体侵入的能力。同时，上皮细胞中含有丰富的糖原，在阴道杆菌的作用下分解为乳酸，以维持阴道正常的酸性环境，阴道 pH 值维持在 4～5，使嗜碱性病原体的活动和繁殖受到抑制，又称为阴道自净作用。

(4) 子宫颈分泌的黏液形成"黏液栓"，堵塞子宫颈管，且宫颈内口平时紧闭，病原体不易侵入。

(5) 子宫内膜周期性剥脱，可及时消除宫腔内的感染。

(6) 输卵管黏膜上皮细胞的纤毛向宫腔方向摆动及输卵管的蠕动，都有利于阻止病原体的侵入。

2. 滴虫性阴道炎、念珠菌性阴道炎临床表现及护理要点不同之处有哪些？

表 2-8　滴虫性阴道炎、念珠菌性阴道炎的不同点

不同点	滴虫性阴道炎	念珠菌性阴道炎
病因	由阴道毛滴虫引起	80%～90%的病原体为白色念珠菌
临床表现	① 症状：阴道分泌物增加伴瘙痒，分泌物呈稀薄泡沫状 ② 妇科检查：可见阴道黏膜充血 ③ 显微镜下检查白带可见滴虫活动	① 症状：阴道分泌物为干酪样或豆渣样白带，外阴、阴道奇痒 ② 妇科检查：可见小阴唇内侧、阴道黏膜红肿并附有白色块状薄膜，易剥离，下面为糜烂及溃疡 ③ 显微镜下检查白带可见念珠菌芽孢和菌丝

表 2-8

不同点	滴虫性阴道炎	念珠菌性阴道炎
传染方式	① 经性交直接传染 ② 经公共场所如浴池、浴盆等间接传染 ③ 医源性传染:通过污染的器械及敷料传染	① 寄生于人的口腔、肠道、阴道,这 3 个部位的念珠菌可互相传染 ② 少部分病人可通过性交直接传染或接触感染的衣物间接传染
护理要点	① 遵医嘱指导病人用药:全身或局部用药常用甲硝唑;局部用药前可先用 0.5%醋酸或 1%乳酸阴道灌洗,然后阴道用药 ② 强调治愈标准及随访:治疗后检查滴虫阴性时,应在每次月经干净后复查白带,连续 3 次为阴性方可称治愈 ③ 性伴侣应检查是否有生殖道滴虫,若为阳性应同时治疗	① 局部用药:常用咪康唑或克霉唑栓剂等。局部用药前先用 2%~4%碳酸氢钠阴道液冲洗阴道,以改变阴道酸碱度,造成不利于念珠菌生长的条件 ② 全身用药:若局部用药效果差,或病情顽固者,可加用伊曲康唑、氟康唑等。因此类药物损肝,用药前及用药中应检测肝功能 ③ 性伴侣应进行念珠菌的检查和治疗

3. 老年性阴道炎的病因是什么?护理措施包括哪些内容?

老年性阴道炎常见于绝经后的老年妇女,因卵巢功能衰退,雌激素水平降低,阴道壁萎缩,黏膜变薄,上皮细胞内糖原含量减少,阴道内 pH 值升高,局部抵抗力降低,致病菌易入侵繁殖引起炎症。此外,手术切除双侧卵巢、卵巢功能早衰、盆腔放疗后、长期闭经、长期哺乳等均可引起本病。

护理措施

(1) 用 1%的乳酸液或 0.1%~0.5%醋酸液冲洗阴道,每日 1 次,增加阴道酸度,抑制细菌生长繁殖。

(2) 遵医嘱用药.常用甲硝唑或氧氟沙星。

(3) 增加阴道抵抗力,遵医嘱使用雌激素制剂。

(4) 加强健康教育,注意保持会阴部清洁,告知局部用药方法,用药前注意洗净双手及会阴,以减少感染机会。

4. 宫颈糜烂分几度?护理要点有哪些?

根据糜烂面积大小将宫颈糜烂分为 3 度。糜烂面积小于整个宫颈面积的 1/3 为轻度糜烂;占整个宫颈面积的 1/3~2/3 为中度糜烂;大于整个宫颈面积的 2/3 为重度糜烂。

护理要点

（1）采取预防措施：避免分娩时或器械损伤宫颈，产后发现裂伤及时缝合。

（2）健康教育：指导妇女定期做妇科检查，发现宫颈炎症应积极治疗。治疗前常规行宫颈刮片细胞学检查，排除宫颈癌变。

（3）物理治疗术后护理：① 接受物理治疗的病人，应选择月经干净 3～7 天内进行。② 有急性生殖道炎症者，暂时列为禁忌。③ 术后每日清洗外阴 2 次，保持外阴清洁，2 个月内禁止性生活和盆浴。④ 病人宫颈创面痂皮脱落前，阴道有大量黄水流出，在术后 1～2 周脱痂时可有少量出血，可局部止血，必要时使用抗生素。⑤ 2 次月经干净后复查，一般可痊愈，效果欠佳者可进行第二次治疗。

5. 慢性盆腔炎的临床表现有哪些？其护理措施是什么？

临床表现

（1）症状：① 全身症状多不明显，有时可有低热，全身不适，易疲劳。② 慢性炎症形成的瘢痕粘连以及盆腔充血，常引起下腹痛、腰痛、肛门坠胀，月经期或性交后症状加重。③ 慢性炎症导致盆腔淤血，病人可出现经量增多；卵巢功能受损可引起月经失调；输卵管粘连堵塞时可致不孕。

（2）体征：子宫常后位，活动受限，粘连固定。输卵管炎可在子宫一侧或两侧触到增厚的输卵管，呈条索状，伴有轻度压痛。输卵管卵巢积水或囊肿可摸到囊性肿物。

护理措施

（1）心理护理：倾听病人诉说思想顾虑并解答疑问，增强病人战胜疾病的信心。

（2）健康教育：指导病人保持良好的个人卫生习惯，增加营养，积极锻炼身体，注意劳逸结合，遵医嘱执行治疗方案。

（3）减轻不适：必要时可遵医嘱给予镇静止痛药以缓解症状。

（4）手术护理：为接受手术治疗的病人提供手术前后的常规护理。

6. 葡萄胎的临床表现、处理原则、随访时间及内容是什么？

临床表现

（1）症状：① 停经后阴道流血；② 子宫异常增大、变软；③ 卵巢黄素化囊肿；④ 妊娠呕吐及妊高征征象；⑤ 阵发性下腹隐痛，一般发生在阴道流血前，是葡萄胎流产的表现。

（2）体征：子宫异常增大、变软；病人常有双侧卵巢囊性增大，囊壁薄，表面光滑;妊娠高血压综合征体征,如水肿、血压升高。

(3) 辅助检查:多普勒检查听不到胎心,绒毛膜促性腺激素(βHCG)水平异常增高,病人如有妊娠高血压综合征时可检测到蛋白尿。

处理原则

一旦确诊迅速清除子宫腔内容物。如病人无再生育要求、子宫增大迅速、年龄在40岁以上可行子宫切除。对于年龄大于40岁、水泡小、病理报告提示滋养细胞高度增生或伴不典型增生,出现可疑的转移灶,或无条件随访的病人可采用预防性化疗。

随访时间及内容

第一次葡萄胎刮宫术后每周随访一次血、尿HCG,正常后仍需每周复查一次。3个月内如一直正常改为每半月检查一次,共3个月;如连续为正常,改为每月检查一次,持续半年,第二年起每半年一次,共随访2年。在随访血、尿HCG的同时,应注意有无阴道异常流血、咳嗽、咯血及其他转移灶症状,定期做妇科、盆腔B超及X线胸片检查。在2年中做好避孕,避免选用宫内节育器及药物避孕。

7. 子宫肌瘤分哪三类?

肌瘤根据发展过程中与子宫肌壁的关系分为以下三类:肌壁间肌瘤、浆膜下肌瘤、黏膜下肌瘤。

8. 宫颈癌的最早期症状是什么?如何早期发现?

宫颈癌极早期一般无明显自觉症状,在Ⅰ期后出现症状,表现为:① 阴道流血:常表现为接触性出血。② 阴道排液:常出现在流血后,最初量不多,无味。

子宫颈组织细胞学检查是常见的、简单的早期发现宫颈癌最有效的办法。

9. 子宫内膜癌的主要临床表现有哪些?最常见的诊断方法是什么?

主要临床表现

(1) 症状:① 阴道流血:表现为不规则阴道流血,常为绝经后出血或未绝经者经期延长、经量增多或异常出血。② 阴道排液:病变早期有水样或水样血性白带,晚期有感染时可出现有臭味的脓性或脓血性白带。③ 疼痛:晚期癌肿浸润周围组织或压迫神经可出现下腹及腰骶部疼痛。

(2) 体征:早期妇科检查无明显异常。随着病情的发展,子宫增大、稍软;晚期偶见癌组织自宫口脱出,质脆,触之易出血。合并宫腔积脓者,子宫明显增大,极软。癌灶向周围浸润,子宫固定,在宫旁或盆腔内可扪及不规则的结节样物。

最常见的诊断方法

分段诊断性刮宫、B超检查、宫腔镜等。

10. 卵巢肿瘤常见的并发症有哪四种？卵巢肿瘤的处理方法是什么？

卵巢肿瘤常见的并发症有：蒂扭转、破裂、感染、恶变。

处理方法

(1) 良性肿瘤：一经确诊应立即手术。根据病人的年龄、生育要求及对侧卵巢情况决定手术范围。对年轻需保留生育功能的妇女一般做卵巢肿瘤切除术，保留部分卵巢。围绝经期妇女则行子宫全切及双侧卵巢切除术。

(2) 恶性肿瘤：以手术为主，辅以化疗及放疗。一经诊断就应立即手术，手术时应全面检查腹腔、盆腔的淋巴结，Ⅰ期常行子宫、双侧附件及大网膜切除；Ⅱ期以上应做肿瘤减灭术。化疗用于晚期卵巢癌不能手术或手术后的病人，也可用于手术后的补充治疗或为手术创造条件。

11. 妇科常见急腹症有哪些？其临床特点及护理要点是什么？

妇科常见急腹症有：异位妊娠、卵巢囊肿蒂扭转或破裂、卵巢滤泡或黄体破裂等。其临床特点及护理要点见表2-9：

表2-9 妇科常见急腹症的临床特点及护理要点

疾病名称	临床表现	护理要点
异位妊娠	① 症状：有停经史，腹痛，不规则阴道流血，大量出血可有昏厥与休克 ② 体征：下腹压痛、反跳痛明显 ③ 妇科检查：阴道后穹隆穿刺可抽出不凝血	① 严密监测生命体征的同时，配合医生积极纠正病人休克症状 ② 做好术前准备、术中配合和术后护理 ③ 加强心理护理
卵巢囊肿蒂扭转或破裂	① 症状：腹痛、恶心、呕吐 ② 体征：下腹部有压痛、反跳痛，肌紧张不明显	① 严密监测生命体征的同时，配合医生积极纠正病人休克症状 ② 做好术前准备、术中配合和术后护理 ③ 加强心理护理
卵巢滤泡或黄体破裂	① 症状：无闭经史，下腹突然剧痛，内出血多时可有恶心、呕吐、头晕、眼前发黑、出冷汗、昏厥、休克 ② 妇科检查：有宫颈举痛，移动宫体疼痛，后穹隆饱满，患侧附件区触痛感明显	① 轻症者卧床休息，严密观察 ② 重症者严密监测生命体征的同时，配合医生积极纠正病人休克症状 ③ 做好术前准备、术中配合和术后护理 ④ 加强心理护理

12. 何谓功能失调性子宫出血？无排卵性功能失调性子宫出血治疗原则是什么？

功能失调性子宫出血简称功血，是由于调节生殖的神经内分泌机制失常引起的异常子宫出血，无全身及内外生殖器官器质性病变存在。

无排卵性功血多见于青春期和围绝经期妇女。其治疗原则是：青春期少女应以止血和调整周期为主，促使卵巢恢复功能和排卵；围绝经期妇女止血后以调整周期、减少经量为原则。围绝经期妇女激素治疗前宜常规刮宫，以排除宫腔内器质性病变，对青春期功血刮宫应持慎重态度。

13. 何谓痛经？

凡在行经前后或月经期出现下腹疼痛、坠胀、腰酸或其他不适，影响生活或工作质量者称为痛经。痛经分为原发性和继发性两类，前者指生殖器官无器质性病变的痛经，后者指由于盆腔器质性疾病如子宫内膜异位症、盆腔炎或宫颈狭窄等引起的痛经。

14. 何谓原发性闭经、继发性闭经？

年满 18 岁仍无月经来潮者称为原发性闭经；以往曾建立正常月经，但以后因某种病理性原因而月经停止 6 个月以上者称为继发性闭经。

15. 何谓围绝经期综合征？需采取哪些护理措施？

围绝经期综合征是指妇女在绝经前后由于雌激素水平波动或下降所致的以自主神经系统功能紊乱为主，伴有神经心理症状的一组症候群。

护理措施

(1) 心理护理：帮助病人理解围绝经期是正常生理过程，使她们掌握必要的保健知识，消除无谓的恐惧和焦虑。同时，使其家人了解围绝经期妇女可能出现的症状及给予病人同情、安慰和鼓励。

(2) 饮食指导：适当地增加钙质和维生素 D 的摄取，减少因雌激素降低而致的骨质疏松。

(3) 运动指导：有规律的运动可促进血液循环，维持肌肉良好的张力，延缓老化速度，还可以刺激骨细胞的活动，延缓骨质疏松症的发生。

(4) 用药指导：帮助病人了解用药目的、药物剂量、适应证、禁忌证、用药时可能出现的反应等，督促长期使用雌激素者接受定期随访。

16. 何谓不孕症、原发不孕、继发不孕？

凡婚后未避孕、有正常性生活、同居 2 年以上而未妊娠者，称为不孕症。婚后未避孕且从未妊娠者称为原发不孕。曾有过妊娠而后未避孕，连续 2 年不孕者称为继发不孕。

17. 何谓辅助生育技术？包括哪些技术内容？

狭义的辅助生育技术只是指对卵子的操作技术，而广义的包括了各种帮助不孕者受孕的技术。

技术内容

(1) 体外受精和胚胎移植(IVF－ET)。

(2) 体外受精和胚胎移植的派生技术：① 配子输卵管内移植(GIFT)；② 配子宫腔内移植(GIUT)。

(3) 卵细胞浆内单精子注射(ICSI)。

(4) 种植前遗传学诊断(PGD)。

(5) 人工授精。

18. 计划生育的具体内容是什么？

(1) 晚婚：按法定年龄推迟 3 年以上结婚为晚婚。

(2) 晚育：按法定年龄推迟 3 年以上生育为晚育。

(3) 节育：国家提倡一对夫妇只生育一个孩子。育龄妇女应采用不同的节育方法，达到短期避孕或长期不生育的目的。

(4) 优生优育：避免先天性缺陷代代相传，防止后天因素影响后天发育。

19. 放置宫内节育器的适应证、禁忌证有哪些？

放置宫内节育器的适应证：凡育龄妇女要求放置宫内节育器而无禁忌证者均可给予放置。

禁忌证：月经过多过频；生殖道急、慢性炎症；生殖器官肿瘤；子宫畸形；宫颈过松、重度陈旧性宫颈裂伤或子宫脱垂；全身严重性疾病。

20. 何谓药物流产？

药物流产即药物抗早孕。常用药物是米非司酮(RU486)。其对子宫内膜孕激素受体的亲和力比孕酮高 5 倍，因而能和孕酮竞争受体取代孕酮与蜕膜的孕激素受体结合，从而阻断孕酮活性而使妊娠终止。同时由于蜕膜坏死，内源性前列腺素释放而使宫颈软化、子宫收缩，从而使妊娠物排出。

21. 人工流产术的适应证是什么？有哪些常见并发症？预防措施是什么？

人工流产术的适应证：避孕失败自愿终止妊娠者；因各种疾病不能继续妊娠者。

常见并发症及预防措施

(1) 子宫穿孔：疑有子宫穿孔者应立即停止手术，用宫缩剂和抗生素。密切观察病人的生命体征、腹痛及有无内出血情况。必要时可剖腹探查。

(2) 人工流产综合征：扩张宫颈宜缓慢进行，适当降低吸宫的压力，各种操作要轻柔。术前肌内注射阿托品 0.5 mg，可避免发生人工流产综合征。

(3) 吸宫不全或漏吸：操作时对于子宫过度前屈或后倒要注意吸刮完全。

(4) 感染：病人术后应卧床休息，术后禁止性生活 1 个月，给予支持疗法，及时抗感染治疗。

(5) 术中出血：多发生于妊娠月份较大的钳刮术，主要为组织不能迅速排出，影响子宫收缩，可在扩张宫颈后，宫颈注射缩宫素，促使子宫收缩，同时尽快钳取或吸取胎盘及胎体。

22. 何谓子宫内膜异位症？其临床表现有哪些？

当具有生长功能的子宫内膜组织出现在子宫腔被覆黏膜以外的身体其他部位时，称为子宫内膜异位症。

临床表现：① 逐年加剧的痛经和持续性下腹痛；② 月经失调；③ 不孕；④ 性交痛；⑤ 巨大的卵巢子宫内膜异位囊肿可在腹部扪及肿块，囊肿破裂时可出现腹膜刺激征。

23. 不孕症病人为什么要测量基础体温？如何测量？

孕激素可兴奋下丘脑体温调节中枢，有升高体温作用。正常妇女排卵后基础体温可升高 0.3～0.5℃，此特点可作为监测有无排卵的重要指标。

测量方法：嘱病人每日清晨醒来，不做任何活动（包括谈话、起身等），取体温表放于舌下，测量 5 分钟，并及时做好记录，连续测量 3 个月或以上。

（朱军华　顾　平）

二、产 科

1. 卵巢的功能有哪些？它是如何发生周期性变化的？

卵巢的功能：① 生殖功能：提供成熟的卵子。② 支持生殖的内分泌功能：分泌性激素。

在一个月经周期中，卵巢发生的周期性变化如下：

(1) 卵泡的发育与成熟：临近青春期，原始卵泡开始发育成生长卵泡。在一个月经周期中，一般只有一个生长卵泡能发育成成熟卵泡。

(2) 排卵：随着卵泡的发育成熟，其逐渐向卵巢表面移行并向外突出。当接近卵巢表面时发生排卵。排卵多发生在两次月经中间，一般在下次月经来潮前 14 日左右。

(3) 黄体形成：排卵后卵泡壁塌陷，卵泡膜血管壁破裂，血液流入腔内形成血体。卵泡的破口由纤维蛋白封闭，残留的颗粒细胞变大，胞浆内含黄色颗粒状的类脂质，此时血体变为黄体。

(4) 黄体萎缩：若卵子未受精，在排卵后 9～10 天黄体开始萎缩，形成白体。

黄体萎缩后月经来潮，卵巢中又有新的卵泡发育，开始新的周期。

2. 何谓月经？何谓月经周期？

月经是生殖功能成熟的标志之一。是指随着卵巢的周期性变化，子宫内膜发生了从增生到分泌的反应。如不发生受精和孕卵着床，内膜则衰萎脱落并伴有出血，如此周而复始发生的子宫内膜剥脱性出血，称为月经。

出血的第一日为月经周期的开始，两次月经第一日的间隔时间，称一个月经周期。一般为 28～30 天，提前或延后 3 日左右仍属正常。

3. 如何诊断早期妊娠？

根据病人的病史与症状、检查与体征、辅助检查等综合考虑。

(1) 病史与症状：① 停经：生育年龄已婚妇女，平时月经规则，一旦月经过期 10 天或以上，应疑为妊娠。② 早孕反应：约半数左右的妇女于停经后 6 周左右出现恶心、呕吐、食欲减退、喜食酸物或偏食等，一般于 12 周左右早孕反应自然消失。③ 尿频：孕早期因妊娠增大的子宫压迫膀胱引起，约 12 周，增大的子宫入腹腔，尿频症状自然消失。

(2) 检查与体征：① 乳房：增大，有胀痛，乳头及乳晕周围着色，出现深褐色蒙氏结节。② 妇科检查：子宫增大变软，阴道黏膜及子宫颈充血呈紫蓝色，子宫峡部极软，子宫体与子宫颈似不相连，称黑加征(Hegar's sign)。

(3) 辅助检查：尿妊娠试验可以协助诊断早孕。此外，B超、血 HCG 检查、宫颈黏液检查、黄体酮试验、基础体温测定等可协助诊断。

4. 妊娠期母体血液循环系统主要有哪些变化？

(1) 心脏：妊娠期由于膈肌升高，心脏向左、向上、向前移位，心尖部左移。由于血流量增加、血流加速及心脏移位使大血管扭曲，多数孕妇的心尖部及肺动脉区可闻及柔和的吹风样收缩期杂音，产后逐渐消失。

(2) 心搏出量和血容量：心搏出量自第 10 周开始增加，至妊娠 32～34 周时达高峰，维持此水平至分娩。分娩后，尤其是第二产程期间，心搏出量显著增加。

血容量自第 6 周开始增加，至妊娠 32～34 周时达高峰，约增加 35%，维持此水平至分娩。且血浆的增多多于红细胞的增多，使血液稀释，出现生理性贫血。

如孕妇合并心脏病，在妊娠 32～34 周、分娩期(尤其是第二产程)及产褥期最初 3 日内，因心脏负荷较重，易诱发心衰，需密切观察病情。

(3) 静脉压：妊娠期盆腔血液回流至下腔静脉的血量增加，加之右旋增大的子宫压迫，使下腔静脉血液回流受阻，致孕妇的下肢、外阴及直肠静脉压增高，孕妇易发生痔、外阴及下肢静脉曲张。

(4) 血液成分：妊娠期骨髓不断产生红细胞，网织红细胞轻度增加。为适应红细胞增生、胎儿生长和孕妇各器官生理变化的需要，应在妊娠中、晚期补充铁剂，以防缺铁性贫血。

5. 胎盘有哪些功能？临床上如何判别胎盘功能情况？

胎盘功能包括：气体交换、营养物质供应、排出胎儿代谢产物、防御功能以及合成功能等。

临床上常用来判别胎盘功能情况的方法有：

(1) 胎动：每小时胎动约 3～5 次，12 小时胎动>10 次为正常。

(2) 测定孕妇尿中雌三醇值：>15 mg/24h 尿为正常值，10～15 mg/24 h 尿为警戒值，<10 mg/24 h 尿为危险值；也可用孕妇随意尿测雌三醇/肌酐(E/C)比值：>15 为正常值，10～15 为警戒值，<10 为危险值。

(3) 测定孕妇血清游离雌三醇值：低于正常值表示胎盘功能低下。

(4) 测定孕妇血清胎盘生乳素值：低于正常值表示胎盘功能低下。

（5）测定孕妇血清妊娠特异性β糖蛋白值：低于正常值表示胎盘功能低下。

（6）缩宫素激惹试验：OCT阳性（指晚期减速在10分钟内连续出现3次以上，胎心率变异在5次以下），提示胎盘功能减退。

（7）其他：如阴道脱落细胞检查和B超行胎儿生物物理监测等。

6. 如何进行孕妇监护？

孕妇监护主要通过产前检查实现。产前检查时间应从确诊早孕开始，除了解产道和内生殖器有无异常外，还需测量基础血压、体重，检查心肺，测尿蛋白及尿糖。对有遗传病家族史或分娩史者，应行绒毛培养或抽妊娠中期羊水做染色体核型分析。

经上述检查无异常者，孕28周前每4周查一次，妊娠28周后每2周查一次，妊娠36周后每周查一次。凡属高危妊娠者，应酌情增加产前检查次数。

7. 何谓胎产式、胎先露、胎方位？

胎儿身体纵轴与母体身体纵轴之间的关系称为胎产式，分为纵产式和横产式。

最先进入母体骨盆入口的胎儿部分为胎先露。纵产式有头先露和臀先露，横产式有肩先露。

胎儿先露部指示点与母体骨盆的关系称胎方位，简称胎位。临床最常见的胎位为枕左前位。

8. 何谓胎动？如何指导孕妇正确数胎动？

胎儿在母体子宫内冲击子宫壁的活动称胎动。胎动是胎儿情况良好的表现。

孕妇在孕18～20周开始自觉胎动，正常每小时胎动约3～5次。教会孕妇早、中、晚各数1小时胎动，3次胎动次数相加乘4，12小时胎动＞10次为正常。

9. 何谓足月产、早产和过期产？

妊娠满37周至不满42足周间分娩称足月产。

妊娠满28周至不满37足周间分娩称早产。

妊娠满42周及其后分娩称过期产。

10. 何谓先兆临产？如何判断临产？

分娩发动前，出现预示孕妇不久即将临产的症状，称为先兆临产。包括：

(1) 假临产：宫缩持续时间短且不恒定，间歇时间长且不规律，宫缩强度不增加，常夜间出现、白天消失，不伴有宫颈管消失、宫口扩张，给予镇静剂能抑制假临产。

(2) 胎儿下降感：多数孕妇感到上腹部较前舒适，呼吸轻快，进食量增加，为胎儿先露部下降所致。

(3) 见红：分娩发动前24～48小时内，因宫颈内口附近的胎膜与该处的子宫壁分离，毛细血管破裂经阴道排出少量血液，与宫颈黏液相混排出，称为见红。是分娩即将开始的比较可靠的征象。

临产的主要标志：有规律且逐渐加强的子宫收缩，持续30秒或以上，间歇5～6分钟左右，伴有进行性子宫颈管消失、宫口扩张和胎先露部下降。

11. 影响分娩的因素有哪些？

(1) 产力：是将胎儿及其附属物从子宫内逼出的力量，包括子宫收缩力、腹肌及膈肌收缩力和肛提肌收缩力。其中子宫收缩力是最主要的产力。

(2) 产道：是胎儿娩出的通道，包括骨产道与软产道两部分。

(3) 胎儿：取决于胎儿大小、胎位及有无畸形等。

(4) 待产妇的精神心理状态。

顺利的分娩依赖于这些因素之间的相互适应和协调。

12. 何谓总产程？共分几个产程？

总产程即分娩全过程，指从伴有宫颈进行性扩张的规律宫缩开始，至胎儿胎盘完全娩出为止。总产程不应超过24小时(超过24小时为滞产)。

总产程又分为3个产程：

(1) 第一产程：又称宫颈扩张期。从出现间歇5～6分钟的规律宫缩开始到宫口开全。初产妇约需11～12小时，经产妇约需6～8小时。

(2) 第二产程：又称胎儿娩出期。从宫口开全到胎儿娩出。初产妇约需1～2小时，经产妇约需数分钟即可完成，也有长达1小时者。

(3) 第三产程：又称胎盘娩出期。从胎儿娩出到胎盘娩出。约需5～15分钟，不应超过30分钟。

13. 何谓产褥期？如何进行产褥期护理？

产妇全身各器官(除乳腺外)从胎盘娩出至恢复或接近正常未孕状态所需

的时期称为产褥期，一般为6周。

产褥期护理包括：

(1) 产后2小时内的处理：测量血压、脉搏，观察阴道流血量，注意子宫收缩、宫底高度及膀胱充盈情况，防止发生产后出血。

(2) 饮食：产后1小时可让产妇进流质或清淡半流质，以后进普食。注意食物应富有营养、足够热量，多进蛋白质和汤汁食物，适当补充维生素和铁剂。

(3) 防止产后尿潴留：产后4小时内鼓励产妇自解小便。

(4) 防止便秘：因产后卧床休息、肠蠕动减弱以及食物中缺乏纤维素等，易发生便秘。嘱产妇多食蔬菜，鼓励产妇尽早下床活动。

(5) 观察子宫复旧及恶露情况：每日同一时间，排尿后手测子宫底高度，了解子宫复旧情况。观察恶露的量、颜色及气味。若子宫复旧不全，往往恶露量增多、色红且持续时间延长；若合并感染，则恶露有臭味且子宫有压痛。

(6) 会阴护理：保持会阴部清洁、干燥。有水肿者给予50%硫酸镁湿热敷。

(7) 乳房护理：提倡母乳喂养，建议按需哺乳。

(8) 心理护理：减少产后心理障碍的发生。

14. 何谓恶露？恶露分为哪几种？

产后随子宫蜕膜(尤其是胎盘附着部位的蜕膜)的脱落，血液、坏死蜕膜组织等经阴道排出，称恶露。

恶露分3种：

(1) 血性恶露：色鲜红，含大量血液，量多，有时有小血块，有少量胎膜及坏死蜕膜组织。

(2) 浆液恶露：色淡红，含少量血液，有较多的坏死蜕膜组织、宫颈黏液、阴道排液等。

(3) 白色恶露：色较白，黏稠，含大量白细胞、坏死蜕膜组织、表皮细胞及细菌等。

正常恶露有血腥味，但不臭，持续4～6周。一般血性恶露持续3日，逐渐转为浆液恶露，约2周后转为白色恶露，约持续2～3周干净。

15. 何谓产褥感染？何谓产褥病率？两者有何不同？

产褥感染是指分娩及产褥期生殖道受病原体感染，引起局部或全身的炎症变化，发病率为1%～7.2%，是导致产妇死亡的四大原因之一。

产褥病率是指分娩24小时以后的10天内，用口表每日测量体温4次，有

2 次≥38℃。

产褥感染和产褥病率的含义不同。虽然造成产褥病率的原因以产褥感染为主，但也包括生殖道以外的感染，如乳腺炎、上呼吸道感染、泌尿系统感染等。

16. 何谓先兆流产、习惯性流产？如何护理？

先兆流产

先兆流产是指妊娠 28 周前，先出现少量阴道流血，继之出现阵发性下腹痛或腰背痛，妇科检查宫颈口未开，胎膜未破，妊娠产物未排出，子宫大小与停经周数相符，妊娠有希望继续者。

护理措施：① 卧床休息，禁忌性生活；② 提供生活护理；③ 遵医嘱用药，如使用镇静剂、孕激素等；④ 加强心理护理，稳定孕妇情绪；⑤ 健康教育，争取孕妇及家属的理解和配合。

习惯性流产

习惯性流产是指自然流产连续发生 3 次或以上者。近年国际上常用复发性自然流产取代习惯性流产。

护理措施：① 怀孕前男女双方做必要的检查。② 有明确病因者对因治疗。③ 对原因不明者：a.受孕后遵医嘱可用黄体酮治疗；b.卧床休息，禁忌性生活；c.补充维生素 E；d.心理支持，稳定情绪。

17. 妊娠高血压综合征的临床表现和分类有哪些？处理原则是什么？

妊娠高血压综合征的临床表现和分类如表 2－10。

表 2－10　妊娠高血压综合征分类及临床表现

分　类	临　床　表　现
轻度妊高征	血压≥140/90 mmHg 但＜150/100 mmHg，或较基础血压升高 30/15 mmHg，可伴有轻微蛋白尿（＜0.5 g/24 h）和（或）水肿
中度妊高征	血压≥150/100 mmHg 但＜160/110 mmHg，伴蛋白尿＋（≥0.5 g/24 h）和（或）水肿，无自觉症状或有轻度头晕等
重度妊高征	1. 先兆子痫：血压≥160/110 mmHg，伴蛋白尿＋＋～＋＋＋＋（≥0.5 g/24 h）和（或）水肿，有头痛、眼花、胸闷等自觉症状 2. 子痫：在妊高征基础上有抽搐或昏迷

处理原则

(1) 轻度妊高征：应酌情增加产前检查的次数，密切注意病情变化，防止发展为重度，防止子痫的发生。

(2) 中、重度妊高征：一经确诊，应住院治疗，积极处理，防止子痫及并发症的发生。治疗原则为解痉、降压、镇静、合理扩容及必要时利尿，适时终止妊娠。

18. 硫酸镁用于妊高征解痉治疗时，为什么容易发生中毒？

正常孕妇血清镁离子浓度为0.75～1 mmol/L，治疗有效血镁浓度为1.7～3 mmol/L，若高于3 mmol/L即可发生中毒症状，正常血镁浓度、有效治疗浓度和中毒浓度之间较为接近，因此容易发生中毒。中毒症状首先为膝反射消失，随着血镁浓度增加可出现全身肌张力减退及呼吸抑制，严重者心跳可突然停止。因此硫酸镁在用药前及用药过程中应注意：

(1) 定时检查膝反射，膝反射必须存在。

(2) 呼吸每分钟不少于16次。

(3) 尿量每日不少于600 ml，每小时不少于25 ml。

(4) 备钙剂作为解毒剂。

19. 子痫病人如何进行护理？

(1) 协助医生控制抽搐：硫酸镁有预防和控制子痫发作的作用，为首选药物，必要时加用强有力的镇静药物。

(2) 严密监护：严密监测生命体征、尿量，记录液体出入量，严密观察病情，防止并发症的发生。

(3) 减少刺激：病人置于单人暗室，保持室内空气流通，避免声、光的刺激；一切治疗与护理操作尽量轻柔、集中，避免干扰。

(4) 专人护理，防止受伤：加用床档，防止跌伤；如有假牙应取出，并在上、下臼齿间放置缠有纱布的压舌板，以防咬伤。

20. 前置胎盘的主要症状是什么？护理要点有哪些？

妊娠晚期或临产时，发生无诱因无痛性反复阴道流血是前置胎盘的主要症状。阴道流血发生时间的早晚、反复发生的次数、出血量的多少与前置胎盘类型关系密切。

护理要点

(1) 卧床休息：绝对卧床休息，尤以左侧卧位为宜。

(2) 纠正贫血:加强饮食指导,必要时遵医嘱口服铁剂或输血。定时间断吸氧,提高胎儿血氧供应。

(3) 严密监测:监测生命体征,注意阴道流血量、色、流血时间等。监测胎儿宫内情况。

(4) 遵医嘱用药:如宫缩抑制剂,常用的有硫酸镁。

(5) 会阴护理:及时更换会阴垫,以保持会阴部清洁。

(6) 心理护理:给予心理支持,积极配合治疗。

(7) 健康教育:预防产后出血和感染。

21. 何谓胎盘早剥?其处理原则是什么?

妊娠20周后或分娩期,正常位置的胎盘在胎儿娩出前,部分或全部从子宫壁剥离,称胎盘早剥。

纠正休克、及时终止妊娠是处理胎盘早剥的原则。终止妊娠的方法根据胎次、早剥的严重程度、胎儿宫内情况及宫口开大等情况而定。

22. 妊娠合并心脏病孕妇,出现哪些症状与体征说明有早期心衰的可能?

妊娠合并心脏病孕妇,若出现下列症状与体征,应考虑有早期心衰:

(1) 轻微活动后即出现胸闷、心悸、气短。

(2) 休息时心率平均超过110次/分,呼吸超过20次/分。

(3) 夜间常因胸闷而坐起呼吸,或到窗口呼吸新鲜空气。

(4) 肺底部出现少量持续性湿啰音,咳嗽后不消失。

23. 妊娠期糖尿病的处理原则是什么?

(1) 已有严重的心血管病史、肾功能减退或眼底有增生性视网膜炎者应避孕,不宜妊娠;若已妊娠应及早终止妊娠。

(2) 对器质性病变较轻,或病情控制较好者,可继续妊娠。孕期加强监护,通过饮食控制或药物治疗控制血糖。

(3) 加强对胎儿的监护,预防胎死宫内。

(4) 妊娠35周应住院严密监护,同时促进胎肺成熟。

(5) 根据病情综合考虑终止妊娠时间,力求使胎儿达到最大成熟度而又避免胎死宫内。通常选择36～38周终止妊娠。

(6) 糖尿病产妇娩出的新生儿抵抗力弱,均应按早产儿处理,注意低血糖、低血钙、高胆红素血症的发生。

24. 胎膜早破的临床表现是什么？护理要点有哪些？

胎膜早破的临床表现是：孕妇突感有较多液体自阴道流出，继而少量间断性排出。腹压增加如咳嗽、打喷嚏、负重时，羊水即流出。肛诊时将胎先露部上推，可见到流液量增多。

护理要点

(1) 卧床休息：嘱产妇住院待产，胎先露部未衔接者应绝对卧床休息，侧卧位，也可抬高臀部，防止脐带脱垂。

(2) 病情观察：定时观察并记录羊水性状、胎心率、体温、脉搏。

(3) 防止感染：外阴部垫消毒会阴垫，保持外阴清洁。遵医嘱给予抗生素预防感染。

(4) 胎儿宫内监护：监测胎心 NST，阴道检查确定有无隐性脐带脱垂，如有脐带先露或脐带脱垂应在数分钟内结束分娩。

(5) 健康教育：孕妇应重视妊娠期卫生保健；妊娠后期禁止性交；避免负重及腹部受撞击；宫颈内口松弛者，应卧床休息，并于妊娠 14 周左右行宫颈环扎术。

25. 何谓产后出血？主要原因有哪些？对最常见的产后出血原因，如何进行护理？

胎儿娩出后 24 小时内出血量超过 500 ml 者称产后出血。引起产后出血的原因主要有子宫收缩乏力、胎盘因素（如剥离不全、剥离后滞留、嵌顿、粘连、植入等）、软产道裂伤和凝血功能障碍。其中以子宫收缩乏力所致者最常见，占产后出血总数的 70%～80%。

护理措施

(1) 预防措施：第一产程密切观察产妇宫缩情况；第二产程胎肩娩出后及时使用催产素；第三产程正确处理胎盘娩出和测量出血。

(2) 病情观察：产后 24 小时后，密切观察生命体征及阴道出血量。

(3) 促进宫缩：注意观察宫缩情况，如有异常可按摩子宫、应用宫缩剂、填塞宫腔、结扎盆腔血管。

(4) 生活护理：做好饮食宣教。协助病人保持会阴清洁。

(5) 心理护理：避免产妇因婴儿性别而引起情绪波动。

(6) 早期哺乳：可促进子宫收缩。

26. 何谓晚期产后出血？主要病因是什么？

分娩 24 小时后，在产褥期内发生的子宫大量出血，称晚期产后出血。以产后 1～2 周发病最常见,亦有迟至产后 6 周发病者。

造成晚期产后出血的主要病因有:胎盘胎膜残留、蜕膜残留、子宫胎盘附着面感染或复旧不全、剖宫产术后子宫伤口裂开等。

27. 羊水栓塞及其危害是什么?

羊水栓塞是指在分娩过程中羊水进入母体血循环引起的肺栓塞,导致出血、休克和发生弥散性血管内凝血等一系列病理改变,是严重的分娩并发症。产妇死亡率高达 70%～80%。

28. 母乳喂养的优点有哪些?

(1) 满足婴儿的营养需求:母乳中不仅含有适合婴儿消化吸收的各种营养物质,而且比例合适。

(2) 增强免疫:通过母乳,婴儿能获得免疫因子,可增加婴儿的抵抗力,减少疾病的发生。

(3) 喂哺方便:母乳的温度适宜,不易污染,省时、方便、经济。

(4) 促进母婴情感交流:母乳喂养,使婴儿频繁地与母亲皮肤接触,能获得安全感。母婴目光的对视,增加了互相的了解及信任,有利于促进婴儿心理与社会适应性的发育。

(5) 其他:母亲哺乳时可产生催乳激素,能促进子宫收缩,加速子宫复原;可抑制排卵,有利计划生育;减少乳腺癌和卵巢癌的发病率。

29. 为何要进行新生儿抚触?

新生儿在出生时初步具有视、听等功能,其中触觉是最原始的感觉器官,皮肤又是面积最大的体表感觉器官,为中枢神经的外感受器,抚触有利于新生儿的生长发育,加强免疫力和应激力,增进食物的消化和吸收,减少婴儿的哭闹,增加睡眠。更重要的是,抚触能促进母婴情感交流。

30. 新生儿疾病筛查的意义是什么?

新生儿疾病筛查是利用先进的实验手段对新生儿进行普查,以期尽早发现可能患有的先天性代谢异常性疾病,做到早诊断、早治疗,有效地避免痴呆儿、缺陷儿的发生,从而使下一代健康幸福地成长。其方法是在新生儿足跟部用采血针取血,然后滴在滤纸上,并保存在冰箱中,定期送往新生儿疾病筛查中心进行检验,过程简单且快速。目前,筛检的疾病有 3 种,即苯丙酮尿症、先天性甲状腺功能低下症、先天性肾上腺皮质增生症。

附:何谓 TORCH?

“TORCH”聚集了致胚胎畸形的生物病原体。具体包括:T:弓形虫;R:风疹病毒;C:巨细胞病毒;H:单纯疱疹病毒;O:梅毒螺旋体、支原体、水痘病毒等其他微生物病原体。孕妇感染后可垂直感染胎儿,引起胎儿畸形。

(顾　平)

第五节 儿 科

1. 儿童机体方面有哪些特点？

生长发育是儿童机体的基本特点，由于生长发育是连续不断的动态变化过程，故在解剖、生理、病理、免疫及疾病诊治、预后、预防等方面均有不同于成人的特征和特殊需要。

(1) 解剖特点：随着外观整体的长大和身体各部分比例的改变，器官功能逐渐成熟。如小婴儿髋关节附近韧带较松、臼窝较浅，易发生髋脱臼。儿童骨骼较柔软有弹性，不易骨折但易变形。

(2) 生理特点：婴儿生长发育快使得营养物质需要量大，但消化功能不成熟又易发生营养缺乏和消化紊乱；婴儿代谢旺盛而肾功能较差，易发生水、电解质紊乱；不同年龄的生理生化正常值不同。

(3) 免疫特点：皮肤黏膜娇嫩，屏障功能差；淋巴系统发育未成熟，使得免疫功能不健全，易发生呼吸道和消化道感染。

(4) 病理特点：相同的致病因素可引起与成人不同的病理反应。如婴儿常发生支气管肺炎而成人表现为大叶性肺炎。

(5) 疾病特点：儿童疾病种类和临床表现与成人有很大不同。如儿童患先天性、感染性疾病较成人多，且易发生败血症。

(6) 诊治特点：不同年龄段的病儿有不同的临床表现，诊治时应考虑年龄因素。如惊厥，发生在新生儿考虑为产伤、窒息等，3 岁以内若伴有高热考虑为高热惊厥，3 岁以上无热惊厥考虑为癫痫。

(7) 预后特点：儿童起病急、猛，病情变化快，但恢复也快，后遗症少。

(8) 预防特点：儿童期加强各类疾病预防和干预可降低发病率、死亡率和伤残率，也可减少成年后疾病的发生。

2. 儿童体格生长常用指标有哪些？其计算和测量方法如何？

儿童体格生长常用指标有体重、身长、头围、胸围、腹围、上臂围和皮下脂肪。

(1) 体重

1～6 个月：体重(kg)＝出生体重(kg)＋月龄×0.7

7～12 个月：体重(kg)＝6＋月龄×0.25

2～12 岁：体重(kg)＝年龄×2＋8

小婴儿用载重 10～15 kg 盘式杠杆秤测量，准确读数至 10 g；儿童用载重 50 kg 杠杆秤测量，准确读数至 50 g；7 岁以上用载重 100 kg 杠杆秤测量，准确读数不超过 100 g。

(2) 身长

出生时：身高平均 50 cm

6 个月：身高平均 65 cm

1 岁时：身高平均 75 cm

2～12 岁：身高＝年龄×7＋80(cm)

3 岁儿童用量板卧位测量，记录至 0.1 cm；3 岁以上用身高计或固定于墙上的软尺测量，记录至 0.1 cm。

(3) 头围：出生时平均 34 cm，12 个月平均 45 cm，2 岁 48 cm，5 岁 50 cm，15 岁 54～58 cm。将软尺 0 点固定于头部一侧眉弓上缘，紧贴头皮绕枕骨结节最高点和另一侧眉弓上缘回到 0 点，记录读数至 0.1 cm。

(4) 胸围：出生时平均 32 cm，1 岁时胸围与头围大致相等，1 岁以后胸围超过头围。将软尺 0 点固定于一侧乳头下缘，紧贴皮肤，经两侧肩胛骨下缘回到 0 点，取平静呼、吸气时的中间读数，记录读数至 0.1 cm。

3. 何谓儿童计划免疫？

儿童计划免疫（简称"计划免疫"）是根据儿童的免疫特点和传染病发生的情况制定的免疫程序，是科学地规划和严格实施对所有婴幼儿进行的基础免疫（即全程足量的初种）及随后适时的"加强"免疫（即复种），以确保儿童获得可靠的免疫，达到预防、控制和消灭相应传染病发生的目的。

4. 预防接种的注意事项是什么？

(1) 认真做好准备和查对工作：① 备好清洁明亮、温度适宜的环境。② 备齐接种用品和急救用品并摆放有序。③ 检查并登记生物制品的标签、包装和药液质量是否符合要求。④ 做好注射部位皮肤的清洁。⑤ 仔细询问病史和传染病接触史，严格掌握禁忌证。

(2) 严格执行操作规程和要点：① 严格查对并按规定接种。② 严格无菌操作，接种活疫苗、菌苗时的皮肤只能用 75%乙醇而不能用碘酊消毒，以免碘酊杀死活疫苗、菌苗影响效果。③ 剩余药液在空气中放置不能超过 2 小时，否则要及时废弃，活疫苗应烧毁。④ 严格执行一人一针一管制。

(3) 严密观察接种后的反应并及时处理：① 局部反应：注射部位于接种后 24 小时左右出现红、肿、热、痛。轻者不必处理，重者可予局部热敷。② 全身反应：接种后 5～6 小时体温升高，持续1～2 天。可对症处理，多饮水和休息。③ 过敏性休克：于接种后数分钟或 0.5～2 小时出现。应立即平卧、保暖、吸氧，皮下或静脉注射 1∶1 000 肾上腺素 0.5～1 ml，必要时重复注射，平稳后尽快转医院抢救。④ 晕针：在接种时或几分钟内出现，常由于空腹、紧张引起，经平卧休息、饮少量开水或糖水，在短时间内即可恢复；如数分钟未恢复可针刺人中或皮下注射 1∶1 000 肾上腺素 0.01～0.03 ml/kg。⑤ 过敏性皮疹：一般于接种后几小时至几天出现，可遵医嘱服用抗组胺药物。

5. 足月新生儿有哪些特殊的生理状态？

足月新生儿生理状态：① 生理性体重下降；② 生理性黄疸；③ 假月经及乳腺肿大；④ 上皮珠。

6. 何谓早产儿？早产儿有哪些特点？护理要点是什么？

早产儿是指胎龄未满 37 周的活产新生儿。

早产儿的特点：① 外观：哭声弱、皮肤红嫩、头发呈短绒样、耳郭软、耳舟不清楚、指（趾）甲未达指（趾）端、男婴睾丸未降阴囊、女婴大阴唇不能遮盖小阴唇等；② 体温调节功能差，易发生体温不升；③ 呼吸、消化、神经等各系统发育不成熟。

护理要点：① 保持体温恒定；② 维持有效呼吸；③ 合理喂养；④ 预防感染；⑤ 观察病情变化。

7. 婴儿暖箱使用的注意事项有哪些？

（1）严格执行操作规程，定期检查，保证绝对安全。

（2）室温保持在 23℃以上，避免阳光直射或靠近火炉、暖气。

（3）保持箱体的清洁卫生，每天用消毒液擦洗一遍，每周更换一次暖箱，用过的暖箱用消毒液擦洗后，再用紫外线照射 30 分钟。湿化器水箱用水每天更换一次，机箱下面的空气净化垫每月清洗一次。

（4）治疗、护理操作应在箱内进行，避免过多开启箱门而影响箱温。

（5）工作人员入箱操作、检查、接触患儿前，必须洗手，预防院内感染。

8. 蓝光照射疗法的目的及注意事项有哪些？

蓝光照射的目的是使血中的脂溶性间接胆红素通过光化学反应转化为水溶性胆红素，而随胆汁、尿排出体外。

注意事项

(1) 光疗前为患儿清洁皮肤,剪短指甲。光疗时应配戴眼罩,避免对视网膜的损害。同时用尿布遮盖会阴部。

(2) 按时测量患儿体温及暖箱内温度,如体温>37.8℃或<35℃应及时处理,必要时停止光疗。

(3) 光疗时因不显性失水增加,应在两餐之间加喂糖水。

(4) 记录灯管使用时间,灯管使用300小时后其能量输出减弱20%、900小时后减弱35%、2 700小时后减弱45%,使用较长时间后应及时更换。

(5) 光疗中勤巡视,及时清除患儿的呕吐物、汗水、大小便,保持玻璃的透明度,并严格交接班。如为单面照射床,应定时为患儿翻身。

(6) 光疗结束后,做好整机的清洁、消毒工作。

9. 何谓新生儿窒息?临床如何分度?复苏程序是什么?

新生儿窒息是指婴儿出生时无呼吸或呼吸抑制者,或出生时有呼吸而数分钟后出现呼吸抑制者。

临床多采用Apgar评分来确定新生儿窒息的程度,包括皮肤颜色、心率、刺激反应、肌张力、呼吸5项内容。8～10分无窒息,4～7分为轻度窒息,0～3分为重度窒息。

新生儿复苏程序

(1) 及时复苏:① 尽量吸尽呼吸道黏液;② 建立呼吸,增加通气;③ 建立正常循环,保证足够心搏出量;④ 药物治疗;⑤ 评价。

(2) 复苏后的处理:做好体温、呼吸、心率、血压、尿量、颅内压等的监测,以了解各脏器的损害程度并及时处理。如治疗脑水肿,保护心脏,纠正酸中毒等。

10. 何谓新生儿肺透明膜病?其主要临床表现及护理要点是什么?

新生儿肺透明膜病是肺表面活性物质缺乏所致,表现为出生后不久即出现进行性呼吸困难、青紫、呼吸衰竭。

主要临床表现:一般出生后4～6小时出现呼吸困难,并呈进行性加重、青紫、呼气呻吟,吸气时胸廓凹陷,听诊时肺呼吸音减轻,有细湿啰音。

护理要点:① 保暖,维持体温在正常范围;② 供氧,保持呼吸道通畅,改善呼吸功能;③ 保证营养和液体供给,维持内环境的稳定;④ 预防感染;⑤ 严密观察病情变化。

11. 何谓新生儿胎粪吸入综合征？其主要临床表现是什么？

新生儿胎粪吸入综合征是指胎儿在宫内或娩出过程中吸入被胎粪污染了的羊水，发生气道阻塞、肺内炎症和一系列全身症状。多见于足月儿或过期产儿。

胎粪吸入综合征的主要临床表现为：吸入多时有宫内窘迫或出生时有窒息，复苏后出现呼吸急促，呼吸困难，青紫，鼻翼扇动，三凹征，口吐白沫，两肺可闻及干、湿啰音，缺氧严重者可出现神经系统症状，如凝视、尖叫、惊厥等。

12. 新生儿颅内出血的病因、临床表现、护理要点是什么？

新生儿颅内出血的病因：① 产前、产时、产后的缺血，缺氧；② 产伤；③ 其他：高渗液体快速输入，凝血因子缺乏，机械通气不当等。

主要临床表现：① 意识改变，如激惹、过度兴奋或嗜睡、昏迷；② 眼部症状：双眼凝视、斜视、眼球震颤；③ 颅内压增高症状；④ 呼吸改变；⑤ 肌张力早期增高，然后转为减低。

护理要点：① 密切观察病情变化，降低颅内压；② 保证热量供给，维持正常体温；③ 保持呼吸道通畅，维持血氧分压在正常范围；④ 保持安静，减少搬动或过多刺激。

13. 新生儿病理性黄疸的临床特点是什么？常见于哪些疾病？

新生儿病理性黄疸的特点：① 黄疸出现早，于生后 24 小时内出现；② 黄疸进展快，每天胆红素上升＞85 μmol/L；③ 黄疸程度重；④ 黄疸持续时间长，足月儿在第 2 周末或早产儿在第 3 周到第 4 周末仍有黄疸或黄疸退而复现，并进行性加重。⑤ 直接胆红素＞26 μmol/L。

常见于感染、肝炎、败血症、新生儿溶血、胆道闭锁、母乳性黄疸等。

14. 新生儿缺血缺氧性脑病的临床表现是什么？

新生儿缺血缺氧性脑病的主要临床表现为：意识障碍，肌张力异常，原始反射异常，严重者可有脑干症状。可分为三度。轻度：24 小时内症状明显，以兴奋症状为主。中度：有嗜睡及肌张力减低，部分患儿出现惊厥。重度：以抑制状态为主，表现为昏迷、肌张力低下、呼吸暂停。

15. 新生儿败血症的病情观察要点是什么？

(1) 症状、体征的观察：观察体温是否平稳或恢复正常，体重有无增加，面色、精神反应如何，食欲是否好转，皮肤黏膜是否有黄染、出血倾向或脓肿发炎。

(2) 并发症的观察：应注意观察神经、消化、循环、呼吸系统的并发症。

(3) 观察药物的疗效和不良反应：抗生素应用要及时、准确，并观察其疗效，头孢类可引起二重感染，均需观察并及时处理。

16. 维生素缺乏常引起哪些疾病？如何预防？

维生素缺乏常引起的疾病有：维生素 D 缺乏性佝偻病简称佝偻病，维生素 D 缺乏性手足搐搦症又称佝偻病性手足搐搦症或佝偻病性低钙惊厥，维生素 A 缺乏症又称干眼症或夜盲症，维生素 B_1 缺乏症又称脚气病，维生素 C 缺乏症又称坏血病。

预防措施

(1) 维生素 D 缺乏的预防：① 定期户外活动：可在满月后开始，从数分钟逐渐增至 1 小时以上，夏季应避免太阳直射，冬季室内应开窗，让紫外线能透过。② 及时补充维生素 D：提倡母乳喂养，及时添加富含维生素 D、钙、磷和蛋白质的婴儿食品；遵医嘱口服或肌注维生素 D 的预防用量。

(2) 维生素 A 缺乏症的预防：① 提倡母乳或其他乳类喂养，及时添加富含维生素 A 的食品。② 遵医嘱补充维生素 A 制剂。③ 治疗其他营养缺乏症和影响维生素 A 吸收的疾病。

(3) 维生素 B_1 缺乏症的预防：① 母、婴均应及时添加富含维生素 B_1 的谷类食品，不挑食。② 遵医嘱补充维生素 B_1 制剂。③ 治疗影响维生素 B_1 吸收利用的疾病。

(4) 维生素 C 缺乏症的预防：① 及时添加富含维生素 C 的水果、蔬菜和食品。② 遵医嘱补充维生素 C 制剂。

17. 人工喂养的适应证是什么？添加辅食的原则是什么？

人工喂养的适应证：母亲因各种原因不能喂哺的婴儿和患禁忌母乳喂养疾病的婴儿。如母亲患有急、慢性传染病，严重的肝、肾、心脏疾病不宜或应暂停哺乳；半乳糖血症的婴儿等。

添加辅食的原则：从少到多，从细到粗，由稀到稠，由一种到多种；患病期间不添加新的辅食，炎热天气应慎添新的辅食；不要以成人食物代替辅食。可添加新辅食的指标：软便、入睡好、体重增加规则、喜进食。

18. 小儿体液平衡特点是什么？

(1) 年龄越小，体液总量相对愈多，间质液量所占的比例也愈大。

(2) 体液电解质成分与成人相似，但出生后数日的新生儿血钾、氯、磷和乳酸偏高，血钠、钙和碳酸氢盐偏低。

(3) 年龄越小，需水量相对越多；水的交换率显著高于成人，对缺水的耐受力差；不显性失水量易增加，易出现脱水。

(4) 体液调节功能差，易出现水和电解质代谢紊乱。

19. 小儿补液常用的溶液有哪些？补液原则及注意事项是什么？

小儿补液常用溶液

(1) 非电解质溶液：常用的有等渗5%葡萄糖溶液和高渗10%葡萄糖溶液。

(2) 电解质溶液：① 0.9%氯化钠、10%氯化钠和复方氯化钠。② 碳酸氢钠和乳酸钠。③ 10%氯化钾和15%氯化钾。

(3) 混合溶液：1∶1溶液、1∶2溶液、1∶4溶液、2∶3∶1溶液、4∶3∶2溶液、2∶1等张含钠液。

(4) 口服补盐液(oral rehydration salts)，简称ORS液。

补液原则

急需先补、先快后慢、见尿补钾。

注意事项

(1) 补液前需全面评估患儿情况，合理安排24小时输液量。

(2) 严格控制输液速度，最好使用输液泵，以保证液体准确、均匀输入。

(3) 补钾时应严格掌握补钾的浓度和速度，决不能静脉推注，浓度不能超过0.3%。

(4) 准确计算并记录24小时液体出入量。

(5) 严密观察病情，尤其需注意观察生命体征有无异常变化、脱水情况有无好转、酸中毒有无纠正、有无低血钾表现、输液部位有无药液外渗和肿胀，以便及时、细心地做好护理。

20. 小儿腹泻的护理措施是什么？

(1) 一般护理：① 严格执行消毒隔离措施，防止交叉感染。② 高热时给予物理和药物降温，并加强口腔护理。③ 勤换尿布，每次便后清洗臀部，并涂保护性油软膏。女婴注意预防尿路感染。

(2) 饮食护理：① 继续母乳喂养，暂停辅食。② 人工喂养者可喂以等量的米汤或稀释的牛奶或其他代乳品。③ 病毒性肠炎多有双糖酶缺乏，不宜用蔗糖，对疑似病例暂停乳类，可用豆制代用品。④ 伴严重呕吐者需暂禁食4～

6 小时，由流质、半流质、软饭逐渐过渡到正常饮食，少量多餐。

(3) 补液的护理：① 服用 ORS 液时应适当增加水分，以防高钠血症。② 静脉补液(见儿科部分第 1 题)。

(4) 病情观察：① 注意观察生命体征有无异常变化、脱水情况有无好转、酸中毒有无纠正、有无低血钾表现，以便及时汇报，细心地做好护理。② 严密观察大便情况，准确记录。

(5) 健康教育：① 指导合理喂养，按时逐步添加辅食。② 注意饮食卫生，培养良好的个人卫生习惯。③ 增强体质，避免受凉或过热；避免长期滥用广谱抗生素。

21. 何谓肠套叠？空气灌肠复位治疗后如何护理？

肠套叠是指某部分肠管及其肠系膜套入邻近肠腔内造成的一种绞窄性肠梗阻，是婴幼儿期常见的急腹症，多发生于 4～10 个月的婴儿，2 岁以后发病逐渐减少，其发病率约占成活婴儿的1.5‰～4‰，男女婴发病之比约为 3∶1。如能早期诊断、及时空气灌肠(病程在 48 小时以内)，治愈率可大为提高，并可降低并发症，免去手术治疗的痛苦。

空气灌肠是指通过肛门注入空气，以空气压力将肠管复位。复位治疗后应加强观察和护理。

(1) 密切观察患儿腹痛、呕吐、腹部包块情况。如患儿仍然烦躁不安，阵发性哭闹，腹部包块仍存在，应怀疑套叠是否还未复位或又重新发生套叠，应立即通知医师做进一步处理。

(2) 观察肠套叠有无复位，症状是否缓解。若患儿出现以下情况说明套叠已复位，症状已缓解：① 安静入睡，不再哭闹，停止呕吐；② 腹部肿块消失；③ 口服活性炭 0.5～1 g，6～8 小时后大便内可见炭末排出；④ 肛门排气以及排出黄色大便，或先有少许血便，继而变为黄色。

(3) 密切观察生命体征、意识状态，有无水、电解质紊乱及出血和腹膜炎等，及时通知医师处理。

22. 先天性巨结肠患儿行回流(清洁)灌肠的注意事项是什么？

(1) 先摄片以了解病变范围、肠曲走向，以便确定肛管插入深度和方向。

(2) 选择粗细软硬适宜的肛管，以轻柔手法按肠曲方向缓慢插入，避免暴力插管和高压灌肠，防止肠穿孔等意外的发生。如肛管内有血液或液体只进不出时，应高度怀疑是否穿孔。如患儿诉腹痛剧烈，应立即通知医师，可行急诊腹部 X 线摄片检查，以判断有无穿孔。

(3) 肛管插入深度要超过狭窄段肠管，以便到达扩张的结肠内，使气体及粪便排出。

(4) 回流(清洁)灌肠需用生理盐水进行，每日 1 次，每次注入 50～100 ml，多次反复冲洗，每次抽出量与注入量相等或稍多，同时手法按摩腹部帮助大便排出，直到积粪排尽为止，通常约需 10～14 天。忌用清水灌肠，以免发生水中毒。

(5) 若肛管口被大便堵塞、肛管扭转或插入深度不够时，则流出液不畅，应做相应处理；如灌洗仍困难，大便硬而成团或呈大块状时，可灌入 50%硫酸镁 20～30 ml，以刺激排便。

23. 哮喘患儿吸入治疗的方法和优点有哪些？应注意哪些问题？

哮喘患儿吸入治疗的方法有定量气雾剂吸入、干粉吸入以及雾化器雾化吸入。

吸入治疗具有用量少、起效快、不良反应小等优点。

使用时可嘱患儿在按压喷药于咽喉部的同时深吸气，然后闭口屏气 10 秒将获较好效果。

24. 常见的先天性心脏病有哪些？何谓法洛四联症？其护理要点是什么？

先天性心脏病分型

临床上根据左、右心腔及大血管之间有无分流将先天性心脏病分为三大类型：

(1) 左向右分流型(潜伏青紫型)：是最常见的类型，包括室间隔缺损、房间隔缺损和动脉导管未闭等。

(2) 右向左分流型(青紫型)：是病情重、死亡率高的类型，有法洛四联症、大动脉错位等。

(3) 无分流型(无青紫型)：包括肺动脉狭窄和主动脉狭窄等。

法洛四联症定义

法洛四联症是存活婴儿中最常见的青紫型先天性心脏病，是一组先天性心血管的复合畸形，包括肺动脉狭窄、室间隔缺损、主动脉骑跨、右心室肥厚 4 种病理变化。

护理要点

(1) 一般护理：① 制定适合患儿活动量的生活制度，严重时应卧床休息。② 供给充足的营养，以增强体质；适当限制食盐的摄入。③ 预防感染，防止受凉。

(2) 症状护理:① 法洛四联症患儿常因活动、哭闹、便秘引起缺氧发作,一旦发生应立即将患儿置于膝胸卧位,吸氧,遵医嘱可给予药物抢救治疗。② 法洛四联症患儿的血液黏稠度高,在发热、出汗、吐泻时,其体液量减少,可加重血液浓缩,易形成血栓。因此,要注意供给充足液体,必要时可静脉输液。

(3) 严密观察病情,必要时给予监护仪监测。

(4) 加强心理支持,消除恐惧心理,教会患儿和家长相关知识和应急处理方法。

25. 传染病患儿对症护理的内容有哪些?

传染病患儿对症护理措施:① 皮疹和皮肤的护理;② 高热的护理;③ 生命体征变化的观察和护理;④ 神志改变的护理:根据引起神志改变的不同原因给予不同的护理。

26. 何谓麻疹黏膜斑? 护理要点是什么?

麻疹黏膜斑又称 Koplik 斑,是麻疹的特征性体征,于发疹前 24～48 小时在下磨牙相对应的颊黏膜上出现 0.5～1.0 mm 大小的灰白色小点,周围有红晕,1～2 日内遍及全部颊黏膜,出疹 1～2 日后逐渐消失,留有暗红色小点。

护理要点

(1) 预防感染的传播:① 管理好传染源,对患儿立即呼吸道隔离至出疹后 5 日,有并发症者需延长到出疹后 10 日,接触的易感儿隔离观察 21 日。② 切断传播途径,污染物品需消毒后才能接触健康者。③ 保护易感儿童,按计划接种麻疹疫苗,接触过患儿者应在 5 日内肌注人血丙种球蛋白或胎盘球蛋白。

(2) 加强饮食护理:给予清淡易消化的流质,少量多餐;恢复期给高蛋白、高维生素食物。

(3) 及时对症护理:① 高热时应卧床休息,物理降温时忌用乙醇擦浴、冷敷,慎用退热剂。② 保持床单元、皮肤和个人的清洁卫生,防止皮肤抓伤和感染。③ 加强五官和口腔的护理,常用生理盐水或抗生素眼药水清洗双眼,注意预防干眼病。

(4) 严密观察病情:观察有无肺炎、喉炎、脑炎和心衰的发生,以便及时处理。

(5) 健康指导:对无并发症在家治疗的患儿应定期访视,并进行相关的护理指导。

27. 水痘患儿如何做好皮肤护理?

(1) 保持室温适宜,衣被宽大柔软、厚薄适中、勤换洗,以免造成患儿不适增加痒感。

(2) 剪短指甲，婴幼儿可戴并指手套，以免抓伤皮肤而继发感染或留下瘢痕。

(3) 患儿因皮肤瘙痒而吵闹时，应分散其注意力，并用温水洗浴、局部涂0.25%冰片炉甘石洗剂或5%碳酸氢钠溶液，或口服抗组胺药物。

(4) 疱疹破溃后需涂1%甲紫，继发感染时局部涂抗生素软膏或口服抗生素控制感染。

(5) 必要时用治疗仪照射，有止痒、防止继发感染、加速疱疹干涸和结痂脱落的作用。

28. 流行性腮腺炎的临床表现是什么？常见并发症是什么？

临床表现

(1) 前驱症状：部分患儿有发热、头痛、乏力和纳差。

(2) 1～2天后腮腺逐渐肿大，中等度发热多见。

(3) 肿大的腮腺以耳垂为中心，向前、后、下发展，边缘不清，同时伴周围组织水肿，局部皮肤紧张发亮，不发红，具有弹性、灼热和触痛。

(4) 腮腺管口早期有红肿。腮腺肿大2～3日达高峰，持续4～5日后逐渐消退。

(5) 可同时累及颌下腺、舌下腺和颈淋巴结。

常见并发症

儿童有15%并发脑膜脑炎，男孩可并发睾丸炎，青春期后女性病人可并发卵巢炎。

29. 中毒性菌痢临床特征及护理要点是什么？

临床特征

急起高热、反复惊厥、嗜睡、昏迷，迅速发生循环衰竭和呼吸衰竭，而早期肠道症状可很轻或缺如，以2～7岁体质较好儿童多见，病死率较高。

护理要点

(1) 综合使用各类降温措施，维持正常体温，并加强基础护理管理。

(2) 迅速建立静脉通道，抗休克以维持有效的血液循环。

(3) 控制惊厥，保持呼吸道通畅，维持有效呼吸。

(4) 专人监护，详细记录。

(5) 加强消毒隔离，预防感染传播。

(6) 加强心理支持和健康教育，养成良好的卫生习惯。

30. 小儿高热惊厥的特点是什么？如何紧急处理？

高热惊厥是指小儿发育的某一时期，单纯由发热诱发的惊厥。有显著的遗传倾向，惊厥发作前后小儿情况良好。是婴幼儿惊厥最常见的原因。多由急性病毒性上呼吸道感染引起。当体温骤升至38.5～40℃或更高时，突然发生惊厥。其特点为：

(1) 主要发生在6个月～3岁小儿，偶发生于4～5岁，5岁以后较少见。

(2) 惊厥大多发生于急骤高热开始后12～24小时之内。

(3) 呈全身性发作，伴意识丧失，持续数分钟，发作后意识很快恢复，没有神经系统异常体征；在一次发热性疾病中，很少连续发作多次。

(4) 已排除了其他各种小儿惊厥的病因(尤其是颅内病变)，热退后1周做脑电图检查正常。

(5) 如果一次发热过程中惊厥发作1次以上，发作后昏睡，有锥体束征，38℃以下即可引起惊厥，脑电图持续异常，有癫痫家族史者则日后可能转为癫痫。

紧急处理

(1) 防止窒息和受伤：① 惊厥发作时不要搬运，应就地抢救。② 立即让患儿去枕平卧，吸氧，松解衣扣，头偏向一侧，头下放置柔软的物品。③ 将舌轻轻向外牵拉，防止舌后坠阻塞呼吸道引起呼吸不畅，已出牙的患儿在上下齿之间放置牙垫，防止舌咬伤；牙关紧闭时，不要强力撬开，以免损伤牙齿。④ 及时清除口鼻咽分泌物及呕吐物，保持呼吸道通畅。⑤ 专人守护，防止坠床和碰伤，对有可能发生皮肤损伤的患儿应将纱布放在患儿的手中或腋下，防止皮肤摩擦受损。⑥ 备齐急救药品和器械。

(2) 控制惊厥和高热：① 针刺人中、合谷、百会、涌泉等。② 按医嘱应用止痉药物，并观察记录用药后的反应。③ 高热时及时采取正确、合理的降温措施，如头部冷湿敷、冷盐水灌肠、药物降温等。及时更换汗湿的衣服，保持口腔及皮肤清洁。

(3) 密切观察病情变化：① 密切观察体温、脉搏、呼吸、血压、瞳孔及神志改变。② 密切观察惊厥情况，如发现异常，及时通报医生，以便采取紧急抢救措施。

(4) 健康指导：根据患儿及家长的接受能力选择适当的方式讲解有关知识，指导家长掌握止痉的紧急措施和物理降温方法。

(向小荣编写1～4题、16～30题，顾胜英编写5～15题)

第六节　传染科

1. 传染病有哪4个基本特征?

传染病的4个基本特征:① 有病原体;② 有传染性;③ 有流行病学特征;④ 有感染后免疫。

2. 传染病报告制度的内容有哪些?

根据《中华人民共和国传染病防治法》,将法定传染病分为甲、乙、丙三类共35种。

(1) 甲类(包括鼠疫、霍乱)为强制管理传染病,城市要求发现后6小时内上报,农村不超过12小时。

(2) 乙类为严格管理传染病(包括病毒性肝炎、细菌性和阿米巴痢疾、伤寒和副伤寒、艾滋病、淋病、梅毒、脊髓灰质炎、麻疹、百日咳、白喉、流行性脑脊髓膜炎、猩红热、流行性出血热、狂犬病、钩端螺旋体病、布氏杆菌病、炭疽、流行性和地方性斑疹伤寒、流行性乙性脑炎、黑热病、疟疾、登革热),要求于发现后12小时内上报。

(3) 丙类为监测管理传染病(包括肺结核、血吸虫病、丝虫病、包虫病、麻风病、流行性感冒、流行性腮腺炎、风疹、新生儿破伤风,以及除霍乱、痢疾、伤寒和副伤寒以外的感染性腹泻病、急性出血性结膜炎),在监测点内按乙类传染病方法报告。

3. 传染病的预防原则有哪些?

(1) 管理好传染源:做到早发现、早诊断、早报告、早隔离、早治疗。

(2) 切断传播途径:应根据传染病的不同传播途径采取不同措施。

(3) 保护易感人群,提高人群免疫力。

4. 传染病病人常见症状、体征及护理要点有哪些?

常见症状、体征

(1) 发热:感染性发热是传染病所共有的最常见、突出的症状。常见热型有稽留热、弛张热、间歇热、回归热。

(2) 发疹:疹子的形态可分为斑丘疹、出血疹、疱疹或脓疱疹、荨麻疹四大类。

(3) 毒血症状：如乏力、全身不适、头痛、全身肌肉和关节疼痛等，严重者可有意识障碍、中毒性脑病、呼吸循环衰竭等，有时还可导致肝肾功能的损害等。

(4) 肝、脾、淋巴结肿大。

护理要点

(1) 注意观察发热的时间、热型、体温的变化、有无伴随症状，高热时给予物理降温，指导病人及家属配合处理发热的方法。

(2) 一般护理：卧床休息，加强口腔、皮肤护理，注意补充营养及液体，指导病人摄取足够液体与热量。

(3) 注意观察皮疹出现的时间、形态、种类，出疹的顺序、分布部位、持续时间等，有无伴随症状。

(4) 向病人及家属解释导致皮疹、黏膜疹的相关知识，介绍配合治疗、护理的方法，并保持皮肤清洁、干燥。

(5) 监测病人的生命体征，遵医嘱对病因进行治疗，注意观察药物的疗效及不良反应。

5. 何谓隔离？隔离的种类及措施有哪些？

隔离是指将传染病病人或病原携带者安置在指定的地方，与健康人和非传染病人分开，便于集中治疗和护理，防止传染和扩散。

种类及措施

(1) 以类目为特点的隔离系统(A系统)可分7类：严格隔离(黄色标记)、接触隔离(橙色标记)、呼吸道隔离(蓝色标记)、结核菌隔离(灰色标记)、肠道隔离(棕色标记)、引流或分泌物隔离(绿色标记)、血液或体液隔离(红色标记)。

(2) 以疾病为特点的隔离系统(B系统)采用的隔离措施是：根据每种疾病的需要选择是否需要住单间；是否需要穿隔离衣；是否需要戴手套；是否需要戴口罩等。不管病人是否患有感染性疾病，为了防止传染性物质扩散，在护理病人前后洗手均是必不可少的预防手段。

(3) 体内物质隔离：对血液、体液实施全面屏障隔离。体液中不包括汗液、泪液、唾液、粪便、尿、痰、呕吐物、鼻分泌物。

(4) 普遍预防强调的是医护人员、工勤人员在工作中的自身防护，目的是在医疗机构内防止非胃肠道、黏膜和不完整皮肤暴露于经血传播的病原体。

(5) 标准预防：认定病人的血液、体液、分泌物、排泄物均具有传染性，需进行隔离，不论其是否有明显的血迹污染或接触非完整的皮肤与黏膜，均必须采取防护措施。

6. 标准预防的基本特点及其所采取的隔离措施的主要内容是什么?

基本特点

(1) 既要防止血源性疾病的传播,也要防止非血源性疾病的传播。

(2) 强调双向防护,既防止疾病从病人传至医护人员,又防止疾病从医护人员传至病人。

(3) 根据疾病的主要传播途径采取相应的隔离措施,包括接触隔离、空气隔离和微粒隔离。微粒隔离又称飞沫隔离,指预防经气溶胶微粒传播的疾病。可通过咳嗽、打喷嚏、谈话或某些操作(支气管镜、吸引、超声雾化、检验或实验室的离心机操作、口腔科的高速涡轮机操作等)而产生。

主要内容

(1) 接触病人血液、体液、分泌物、排泄物、污染物后,不论是否戴手套都必须认真洗手。

(2) 接触上述物质及病人黏膜及非完整皮肤时均应戴手套,接触两个病人之间要更换手套,接触同一病人不同部位之间也需要更换手套。

(3) 与普遍预防相同,在可能发生喷溅时应戴眼罩、口罩,穿防护衣。

(4) 医护人员在诊疗工作中,应严格遵守各项操作规程。

(5) 被污染的医疗用品、仪器设备应及时消毒处理。

(6) 污染的床单要及时处理,防止接触病人的皮肤与黏膜;防止微生物传播,禁止在病房、病区过道清点污物。

(7) 防止尖锐物刺伤。

7. 病毒性肝炎分哪几型?各型的传播途径是什么?潜伏期各有多长?

表 2-11　病毒性肝炎分型、传播途径及潜伏期

分型	传播途径	潜伏期
甲型病毒性肝炎(HAV)	粪一口传播	15～45 日
乙型病毒性肝炎(HBV)	体液、血液传播	45～160 日
丙型病毒性肝炎(HCV)	体液、血液传播	15～180 日
丁型病毒性肝炎(HDV)	体液、血液传播	30～180 日
戊型病毒性肝炎(HEV)	粪一口传播	10～75 日

8. 病毒性肝炎病人健康教育的内容是什么?

(1) 根据各型病毒性肝炎的流行病学特点,讲解各型病毒性肝炎的预防知识。

(2) 向病人及家属讲解病毒性肝炎的家庭护理和自我保健知识:① 正确对待疾病,保持乐观、豁达的心情,建立战胜疾病的信心,避免焦虑、愤怒等不良情绪。② 安排规律生活,劳逸结合,有症状者以静养为主,待症状消失、肝功能恢复 3 个月以后,可逐渐恢复工作,坚持正常工作和学习。③ 加强营养,适当增加蛋白质摄入,但要避免长期高热量、高脂肪饮食。不吸烟、不饮酒。忌滥用药物,以免加重肝损害。④ 实施适当的家庭隔离。家中密切接触者可行预防接种。⑤ 定期复查,一旦发病,规则用药。

(3) 凡接受输血、大手术应用血制品的病人,出院后应定期监测肝功能及肝炎病毒标记物,以便早期发现由血液和血制品为传播途径所致的各型肝炎。

9. 乙型肝炎血清检测三大抗原抗体是什么?

乙型肝炎血清检测三大抗原抗体是:乙型肝炎表面抗原(HBsAg)、表面抗体(HBsAb),乙型肝炎核心抗原(HBcAg)、核心抗体(HBcAb),乙型肝炎 e 抗原(HBeAg)、e 抗体(HBeAb)。

10. 重症肝炎的分型及主要临床表现有哪些?

重症肝炎分型:① 急性重型肝炎;② 亚急性重型肝炎;③ 慢性重型肝炎。

重型肝炎的主要临床表现:① 黄疸迅速加深,血清胆红素高于 171 μmol/L;② 肝脏进行性缩小,肝臭;③ 出血倾向,PTA 低于 40%;④ 腹水、中毒性鼓肠;⑤ 精神神经系统症状有定时、定向障碍,计算能力下降,精神异常,烦躁不安,嗜睡等,早期肝昏迷可出现扑翼样震颤;⑥ 功能性肾衰竭:出现少尿甚至无尿,血尿素氮升高等。

11. 何谓人工肝支持系统?分哪几型?

人工肝支持系统是指通过一个体外的机械或理化装置,担负起暂时辅助或完全代替严重病变肝脏的功能,清除各种有害物质,代偿肝脏的代谢功能,直至自体肝脏功能恢复或进行肝脏移植。

人工肝支持系统分型:非生物型人工肝脏、生物型人工肝脏、混合型人工肝脏。

12. SARS 的病原体是什么？可疑传播途径有哪些？

SARS 的病原体是新型冠状病毒，它与已知的冠状病毒的 3 个群不同，是一种新的冠状病毒，被归为第 4 群。

其可疑的传播途径为：

(1) 呼吸道传播：如近距离空气飞沫传播、气溶胶传播。

(2) 手接触传播：直接或间接接触了病人的分泌物、排泄物以及其他被污染的物品，经口、鼻、眼黏膜传播。

(3) 尚不能排除经肠道传播的可能性。

13. SARS 的临床表现有哪些？

(1) 症状：急性起病，自发病之日起 2～3 周内病情都可处于进展状态。主要有以下三类症状：① 发热及相关症状：常以发热为首发和主要症状，体温一般高于 38℃，常呈持续性高热，可伴有畏寒、肌肉酸痛、关节酸痛、头痛、乏力。② 呼吸系统症状：可有咳嗽，多为干咳，少痰，少部分病人出现咽痛。可有胸闷，严重者出现呼吸加速、气促，甚至呼吸窘迫。常无上呼吸道卡他症状。呼吸困难和低氧血症多见于发病 6～12 天以后。③ 其他方面症状：部分病人出现腹泻、恶心、呕吐等消化道症状。

(2) 体征：SARS 病人的肺部体征常不明显，部分病人可闻及少许湿啰音或有肺实变体征。偶有局部叩诊浊音、呼吸音减低等少量胸腔积液的体征。

(3) 肺部影像学检查：肺部有不同程度的片状、斑片状浸润性阴影或呈网状样改变。

14. 何谓艾滋病？其病原体是什么？艾滋病的传播途径和高危人群是什么？

艾滋病是获得性免疫缺陷综合征(acquired immuno deficiency syndrome, AIDS)的简称，是人类免疫缺陷病毒(human immuno deficiency virus, HIV)感染而引起的进行性致死性疾病。

艾滋病的传播途径主要有 3 条，即性接触传播、血液传播和母婴传播。高危人群有同性恋或双性恋的男性，卖淫和嫖娼者，性病病人，与他人共用注射器的吸毒者，血友病病人及接受输血、血制品或器官移植者，带病毒母亲的新生婴儿等。

15. 流行性出血热根据病程，临床分为哪五期？可出现哪些并发症？

流行性出血热分为：发热期、低血压休克期、少尿期、多尿期和恢复期。

在流行性出血热的病程中，可发生腔道出血、急性心力衰竭、肺水肿、脑水肿、成人呼吸窘迫综合征、肾脏破裂、继发感染等并发症。

16. 被狂犬咬伤后伤口的处理要点是什么？

(1) 应尽快用20%肥皂水或0.1%苯扎溴铵(季胺类消毒液)反复冲洗至少30分钟，力求去除狗涎并挤出污血，季胺类与肥皂水不可合用。

(2) 冲洗后用70%乙醇溶液擦洗及浓碘酒反复涂拭，伤口一般不予缝合或包扎，以便排血引流。

(3) 若咬伤头颈部、手指或严重咬伤时，除用疫苗外，还需用人或马源性抗狂犬病免疫血清在伤口周围行局部浸润注射(皮下及肌内)。若过量注射免疫血清则抑制疫苗的免疫作用。

(4) 应用马抗血清时应先做皮肤过敏试验，阳性者要进行脱敏注射。

(5) 伤口如能及时彻底清洗、消毒，可明显降低发病率。此外，尚要注意预防破伤风及其他细菌感染。

17. 何谓肥达氏反应？

肥达氏反应为伤寒血清凝集反应，具有辅助诊断伤寒的价值。

18. 抗疟原虫治疗常用的药物有哪些？其作用机制是什么？

表2-12　抗疟原虫治疗的常用药物

分类	作用机制	常用药物
控制临床发作	对红细胞内期裂殖体有迅速杀灭作用	氯喹、奎宁、磷酸咯啶(疟乃停)、青蒿素甲氟喹
控制复发、中断传播途径的药物	能杀灭肝细胞内疟原虫裂殖体和“休眠子”	伯氨喹
用于预防的药物	能杀灭各种疟原虫裂殖体	乙胺嘧啶

19. 伤寒病人的饮食护理有哪些？

伤寒系伤寒杆菌引起的急性肠道传染病。病程为1个月左右。在整个病程中，高热常是主要临床表现之一，病人的热量与营养消耗较大。因此，加强饮食护理尤为重要，需做到以下几方面：

(1) 在发热期间病人食欲减退，应给予足够热量和蛋白质饮食，如米汤、肉汤、牛奶、豆浆、蛋花汤等，极期由于高热、肠道吸收功能差，热量不宜过多，一般给8.36 kJ(2 kcal，成人)流质即可。

(2) 退热期间，给少渣半流质饮食如软面条、米粥、馒头等，另加肉末、豆腐脑、蛋花等，并观察进食反应。

(3) 进入恢复期逐渐增加饮食，但不宜过饱，要严格监督饮食量；忌吃质硬多渣不易消化的食物，以防肠出血或肠穿孔。

(4) 做好病人家属工作，取得他们的合作。伤寒病人恢复期不可因病人食欲好而私带食品给病人吃；或采取“饥伤寒”的办法，阻止病人进食。

20. 急性细菌性痢疾的临床表现与治疗原则是什么？

急性细菌性痢疾的临床表现为发热、腹痛、腹泻、里急后重和黏液脓血便，严重者可发生感染性休克和(或)中毒性脑病。

治疗原则

(1) 一般治疗：保证足够水分，保持电解质及酸碱平衡，脱水轻且不呕吐者可用口服补液，如因严重吐泻引起脱水、酸中毒及电解质紊乱者，则需静脉输入葡萄糖溶液、生理盐水及电解质，酸中毒时则需静脉输入碱性液。

(2) 病原治疗：用药时应参考当前菌株药物敏感情况选择用药。目前多选用喹诺酮类和第三代头孢菌素或第四代头孢菌素。

(3) 对症治疗：高热可用退热药及物理降温。腹痛剧烈可用解痉药如阿托品及颠茄。毒血症症状严重者，可酌情小剂量应用肾上腺皮质激素。

21. 中毒性菌痢的护理要点有哪些？

(1) 严密观察病人的生命体征：包括血压、脉搏、呼吸、体温和意识状态，记录每小时尿量，定期采血做电解质、动脉血气分析，注意有无代谢性酸中毒和电解质紊乱。

(2) 降温止痉：可综合使用物理降温、安乃近或亚冬眠治疗。惊厥不止者可用安定或异戊巴比妥钠肌注或稀释后缓慢静脉注射，也可用水合氯醛灌肠。

(3) 防止循环衰竭：早期即给予血管扩张药物(阿托品、山莨菪碱)以解除血管痉挛；同时扩充血容量、纠正酸中毒、维持水与电解质平衡，补液时应参考病情、血压、尿量等以调整输液量及速度。必要时可应用多巴胺等血管活性药物和西地兰或毒毛旋花子苷 K 等强心药物，中毒症状重者宜用氢化可的松或地塞米松。

(4) 防止脑水肿和呼吸衰竭：出现脑水肿征象时应限制输入含钠液体，快速输入 20%甘露醇或 25%山梨醇，并用山梗菜碱、利他灵、回苏灵等呼吸中枢兴奋剂，注意给氧、吸痰，以保持呼吸道畅通。

22. 细菌性食物中毒的常见病原体有哪些?

细菌性食物中毒常见的病原体有:沙门菌属、副溶血性弧菌、大肠杆菌、金黄色葡萄球菌、蜡样芽孢杆菌以及肉毒杆菌等。

23. 暴发性流脑的临床特点是什么?

暴发性流脑多见于儿童。起病急骤,病情凶险,进展迅速,如不及时抢救治疗,可于 24 小时内危及生命。病死率高。

24. 流行性脑脊髓膜炎的主要临床表现有哪些?

流行性脑脊髓膜炎,简称流脑。主要临床表现有:急性起病,突发高热,剧烈头痛,频繁呕吐,皮肤黏膜淤点、淤斑和脑膜刺激征。严重者可有败血症休克及脑实质损害。脑脊液呈化脓性改变。

(陆丽娅编写 1～11 题,李松琴编写 12～24 题)

第七节　精神科

1. 儿童孤独症有哪些临床特点?

起病于婴幼儿期(通常在3岁以内),主要为不同程度的人际交往障碍、兴趣狭窄和行为方式刻板。表现为:

(1) 人际交往障碍,尤其对他人的情感表达缺乏反应。

(2) 言语交流和非言语交流障碍。

(3) 兴趣狭隘和活动刻板、重复,坚持固定不便的生活环境和生活方式。

(4) 常出现其他一些非特异性障碍,如害怕、恐惧、睡眠和进食紊乱、发怒和攻击。约3/4的患儿伴有精神发育迟滞。

2. 何谓儿童多种抽动症?

儿童多种抽动症是指身体任何部位的一组或一群肌肉发生不自主、重复、快速的收缩。多发生于儿童时期,少数可持续至成年。根据发病年龄、临床表现和是否伴有发声抽动可分为:抽动症、慢性抽动症、Tourette综合征(抽动—秽语综合征)。

3. 阿尔茨海默病的早期临床表现有哪些?

阿尔茨海默病是一种中枢神经原发性退行性疾病,主要临床相为痴呆综合征。早期主要表现为:

(1) 记忆障碍:是阿尔茨海默病早期的突出症状或核心症状。早期主要表现为短程记忆、记忆保存和学习新知识困难。不能完成新的任务,表现为忘性大,好忘事,随做随忘。可出现错构和虚构症。

(2) 视空间和定向障碍:常在熟悉环境或家中迷失方向,如找不到厕所在哪儿,走错自己的卧室,散步或外出迷途不知返。

(3) 早期人格与自知力相对完整,生活能自理或部分自理。

4. 何谓幻觉和妄想?

幻觉是一种虚幻的知觉,是在客观现实中并不存在某种事物的情况下,病人却感知有它的存在。

妄想是一种在病理基础上产生的歪曲的信念、病态的推理和判断。它虽不符合客观现实,也不符合所受教育水平,但病人对此深信不疑,无法被说服,也不能以亲身体验和经历加以纠正。

5. 精神分裂症的阳性症状和阴性症状指什么?

精神分裂症的阳性症状:一般在疾病的急性阶段,临床症状以幻觉、妄想为主。

精神分裂症的阴性症状:多见于慢性精神分裂症,临床症状以思维贫乏、情感淡漠、意志缺乏、孤僻内向为主。

6. 试述紧张综合征病人的临床表现有哪些?

紧张综合征最明显的表现是紧张性木僵:病人缄默、不动、违拗,或呈被动性服从,并伴有肌张力增高。姿势极不自然,可见蜡样屈曲,即病人的任何部位可随意摆动并保持在固定位置。有时可有突然冲动行为,呈紧张性兴奋。

7. 抑郁症的临床表现有哪些?

抑郁发作的表现可分为核心症状、心理症状群与躯体症状群。

(1) 核心症状:情绪低落、兴趣缺乏、乐趣丧失。

(2) 心理症状群:焦虑、自责自罪、精神病性症状(主要是幻觉和妄想)、认知症状(主要是注意力和记忆力的下降)、自杀念头和行为、精神运动性迟滞或激越、自知力的改变。

(3) 躯体症状群:睡眠紊乱、食欲紊乱、性功能减退、精力丧失、非特异性躯体症状。

8. 精神病人常见的自杀先兆有哪些? 如何预防?

自杀先兆

(1) 从病人的言语或书信中发现病人的消极和悲观情绪。

(2) 严重抑郁伴自杀企图的病人情绪刚开始好转时。

(3) 收藏剪刀、绳索及玻璃等危险品或积存药物,探听药物的毒性和致死剂量。

(4) 无明显原因的失眠,当工作人员巡视时又伪装入睡。探听工作人员值班规律。

预防措施

(1) 安全和生活护理

① 提供安全舒适的病室环境。将有自伤、自杀危险的病人安置于重点房间,其活动范围不离开护士的视线。进出房间应随手关门,门窗、电源、电路应

有安全防护，经常检修。病人不能在危险场所逗留。严格交接班，认真执行危险物品管理制度和服药检查制度。

② 严密观察病情，加强沟通，及早发现自杀先兆，适时帮助分析认识精神症状，帮助和鼓励其树立积极的人生观。

③ 加强巡视，掌握疾病发生规律，并预见到可能发生的后果。

④ 保证病人定时定量进食和饮水，确实拒食者酌情鼻饲流质。

(2) 心理护理

① 用良好的服务态度建立良好的护患关系，鼓励病人说出异常的感知和思想及所致恶劣情绪的感受，并讨论应对方式。

② 了解病人的兴趣爱好，鼓励参与有趣味的活动，教会病人放松的技术。引导病人关注周围及外界的事情，以分散其注意力。

③ 抑郁可传播，应限制与其他抑郁病人接触，并防止将医护人员的抑郁传给他人。

④ 对自杀、自伤后的病人，要做好自杀、自伤后的心理护理，了解其心理变化，以便进一步制定针对性的防范措施。

(3) 健康教育

① 护士适时运用良好的治疗性护患关系与沟通技巧帮助病人认识自己非正常的思想、情感和行为表现，争取病人、家庭和社会的支持。

② 教育病人克服性格弱点，正确对待疾病，以正确面对未来。

9. 怎样护理兴奋躁动的病人？

(1) 安全护理：为病人提供安静的病室环境，室内设备简单。引导病人遵守和执行病区安全管理制度与检查制度，将冲动或易激惹的病人分开活动与居住。对严重兴奋躁动的病人安置重病室，严加监护。在为病人进行治疗操作时应谨慎，必要时应有他人陪同。

(2) 生活护理：鼓励病人做好个人卫生。对病人的异常打扮和修饰给予婉言纠正。让病人单独进食，减少周围事物的干扰，保证病人足够的食物和水分的摄入，并要防止病人暴饮暴食。食量不足或拒食者应予鼻饲。

(3) 特殊护理：一旦病人发生冲动，应实施有效的医疗护理措施，尽快终止和预防其再度发生冲动。当难以制止冲动时，可隔离或保护约束病人，并认真执行保护约束护理常规。在病人安静合作解除隔离或约束时，要向病人解释进行隔离或约束的必要性。

(4) 心理护理：工作人员的态度和蔼，耐心，不采取强制性语言和措施，对病人过激言行不辩论，对其打抱不平行为必须婉言谢绝。对病人的合理与不合理的要求进行分析，适当满足合理需求。鼓励病人参加容易完成、喜欢并可以自控的活动。

（5）健康教育：选择时机让病人认识自己的情感失控是病态，从主观上能够主动调整其情感和行为。教会病人克服性格弱点，正确面对疾病，了解长期治疗的重要性。

10. 抗精神病药物锥体外系不良反应有哪些？

（1）药源性帕金森综合征：临床表现与震颤麻痹相似。特征为：运动不能、肌肉强直、震颤、植物神经功能紊乱。

（2）静坐不能：表现为不可控制的烦躁不安、不能坐定、来回走动。

（3）急性肌张力障碍：表现为个别肌群突发的持续痉挛，以面、颈、唇及舌肌多见。

（4）迟发性运动障碍：特征为颊一舌一咀嚼综合征，表现为吸吮、舔舌、鼓腮、躯干或四肢舞蹈或指划样运动。

11. 简述服用吩噻嗪类抗精神病药物后发生体位性低血压的主要原因及临床表现有哪些？如何应急处理？

年老体弱、基础血压偏低及敏感的病人较多见。与药物种类（氯丙嗪、氯氮平）、剂量、给药途径有关。肌内注射，尤其是静脉注射时较易发生。主要临床表现为头晕、眼花、心慌、脸色苍白、脉速，尤其是在突然改变体位时，可导致晕厥、摔伤和休克。

轻者可取头低足高位，重者可用哌醋甲酯10～20 mg肌内注射，或用α-肾上腺素受体激动药物阿拉明（间羟胺）对抗吩噻嗪类的拮抗作用，但不可应用肾上腺素。应告之病人服药后卧床1小时，起床动作宜慢，不应突然改变体位。

12. 何谓心理治疗？

心理治疗又称精神治疗，是应用心理学的原则和治疗方法，治疗病人心理、情绪、认知与行为有关的问题。治疗的目的在于解决病人所面对的心理困境，减少焦虑、忧郁、恐慌等精神症状，改善病人的非适应性行为，包括对人对事的看法、人际关系，并促进人格成熟，能以较有效且适当的方式来处理心理问题及适应生活。

13. 何谓电痉挛治疗？其主要适应证有哪些？治疗后护理人员应注意哪些并发证？

电痉挛治疗是用短暂的电流刺激大脑，使病人意识丧失，皮层广泛性脑电发放和全身性抽搐，以达到控制精神症状的一种治疗方法。现对传统的电痉挛治疗已进行了改良，即在电痉挛治疗前加用静脉麻醉药和肌肉松弛剂，使病人抽搐明显减轻和无恐惧感。

电痉挛治疗主要的适应证有：① 严重抑郁、有强烈自伤自杀行为或明显的自责自罪者；② 极度兴奋躁动、冲动、伤人者；③ 拒食、违拗和紧张性木僵者；④ 精神药物治疗无效或对药物治疗不能耐受者。

治疗后护理人员应注意以下并发症：① 暂时性记忆丧失；② 骨折和脱位；③ 呼吸暂停延长；④ 其他：麻醉引起的不适症，如头痛、头晕、恶心、呕吐等。

（魏　燕）

第八节 老年科

1. 现阶段划分老年人的年龄标准是什么?

现阶段世界卫生组织(WHO)对老年人年龄的划分有两个标准:在发达国家将≥65岁的人群称为老年人,在发展中国家则将≥60岁的人群称为老年人。我国将≥60岁的人群称为老年人。

2. 何谓人口老龄化?老龄化社会的划分标准是什么?

人口老龄化指社会人口结构中老年人口占总人口的比重不断增加的过程。

根据世界卫生组织的规定,老龄化社会划分的标准是:60岁及以上人口数占总人口数比例的10%以上,或者65岁及以上人口数占总人口数比例的7%以上,定义为老龄化社会(老龄化国家或地区)。

3. 老年人生理功能变化有哪些?

(1) 机体器官系统结构、形态及功能出现退行性改变和功能衰退。

(2) 机体内环境稳定机制减退,不能使机体的生理、生化指标和体液pH值、离子浓度等保持在相对稳定的水平。

(3) 机体各个系统脏器储备功能减退,体力、运动耐力、灵敏性明显降低,对外界和体内环境改变的适应能力下降。

(4) 机体抵抗力减弱:衰老时机体防御、自身稳定、监视、免疫功能和承受高温、冷冻、创伤、射线、疲劳等伤害性刺激的能力下降。

4. 老年病的临床特点主要有哪些?

(1) 症状和体征不典型。

(2) 多病性及多脏器病变。

(3) 发病急、进展快。

(4) 病程长、病情重、恢复慢、容易发生并发症。

(5) 药物不良反应大,对治疗反应差。

(6) 病史采集困难。

5. 老年人常见的心理和精神问题有哪些?

老年人常见的心理和精神问题主要有:脑衰弱综合征、焦虑症、抑郁症、离退休综合征、空巢综合征、高楼住宅综合征、更年期谵妄、老年期痴呆等。

6. 老年病人的护理特点是什么?

(1) 老年人对人性化服务要求高:老年人自我保护能力差,日常生活容易发生意外碰撞、跌倒等,所以老年病人的生活环境要求空间大、光照充足、地面防滑、走廊有扶手、设施布局合理,以方便为主,不强求一致性。当气压、气温等环境变化时老年人容易出现情绪抑郁、胸闷乏力等不适症状,所以应及时提醒增减衣物。饮食、起居尽量符合原有习惯。

(2) 病情观察要求细心、耐心、全面、及时:由于老年病常缺乏典型的症状和体征,还有部分老年人把一些疾病症状和体征误认为是老年的正常现象,且老年人理解和表达能力减退,主诉不清或主诉过多,或同时患有多种疾病,重点不突出。因此,观察老年人的病情更要严密、细致,及时做出正确的判断和处理。

(3) 个体化用药对老年人尤为重要:由于老年人脏器功能减退与多种慢性病并存,使用多种药物且相互干扰,药物不良反应发生率明显增高。因此,对老年人用药要强调个体化,合理用药,减少不良反应。

(4) 健康教育讲技巧、重实效:有些老年人长期形成了不利于健康的生活习惯,加之听力、视力、记忆力、理解力下降,因此要有针对性地做好健康教育,教育形式多样,反复强化,注重效果。

(5) 身心护理并重:老年人由于退休、缺乏社会活动、与子女分居、自理能力下降等原因,容易引起身心疾病,因此,要注意加强心理护理。

7. 老年人用药特点有哪些? 如何做好老年人的药疗护理?

用药特点

(1) 药物剂量宜从小剂量开始。

(2) 用药品种宜少而有效,禁忌盲目用药。

(3) 药物剂型要考虑安全与方便。

(4) 强调个体化用药。

(5) 严密观察药物的不良反应,了解不良反应的不典型表现。

(6) 注意合理使用抗生素,根据药敏指导用药。

用药护理措施

(1) 评估老年人的服药能力,选择正确的给药途径及辅助手段。

(2) 详细了解用药史,建立完整的用药记录,尤其注意了解过敏史和不良反应病史。

（3）评估病人各脏器的功能情况，对肾功能不全的病人，应尽量避免使用经肾脏排泄的药物，以防造成药物中毒。

（4）正确指导病人用药的方法、剂量、间隔时间等，对有可能发生的各种药源性危象的药物要做到心中有数，及时发现，积极预防。

（5）训练自我服药能力较差的老年病人，逐渐提高自我服药能力，可利用图片、标签、醒目的颜色、固定的器皿，帮助老年人对服药的记忆。

（6）给药方式尽量简单，给药时间要考虑老年人的作息时间，每日的口服药宜按时分次发给，并协助服下。

（7）对数量多、体积大或形态特殊、质地较硬的药片，应分几次或切成小块后吞服，防止发生哽噎。

（8）口服药和外用药的器皿应严格分开盛装，以免造成老年人误服。

8. 与老年人健康交流应注意的技巧有哪些?

（1）关心并尊重：和他们谈话要耐心、温和、有礼貌，根据不同的年龄和退休前不同的职位给予不同的称呼，根据不同性格分别对待，对老年人一些固有的思维模式和行为习惯给予尊重。

（2）注意讲话方式：语言要简单明了、便于记忆，说话口气缓和、吐字清晰，避免用高频的尖嗓音。

（3）语言要结合表情：利用面部表情和手势等身体语言增强表达力，避免说话时面无表情。

（4）反复交待：需要配合做某些检查及治疗时，要反复详细交待。

（5）经常帮助他们回忆健康教育的内容，以巩固记忆。

（6）交流方式多样化：利用生动形象的教具、图片等增强效果。也可采取训练、小组式宣教等方式。

（7）交流时对性格固执不能接受者不宜勉强。

（8）促进病人间的交流：介绍同类疾病的老人们相互认识，促进彼此之间的交流，只要正确引导，也可起到积极作用。

（9）同时做好对家属的健康宣教。

9. 老年人肺炎的临床特点有哪些？其护理要点是什么?

临床特点

（1）临床表现不典型，起病隐匿，常无寒战、高热等症状，体温升高不明显。

（2）主要由细菌感染引起，起病急，有稠厚脓痰，为黄色或铁锈色。病毒性肺炎常逐渐出现临床症状,剧烈干咳,可有少量痰液。

(3) 早期症状常为非呼吸道方面的表现和精神症状。

(4) 病情变化快,并发症多,如感染性休克、充血性心力衰竭、呼吸衰竭等。

护理要点

(1) 一般护理:① 卧床休息,定时翻身,室内温度保持在20～22℃,湿度60%左右;② 保持口腔清洁,鼓励多饮水,每日饮水量2 000～3 000 ml;③ 宜选用高蛋白、高维生素、高热量、易消化的流质或半流质饮食。

(2) 长期低流量吸氧。

(3) 病情观察:① 观察生命体征和心肺功能;② 及时行动脉血气分析;③ 严密观察咳嗽的性质和程度、痰的颜色和量;④ 严密观察体温及白细胞的变化,特别注意体温的变化,防止并发症的发生。

(4) 健康教育:① 劝病人戒烟,教会病人有效咳嗽的技巧,指导呼吸功能锻炼;② 积极防治感冒;③ 积极加强锻炼;④ 加强营养。

10. 老年人心肌梗死的不典型临床表现有哪些?

(1) 疼痛症状不典型:表现为疼痛的发生部位、性质、持续时间、对药物的反应不典型,随着年龄的增长,疼痛者逐渐减少。

(2) 以休克、心衰、脑循环衰竭和胃肠道症状为首发症状。

(3) 原有的基础疾病症状突出:如肺心病、哮喘等病的咳嗽、心悸症状与心肌梗死的主要症状共存、重叠,从而易忽视心肌梗死的存在。

(4) 心脑综合征:不少老年病人心肌梗死与急性脑血管意外并存,因为心肌梗死的低排血量可使脑血管血液减少,脑梗死时低血压亦可促发心肌梗死。

(5) 发病早期易发生心律失常、心力衰竭或猝死。

(6) 易发生特殊部位如高侧壁或正后壁心肌梗死。

(7) 心肌梗死再发率和多部位同时梗死发生率高。

11. 为什么老年人更易出现体位性低血压?如何预防?

原因

(1) 自主(植物)神经功能紊乱。

(2) 动脉系统老化或硬化性改变。

(3) 肾小球小动脉透明样变,维持血压的代谢机制发生障碍。

(4) 心肌老化,心肌应激反应能力减退,窦房结功能减退。

(5) 服用药物:硝酸脂类、降血压药、安定药、抗抑郁药等。

(6) 长期卧床的老年病人血管张力的调节功能减退。

(7) 贫血、脱水、电解质平衡失调等。

预防措施

(1) 起床三步曲:体位变换时要缓慢,睡眠时可取高枕卧位,长期卧床病人从卧位到立位时应用“起床三步曲”。① 每日 1～2 次抬高床头 10～15 cm,每次 5～10 分钟。3 天后,抬高床头的次数、时间可视病人的耐受情况增加。② 病人已耐受,并无不适感后,开始取坐位。每日 3 次,安排在就餐前,练习时间为 1 周左右。③ 病人取坐位后,安排每日的双腿床边下垂,注意保证病人安全坐稳。时间和次数可视病人的具体情况而定。

(2) 饮食指导:合理膳食,不过饱,不过量饮酒。

(3) 适当运动:避免过度活动和长时间站立,避免长期卧床,应视病因、病情制定活动计划。

(4) 服药指导:适当调整服药时间,晚间少饮水,利尿剂不在睡前服,夜间床边放便器,防止夜间起床排尿时发病。

(5) 生活指导:频发的病人,白天可穿弹力长袜或紧身腹带。一旦发病,立即平卧,按摩四肢。

12. 老年骨质疏松症的常见原因有哪些?如何预防?

常见原因

(1) 内分泌因素:① 雌激素缺乏;② 甲状旁腺激素增多;③ 降钙素减少;④ 活性维生素 D 降低。

(2) 营养因素:① 钙缺乏;② 长期营养缺乏。

(3) 其他:活动少、酗酒、抽烟、喝浓咖啡等。

预防措施

(1) 增加钙摄入量:遵医嘱每日摄入钙剂。钙摄入量参考:青少年1 000 mg/d,成人 800 mg/d,绝经妇女 1 000～1 500 mg/d。

(2) 加强体育锻炼和进行适当的体力活动,同时注意提高动作的协调性。

(3) 慎用易引起骨质疏松的药物,忌烟酒和饮浓咖啡。

(4) 定期检查骨密度。

(刘世晴)

第九节　重症监护室

1. 危重病人常见的心理反应有哪些？

（1）情绪休克：病人对突如其来的意外伤害毫无心理准备，在经过短暂的应激状态后，其心理防御机制濒临“崩溃”，部分病人持续数天处于“情绪休克期”。表现为异常的平静与冷漠，少言寡语，对各种治疗处置反应平淡。

（2）极度恐惧和紧张：病人多是突然起病，或突然遭受意外，或病情加重，加上特殊的监护与治疗环境，使病人自感面临死亡的威胁，常表现出极度恐惧和紧张。

（3）无效性否认：个体有意或无意地采取一些无效的否认行为，试图减轻因健康状况所产生的焦虑或恐惧。

（4）ICU 综合征：指病人在 ICU 监护过程中出现的以精神障碍为主，兼具其他表现的一组综合征。主要表现为：谵妄、思维紊乱、情感障碍、行为动作异常等。

（5）自我形象紊乱：是个体对自己身体结构、外观、功能的改变，在感受、认知、信念及价值观方面，出现健康危机。

（6）愤怒与敌对：病情危重，使病人心理极不平衡，认为自己受伤或患病是不公平的。加上自己的前途及事业受到影响，使自制力下降，产生愤怒，将怒气向家人和医护人员发泄。

（7）孤独与忧郁：ICU 特殊的环境，容易使病人病情好转时产生孤独感。病程长、病情反复时容易产生忧郁情绪。

（8）呼吸机依赖心理和 ICU 依赖：长期机械通气的病人，多对呼吸机有依赖心理，对脱机有恐惧感。将要转出 ICU 的病人，担心疾病复发，对 ICU 产生依赖心理。

2. 帮助危重病人翻身时的注意事项有哪些？

（1）翻身前应评估病人的病情是否允许翻身。

（2）一人协助翻身时不可拖拉，以免擦破皮肤。

（3）两名以上人员协助翻身时动作要协调。

（4）翻身间隔时间，视病情和局部皮肤受压情况而定。

（5）翻身时，若病人身上带有多根管道，应妥善安置好各种管道，防止因牵拉导致移位和脱出；翻身后应及时检查各管道有无扭曲、受压。

(6) 为手术病人翻身时，应先检查伤口敷料是否脱落或有无分泌物，必要时先更换敷料再翻身；颅脑手术后，头部翻动过剧可引起脑组织移位，压迫脑干而致突然死亡，翻身时应有人扶头部，防止颈部扭曲引起颅内压增高，只能卧于健侧或平卧；颈椎和颅骨牵引的病人翻身时不可放松牵引；脊柱脊髓手术后，翻身时注意轴线翻身，防止脊柱屈曲或扭转；石膏固定或伤口较大的病人翻身后应注意将伤处放于适当位置，防止受压。

(7) 翻身后应注意保持病人的肢体处于功能位。侧卧位时须用垫枕垫好背部和膝下。

(8) 翻身后应严密观察病人的生命体征。如生命体征变化较大，必要时应恢复原先的体位。

3. 使用血管活性药物的注意事项有哪些?

(1) 使用血管活性药物需用微量输液泵控制滴速。

(2) 严密监测生命体征。根据血压、心率等参数的变化，随时调整血管活性药物的滴速。

(3) 血管活性药物应尽量从中心静脉输入。

(4) 采用专用通路输入血管活性药物，不要与中心静脉压测量及其他静脉补液在同一条静脉管路。

(5) 缩血管药和扩血管药应在不同管路输入。

(6) 加强对输注部位的观察，避免药液渗漏至血管外。

4. 常用的机械通气模式有哪几种?

常用的机械通气模式有：① 机械控制通气(CMV)或间歇正压通气(IPPV)；② 辅助控制通气(A/C)；③ 同步间歇指令通气(SIMV)；④ 压力支持通气(PSV)；⑤ 压力调节的容量控制(PRVC)；⑥ 分钟指令性通气(MMV)；⑦ 双水平气道正压(BIPAP)；⑧ 持续气道正压(CPAP)；⑨ 容量支持(VS)。

5. 使用容量控制通气(VCV)和压力控制通气(PCV)时重点监测的内容是什么?

使用容量控制通气(VCV)时，应重点监测气道压力、呼出潮气量和分钟通气量的变化。

使用压力控制通气(PCV)时，应重点监测潮气量、吸气时间、呼吸频率的变化。

6. 何谓呼气末正压(PEEP)？其主要作用是什么？应用时的注意事项有哪些？

PEEP是指在控制呼吸或辅助呼吸时，于呼气末期在呼吸道保持一定的正压。

主要作用

PEEP可避免肺泡早期闭合，使肺泡扩张，功能残气量增加，改善通气和氧合，是治疗低氧血症的重要手段之一。

注意事项

(1) 严重循环功能衰竭、低血容量、肺气肿、气胸、支气管胸膜瘘等是应用PEEP的禁忌证。

(2) 高水平的PEEP可使颅内压增高，有颅内压增高的病人应慎用。

(3) 注意观察血压、心率、心排血量、平均气道压的变化。

(4) 增加或减低PEEP都应逐步进行，以免引起循环功能和气道压力的较大波动。

(5) 防止呼吸机管路漏气而影响PEEP的效果。

(6) 加强胸部物理治疗，防止呼吸道分泌物积聚。

7. 使用呼吸机时如何设置气道压力高限报警范围？

高压报警限设置应在气道峰值压之上10 cmH_2O。

8. 呼吸机应用时出现高压或低压报警的常见原因有哪些？

高压报警的常见原因：呼吸道分泌物过多、气管插管或气管切开导管有痰痂或异物堵塞；病人咳嗽、烦躁不安(人机对抗)；气胸、支气管痉挛、ARDS；呼吸机管道内有积水、管道扭曲、受压；高压报警限设定过低。

低压报警的常见原因：呼吸机管道脱落；气囊漏气、气囊充气不足、气囊破裂；呼吸机管道破裂、断开或接头连接不紧，湿化罐活塞未关闭。

9. 何谓主动湿化？何谓被动湿化？

主动湿化：是指机械通气时，使用加热湿化器，将吸入气体经过一个加热的水罐进行湿化。湿化器温度调节在36～37℃。优点是无附加死腔，不会阻塞，灵活控制温度和湿度，低阻力。适用于长时间行机械通气的病人。

被动湿化：是指机械通气时，使用热湿交换器(HME)，又称人工鼻，置于呼吸机环路与病人之间。可回收呼出气的热量和湿度，再转至吸入系统。优点是管道干燥，不会过度湿化，也可减少与呼吸机相关的感染机会。但它会增加吸气和呼气阻力，比主动湿化效果差。适用于短时间行机械通气的病人。

10. 机械通气病人吸痰时的注意事项有哪些？

(1) 吸痰前，应向病人解释，取得病人的配合。

(2) 吸痰前，应结合翻身、拍背，使痰液从周边肺野向中心集中。

(3) 吸痰前后，应适当提高吸入氧浓度：给予 100%的氧 2～3 分钟。消除呼吸机报警声。必要时手法过度深呼吸 3～5 次。

(4) 严格遵守无菌原则：吸痰时，戴无菌手套（或使用无菌无齿镊），绝对避免用吸引口鼻腔的吸痰管再吸引气道。

(5) 调节吸引负压：吸引负压不要超过 19.6 kPa (200 cmH_2O)。插入吸痰管时不可使用负压。

(6) 选择合适的吸痰管：吸痰管外径不应超过气管导管或套管内径的 1/2。

(7) 每次吸引时间不超过 15 秒。

(8) 吸痰时注意观察病人的心率、心律、血压、SpO_2 及面色、口唇颜色。如出现 SpO_2 下降或心律失常应立即停止吸痰，给予纯氧人工通气。

(9) 加强气道湿化：如痰液黏稠，可先向气道内注入无菌蒸馏水或生理盐水，成人每次 2～10 ml，小儿每次 0.5～2 ml。

(10) 评价吸痰效果：吸痰后应进行肺部听诊，评价吸痰效果。

11. 呼吸机管路的消毒方法有哪几种？

(1) 药物浸泡消毒：2%戊二醛溶液，泡腾片。

(2) 高温、高压消毒：适用于硅胶气路管道。

(3) 气体熏蒸消毒：环氧乙烷。

12. 脉搏血氧饱和度的正常值范围是多少？其影响因素有哪些？

脉搏血氧饱和度(SpO_2)的正常值范围在 96%～100%。

影响因素有：① 温度和血压：当体温低于 35℃，平均动脉压小于 6.65 kPa (50 mmHg)，或者应用血管收缩药使脉搏搏动减弱时，均可影响 SpO_2 的正确性。② 此外，不同部位、传感器松动、病人躁动以及外部光源干扰，其精确度均会受到影响。

13. 何谓中心静脉压？其正常值是多少？增高和降低的常见原因有哪些？

中心静脉压（CVP）是指胸腔内上、下腔静脉近右心房处的压力。

CVP 正常值为 0.49～1.18 kPa(5～12 cmH_2O)。

CVP 小于 0.20～0.49 kPa(2～5 cmH_2O)，表示右心房充盈不佳或血容量不足；大于 1.47～1.96 kPa(15～20 cmH_2O)，表示右心功能不全。

中心静脉压升高的原因：① 右心功能低下、右心及全心衰竭、心源性休克等；② 循环阻力升高：肺动脉高压、右室流出道狭窄、肺水肿等；③ 心包填塞(积液、缩窄)；④ 胸腔内压力升高：使用呼气末正压(PEEP)、血气胸；⑤ 使用较强的收缩血管药物；⑥ 病人躁动、寒颤、咳嗽时。

中心静脉压降低的原因：① 血容量不足：大量失血、利尿而未得到及时补充；② 应用血管扩张药物；③ 应用镇静药物。

14. 测量中心静脉压时的注意事项有哪些?

(1) 判断导管插入上、下腔静脉或右房无误。

(2) 测压前先调节零点：使换能器上与大气相通的三通口与病人右心房在同一水平(平卧时相当于腋中线第四肋间水平)，再校正监护仪零点。采用简易法测量时，将测压管零点置于右心房水平。体位改变时应及时校正零点。

(3) 保持测压管通畅。确保管道系统内无凝血和空气，管道无扭曲等。

(4) 测量中心静脉压不可与使用血管活性药物在同一管路。

(5) CVP 的测量应在病人平静状态下进行。机械通气应用 PEEP 者，病情许可应暂停使用 PEEP。

(6) 动态观察 CVP 的趋势比监测 CVP 的单次数值更重要。

(7) 加强管理，严格遵守无菌操作。

15. 动脉置管的护理要点有哪些?

(1) 保持测压管道通畅：① 以肝素生理盐水冲洗测压管道。持续冲洗：冲洗液的肝素浓度为 2～4 U/ml，加压袋的压力为 300 mmHg。间断冲洗：肝素浓度为 12.5 U/ml，每小时注入1～2 ml。② 每次经测压管抽取动脉血后，均应立即用肝素生理盐水进行快速冲洗，以防凝血。

(2) 防止动脉内血栓形成：管道内如有血凝块堵塞时应及时抽出，切勿将血凝块推入，以防发生动脉栓塞。

(3) 严格执行无菌技术操作：① 穿刺部位每 24 小时用碘伏消毒，并用无菌透明敷料覆盖，防止污染；② 自测压管内抽血化验时，三通接头处应用碘伏消毒，防止污染；③ 测压管道系统应始终保持无菌状态。④ 动脉内置管留置时间一般为 3 天，如需要可延长至 5～7 天，疑有感染，应立即拔除。

(4) 严防气栓形成：① 使用加压袋之前，应仔细排除测压管道系统内的气体。② 调试零点，取血等操作过程中严防气体进入动脉内造成气栓栓塞。

（5）防止穿刺针及测压管脱落：① 穿刺针与测压管均应固定牢固，测压管的各个接头应连接紧密。② 妥善固定置管肢体，尤其是病人躁动时，应严防管道滑脱或被其自行拔出。

16. 肺动脉压的正常值是多少？如何准确测定肺动脉压？

肺动脉压的正常值是：2.0～3.7/0.7～1.9 kPa(15～28/5～14 mmHg)。

测定步骤

（1）先调节零点：使换能器上和大气相通的三通口与病人右心房在同一水平，再校正监护仪零点。

（2）挤压注水器冲洗肺动脉管腔，确认其是否通畅。

（3）将换能器与通向肺动脉管腔相通测得。

（4）记录呼气末时的肺动脉压值。

17. 肺动脉楔压(PAWP)的正常值是多少？其增高和降低的临床意义是什么？

肺动脉楔压(PAWP)的正常值为 0.8～1.6 kPa(6～12 mmHg)。

PAWP 升高，见于左心功能不全、心源性休克、二尖瓣狭窄、二尖瓣关闭不全、左室顺应性下降或血容量过多；PAWP 大于2.4 kPa(18 mmHg)，表示左心功能下降，出现心源性肺充血或肺水肿。PAWP 降低，见于血容量不足。

18. 何谓主动脉内气囊反搏？

主动脉内气囊反搏(intra－aortic balloon pumping，IABP)是目前应用最广的机械性辅助循环方法。主要应用于心脏外科术前、术中和术后需要循环支持的病人及心脏内科危重病人心泵衰竭的抢救。方法是经股动脉置入气囊反搏导管，将其送至左锁骨下动脉开口远端的降主动脉处，导管的另一端与反搏机相连接，通过气囊的膨胀与排空，达到辅助循环的目的。IABP 的工作原理主要是：在心脏舒张期气囊充气，使主动脉内舒张压升高，从而使冠状动脉血流增加，增加心肌的供血；在心脏收缩期气囊放气，减少左心室的射血阻抗，使后负荷减轻。

（宋燕波）

第十节　肿瘤科

1. 何谓肿瘤、癌、肉瘤、癌肉瘤？

肿瘤：机体在各种致病因素的作用下，局部组织细胞过度增生和异常分化而形成的新生物，常表现为肿块形成。

癌：系指来源于上皮组织的恶性肿瘤，包括鳞状上皮、腺上皮、移行上皮等。其命名是：肿瘤起源部位＋组织来源＋癌。

肉瘤：系指间叶组织起源的恶性肿瘤。包括纤维、脂肪、平滑肌、横纹肌、骨、软骨、脉管及淋巴造血组织等。其命名是：肿瘤起源部位＋组织来源＋肉瘤。

癌肉瘤：此恶性肿瘤内既含有恶性的上皮成分，同时还有间叶组织的恶性成分，两者混合在一起，构成一个肿瘤则称为癌肉瘤。其命名是：肿瘤起源部位＋癌肉瘤。

2. 良性肿瘤与恶性肿瘤的区别是什么？

表 2－13　良性肿瘤与恶性肿瘤的区别

项　目	良性肿瘤	恶性肿瘤
分化程度	分化程度高，异型性小，与起源组织相似	分化程度低，异型性与起源组织相差明显
核分裂	核分裂相无或较少出现，无病理性核分裂	核分裂相易见，且可见病理性核分裂
生长速度	缓慢	较快，有的甚迅速
生长方式	膨胀性和外生性生长，常伴有包膜形成，与周围组织分界清楚	浸润性和外生性生长，无包膜，与周围组织分界不清
转移	不会转移	常易发生转移
复发	术后很少复发	术后较易复发
对机体的影响	一般较小，除非生长在要害部位	危害较大，可广泛破坏组织器官而影响功能，甚至造成恶病质

3. 癌症病人主要的心理变化分期及特征是什么？

癌症病人的心理变化类型与自身个性心理特征、病情严重程度有关。当病人被告知病情后，其心理变化一般分为六期。

（1）体验期：当病人得知患癌诊断后，表现为霎时间方寸大乱、麻木不仁，甚至昏厥，这种震惊称为“诊断休克”。此时病人往往无力主动表达内心的痛苦，对提供帮助的医护人员或家人表示拒绝。

（2）怀疑期：病人对诊断结果极力否认，甚至通过各种方法找医生咨询，以便得到不同方面的信息。此时病人和医生并未建立信任关系，既希望确诊，又希望听到不是癌症的诊断。这种拒绝接受事实的做法是一种创伤或应激状态下的心理反应，可降低病人的恐惧程度，缓解痛苦的体验，逐渐适应意外打击。

（3）恐惧期：当极力否认仍不能改变诊断结果时，便会产生恐惧，病人表现为恐慌、哭泣、警惕、挑衅性行为、冲动性行为以及一系列生理改变，如颤抖、尿频、尿急、心悸、血压升高、呼吸急促、晕厥、皮肤苍白、出汗等。

（4）幻想期：当病人经历了患病后的各种痛苦的体验后，已能正视现实，但仍存在许多幻想，如希望通过某种治疗根除自己的疾病，希望手术后的化验能推翻原诊断结果等。

（5）绝望期：当各种治疗方法均不能取得良好效果，病情进一步恶化，出现严重的并发症时，都能使病人产生绝望，对治疗失去信心，听不进医护人员和家人、朋友的劝说，甚至产生自杀念头，病人表现为易怒、对立情绪、不服从治疗等。

（6）平静期：病人已能接受现实，认可病人角色，情绪平稳，配合治疗，但病人处于消极被动状态，不再考虑自己对家庭与社会的义务，处于无望状态。

4. 肿瘤的扩散方式有哪几种？

肿瘤的扩散方式是恶性肿瘤重要的特征，可通过浸润性生长向周围组织直接蔓延或通过脉管等转移到全身各处。

（1）直接蔓延：肿瘤细胞不断增殖，肿瘤体积逐渐增大，并沿组织间隙、脉管壁及神经束衣等直接伸延，侵入并破坏邻近组织或器官的过程称直接蔓延。

（2）转移（淋巴道转移、血管转移和种植转移）：肿瘤细胞自原发部位侵入脉管或脱落至体腔，被带到其他部位生长，形成与原发性肿瘤相同类型的肿瘤，此过程称为肿瘤转移。新形成的肿瘤则称为转移瘤或继发瘤。

5. 肿瘤通用分级及国际分期是什么？

肿瘤的分级和分期一般都用于恶性肿瘤。恶性肿瘤是根据肿瘤细胞的分化程度来确定其恶性程度的。有不同的分级标准，目前较为通用的是三级分类法。

表 2－14　恶性肿瘤的病理分级表

分级	组织学分化程度
Ⅰ	高度分化，分化良好，为低度恶性肿瘤
Ⅱ	中度分化，为中度恶性肿瘤
Ⅲ	低度分化，分化程度低，为高度恶性肿瘤

恶性肿瘤的分期是根据原发性肿瘤的大小、浸润的深度、范围以及是否累及邻近器官、有无局部和远处淋巴结的转移、有无血源性或其他远处转移等来判断肿瘤病程发展阶段。目前国际上较通用的分期是 pTNM 分期法：T 代表原发瘤的大小和（或）浸润范围；N 代表淋巴结转移情况；M 代表血源性或其他远处转移；p 特指病理学诊断的 TNM 分期。

表 2－15　恶性肿瘤的 pTNM 分期表

分期	标准
pT	原发肿瘤
pT_{is}	浸润前癌（原位癌）
pT_0	手术切除物的组织学检查未发现原发肿瘤
pT_1，pT_2，pT_3，pT_4	原发肿瘤逐级增大
pT_x	手术后及组织病理学检查均不能确定肿瘤的浸润范围
pN	局部淋巴结
pN_0	未见局部淋巴结转移
pN_1，pN_2，pN_3	局部淋巴结转移逐渐增加
pN_1	邻近局部淋巴结转移
pN_x	肿瘤浸润范围不能确定
pM	远距离转移
pM_0	无远距离转移证据
pM_1	有远距离转移
pM_x	不能确定有无远距离转移

6. 癌痛药物止痛要点是什么？何为疼痛的三阶梯给药法及其目的是什么？

（1）止痛要点：药物治疗是控制癌症疼痛的主要手段，世界卫生组织推荐药物治疗癌痛的 5 个要点是：口服、按时、按阶梯、个体化给药、注意具体细节。

（2）三阶梯给药法：三阶梯疗法为世界卫生组织（WHO）所推荐的癌痛治疗方法，其原则为按阶梯给药：依药效的强弱顺序递增使用（下图是 WHO 推荐的三阶梯疗法）。其目的是要达到癌症病人夜间睡眠时无痛，白天休息时无痛，日间活动和工作时无痛，真正提高病人的生存质量。

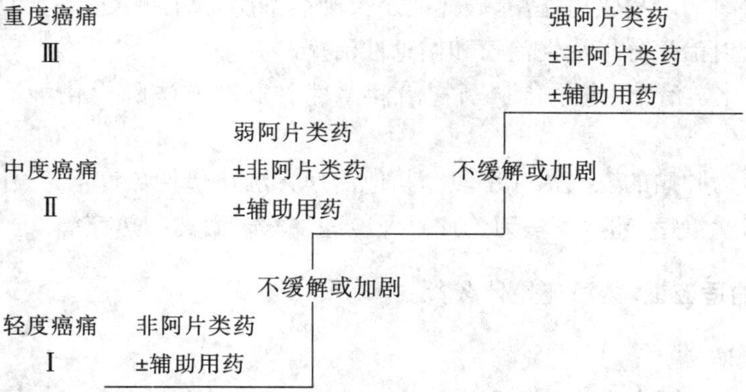

7. 鸦片类止痛剂的常见不良反应及处理有哪些？

（1）便秘：采取措施预防便秘。开始使用麻醉止痛药前，应了解病人以往排便习惯和使用缓泻剂的情况，每天记录排便情况，鼓励饮水，多吃蔬菜、水果和适量的粗粮。每日清晨用温开水冲服一些蜂蜜有一定帮助，严重便秘可用番泻叶，必要时灌肠。

（2）恶心、呕吐：一般用药后数天至 1 周，恶心和呕吐逐渐减轻。可口服灭吐灵、维生素 B_6 缓解。

（3）镇静和嗜睡：慢性疼痛一旦缓解，病人进入嗜睡状态，一般可在 2～5 天后消失。白天可给予含咖啡因饮料以对抗镇静作用。

（4）呼吸抑制：应随时观察病人的呼吸，并与其基线对照，若病人发生严重呼吸抑制，可按医嘱用吗啡拮抗剂纳洛酮。纳洛酮的剂量应根据病人呼吸频率来调整。

（5）身体依赖和耐药：为了防止出现戒断综合征，鸦片类止痛剂需在 3～4 周内逐渐减量，并延长间隔时间，直到停用。

（6）心理依赖：护士应理解病人长期遭受疼痛的折磨而影响睡眠、休息和进食，致使机体免疫功能下降，因此应认真执行“三阶梯止痛方案”。

8. 肿瘤治疗的主要方法有哪些？

(1) 手术治疗：是肿瘤治疗的重要手段之一，良性肿瘤手术后基本都能治愈，对于恶性肿瘤手术也是首选的治疗方法，特别是肿瘤的早、中期阶段，手术治疗效果显著。

(2) 放射治疗：放射治疗目前已成为治疗恶性肿瘤的主要手段之一。在国内约有70%左右的恶性肿瘤病人需要用放射治疗。放射治疗（简称放疗）是利用放射线的电离辐射作用，破坏或杀灭肿瘤细胞，从而达到治疗目的的一种方法。放射治疗分根治性治疗和姑息性治疗。

(3) 化学治疗：应用化学药物治疗恶性肿瘤的方法称为化学治疗（简称化疗）。

以上为肿瘤的三大治疗手段。其他治疗方法还包括免疫治疗、中医治疗、介入放射学治疗、超声聚焦刀治疗以及冷冻、激光、微波和热疗等。

9. 化疗的适应证、禁忌证是什么？

适应证

(1) 治愈性或非治愈性化疗

① 目前对部分造血系统恶性肿瘤，如急性淋巴细胞性白血病、急性粒细胞性白血病、多发性骨髓瘤等，以及某些实体瘤，如睾丸精原细胞瘤、绒毛膜上皮细胞癌、尤文氏瘤、霍奇金病等，单用化疗可取得治愈性疗效。② 对其他恶性肿瘤，如肝癌、食管癌、软组织肿瘤及大部分晚期肿瘤等，化疗尚不能取得治愈性疗效，常作为手术、放疗等的辅助手段。

(2) 辅助化疗

① 放射治疗前后化疗：可使局部肿瘤缩小，减少照射范围，在放疗同时化疗，可增加肿瘤细胞对放射的敏感性。放疗后化疗，有可能清除照射野之外的亚临床肿瘤细胞，提高放疗效果，减少复发。② 手术前后的辅助化疗，消灭手术野之外的亚临床细胞及减少血循环的癌细胞转移，防止术后肿瘤复发。

(3) 晚期或播散性癌症的全身化疗

① 晚期造血系统、淋巴系统以及实体瘤已发生远处转移，不适于手术或放疗，或实体瘤手术放疗后复发或播散者，通常采用化疗。② 由于癌性体腔积液包括胸、腹腔或心包腔积液，可采用腔内化疗，常可使积液得以控制或消失。③ 恶性肿瘤引起的上腔静脉压迫、呼吸道压迫及脊髓压迫，脑转移所致颅内压增高，常先化疗缩小肿瘤体积，减轻症状，然后进行其他治疗。

禁忌证

一般认为病人有以下情况应慎用或不用化疗。

(1) 年老、体衰、营养状况差、恶液质者。

(2) 白细胞数低于 4×10^9/L,血小板数低于 80×10^9/L,或既往的多疗程化疗或放疗使白细胞及血小板低下者,或有出血倾向者。

(3) 有肝脏功能障碍及心血管功能严重疾病者。

(4) 有骨髓转移的病人。

(5) 贫血、营养障碍及血浆蛋白低下者。

(6) 有心肌病变的病人,应尽量不用阿霉素、正定霉素及金霉素类抗癌药。

(7) 患老年慢性支气管炎的病人应禁用博来霉素,尽可能不用氨甲蝶呤和马利兰。

10. 何谓细胞周期?

细胞从一次分裂结束到下一次分裂结束的一个周期,称为细胞增殖周期,简称为细胞周期。

11. 抗肿瘤药物根据化学结构、来源分几类?其作用原理是什么?

根据药物的化学结构、来源分为六大类。

(1) 烷化剂:主要作用部位在 DNA,它可使 DNA 的复制出现错误,导致细胞分裂、增殖停止或死亡,因此能产生致畸、致癌、致突变作用。

(2) 抗代谢类药:作用机制各不相同,但均系作用于细胞增殖周期中的某一些特定时相,故属于细胞周期特异性抗癌药。

(3) 抗生素类:采用不同机制影响 DNA、RNA 及蛋白质的生物合成,使细胞发生变异,影响细胞分裂,导致细胞死亡。

(4) 植物药类:可抑制 DNA 或 RNA 合成,与细胞微管蛋白结合,阻止微小管的蛋白装配,干扰增殖细胞纺锤体的生成,从而抑制有丝分裂,导致细胞死亡。

(5) 激素类:通过改变机体激素水平,有效地控制肿瘤生长。

(6) 其他:常用顺铂、卡铂等。

12. 化疗药物给药方法及途径有哪些?

(1) 静脉给药:静脉注射为最常见的给药途径。

① 静脉推注法(静推):适用于一般刺激性化疗药物。注射药液前先推注

生理盐水，确保针头在血管内后再推注药液并注意药液稀释的浓度。推注速度宜慢，定时检查回血情况，药液推注完后推注 5～10 ml 生理盐水，以保证头皮针内无残留化疗药液。

② 静脉冲入法(静冲)：适用于强刺激性化疗药物，是预防药物外渗、减轻药物对静脉壁刺激的给药方法。首先选择适宜静脉建立输液通路，待滴注通畅后将稀释好的化疗药由莫菲氏滴管侧孔冲入，随即冲入葡萄糖溶液 2～3 分钟，待药液冲入体内后，再恢复至原有滴数。当采用联合用药时，需防止两种药相混，一般应间隔 20～30 分钟。

③ 静脉点滴法(静滴)：用于抗代谢类药物。需将药液稀释后加入液体中静脉点滴注入，以维持血液中的有效药物浓度，通过干扰体内正常代谢，阻断 DNA 的合成，以达到更高的疗效。

④ 深静脉穿刺置管给药法：对需给予强刺激性化疗药物或长期反复给药、静脉穿刺极为困难的病人，可通过深静脉穿刺置管给药。深静脉腔大，血流快，对血管壁刺激性小，避免了反复穿刺给病人带来的痛苦。

(2) 肌内注射(肌注)：适于对组织无刺激性的药物，应备长针头且肌注宜深，以利药液的吸收。

(3) 口服：口服药物需装入胶囊或制成肠溶剂，以减轻药物对胃黏膜的刺激，并防止药物被胃酸破坏。

(4) 腔内注射：腔内注射主要用于癌性胸水和腹水、心包积液、膀胱癌等。注药后需协助病人更换体位，使药液充分扩散。

(5) 动脉插管：适用于一些晚期不宜手术或复发而局限性肿瘤。可直接将药物注入供应肿瘤的动脉，达到提高肿瘤局部药物的浓度和减轻全身性毒性反应。

13. 配置抗癌药物过程中的防护原则是什么？

(1) 配药前洗手，穿防护衣，佩戴一次性口罩、帽子，戴聚氯乙烯手套，其外套一副乳胶手套。在操作中一旦手套破损应立即更换。

(2) 操作台面应覆以一次性防护垫，以减少药液污染。一旦污染或操作完毕，应及时更换。

(3) 打开粉剂药时，割锯安瓿前应轻弹其颈部，使附着之药粉降至安瓿以下。打开安瓿时应用无菌纱布围绕安瓿颈部，以防划破手套。

(4) 溶解药物时，溶液应沿瓶壁缓慢注入瓶底，待药粉浸透后再行搅动，以防粉末逸出。

(5) 瓶装药物稀释及抽取药液时，应插入双针头，以排除瓶内压力，防止针栓脱出造成污染。并且要求在抽取药液后,瓶内进行排气和排液后再拔针,不可使药液排于空气中。

(6) 使用“锁头”注射器和针腔较大的针头,以防注射器内压力过大使药液外溢。

(7) 抽取药液应用一次性注射器,并应注意抽出药液以不超过注射器容量的 3/4 为宜。抽取药液后放于垫有聚氯乙烯膜的无菌盘内备用。每次用后按污物处理。

(8) 在完成全部药物配备后,需用 75%乙醇擦拭操作柜内部和操作台表面。

(9) 备药后所用一切污染物应放于污物专用袋集中封闭处理。

(10) 操作完毕脱去手套后,用肥皂及流动水彻底洗手,有条件者可行淋浴,减轻其毒性作用。

14. 肿瘤化疗常见不良反应及护理措施有哪些?

(1) 局部毒性反应:化疗药物对血管内膜均有不同程度的刺激作用,外周静脉给药常可引起静脉炎。表现为被穿刺过的静脉发红、疼痛、血管变硬、色素沉着呈条索状或树枝状,甚至血流受阻等。若强刺激性化疗药不慎渗漏静脉外,可导致局部皮肤及软组织非特异性炎症,处理不及时可引起局部组织坏死。

① 静脉炎:a. 按要求充分稀释化疗药物,化疗药物浓度不宜过高,给药速度宜慢。b. 应选择外周条件较好的静脉,并有计划地由远端小静脉开始,注意经常变换给药的静脉,以利于损伤静脉的修复。c. 有条件的可深静脉穿刺给药,可有效避免浅静脉炎的发生。d. 若已发生静脉炎,应首先做好心理护理,减轻紧张情绪,给 25%硫酸镁湿敷局部,或用喜疗妥霜膏局部外涂。局部疼痛可用氦氖激光照射,每天 1 次,5 天为一疗程。

② 药物外渗:a. 化疗给药必须由经过培训的专业护士执行。在选择给药途径时,必须了解各类药物的局部刺激作用,对于强刺激性化疗药,注射过程中要密切观察,切忌渗漏于皮下。b. 做好心理疏导,注药前应告知病人注药时如有痛感或异样感觉,应告诉护士,立即停止药物注射。c. 选择最佳穿刺部位,切勿在靠近肌腱、韧带、关节等部位静脉给药。另外还应避免 24 小时内在被穿刺过的静脉穿刺点下方重新穿刺,以免抗癌药物从前一次穿刺点外渗。d. 若已发生外渗,应立即给予处理。

(2) 胃肠道反应:多数抗癌药物对增殖旺盛的胃肠道上皮有抑制作用。化疗病人常有食欲减退、恶心、呕吐、腹泻、腹痛、便秘等胃肠道反应。许多抗癌药物还可引起口腔、食管、胃、肠等黏膜炎症、浅表糜烂及小溃疡等。

① 恶心、呕吐：a. 实施有效的健康教育，采用多种方法宣传化疗知识，主动帮助病人掌握一般性自我护理知识，使其在尽可能稳定的情绪下接受化疗。b. 化疗最初阶段应选用有效的止吐药及各种干预手段，预防恶心、呕吐的发生。c. “分散注意力”是有效的行为治疗技术之一。指导病人在治疗期间可利用松弛法解决焦虑与不安，分散注意力，减轻恶心、呕吐的症状。d. 尽量减少不良刺激，保持环境整洁，空气新鲜、无异味。如发生呕吐应协助立即漱口，擦洗面部，更换清洁衣服，整理床单位，帮助病人取舒适体位。e. 按医嘱准确给予止吐药。f. 饮食护理：化疗期间根据病人的口味给予清淡易消化饮食，避免辛辣、油腻等食物，少食多餐。对呕吐较严重的病人，严格记录出入量，以估计脱水情况，必要时酌情给予胃肠外营养。

② 黏膜炎：a. 以预防为主，化疗前即开始注意口腔卫生，养成良好的口腔卫生习惯。b. 经常观察病人的口腔情况，保持口腔清洁湿润。另外，可给复方硼砂溶液（朵贝尔液）、呋喃西林、2%碳酸氢钠、别嘌呤醇 20 片研碎加入 0.9%生理盐水 250 ml 中含漱，每日 3～4 次，可预防和减少口腔溃疡的发生率。c. 若已发生口腔溃疡，可用西瓜霜涂于患处，还可用 2%的利多卡因液喷雾，维斯克含服，干扰素外用。d. 口腔溃疡的病人宜进温流质或无刺激性软食，注意维生素和蛋白质的摄入，大面积口腔炎和食道炎应暂时应用全胃肠外营养。e. 对症状不太严重的腹泻、便秘等可对症治疗；若有肠梗阻或穿孔发生，应及时通知医生处理，密切观察病情变化。

（3）骨髓抑制：化疗药物对骨髓造血系统有不同程度的抑制作用，通常出现白细胞减少，尤其是粒细胞下降。严重骨髓再生障碍时，易继发感染和出血。

① 严格掌握适应证，化疗前检查血象及骨髓情况。

② 化疗期间注意病人的血象变化。如果白细胞在 3.5×10^9/L、血小板在 80×10^9/L 以下时要暂停化疗，并予相应药物治疗。

③ 白细胞低于 1.0×10^9/L 者，应给予保护性隔离，出现重度骨髓抑制的病人应置无菌层流仓内。接受超大剂量化疗的病人也应进入层流仓，采取严密的保护性隔离措施，预防继发感染。

④ 血小板低下者注意防止出血，嘱病人少活动、慢活动，协助病人做好生活护理，减少磕碰及各种穿刺等。

⑤ 化疗中给予必要的支持疗法，如饮食调整和中药调理。遵医嘱给予升高白细胞药物，必要时预防性使用抗生素以防止感染。

15. 肿瘤放射治疗的适应证、禁忌证有哪些？

适应证

（1）放射敏感（如恶性淋巴肉瘤、睾丸精原细胞瘤等）或中度敏感的肿瘤（如鼻咽癌、宫颈癌等）都可以接受放射治疗。

（2）手术未能切除的肿瘤，若此肿瘤对放射线敏感，术后应做放疗。

（3）某些部位不宜手术（如高险区中乳房切除术后淋巴水肿综合征、桥脑、皮质运动区）或不适合外科手术（如髓母细胞瘤、小脑肉瘤、松果体瘤）或深部手术困难的肿瘤（如颈段食管癌、中耳癌等），应做放射治疗。

（4）术后复发者应争取再次手术，术后应补充放疗。

（5）放疗与手术均有价值，可以与手术配合治疗（如乳腺癌、直肠癌、食管癌等）肿瘤常行术前、术后放疗。

禁忌证

（1）行大野足量放疗后一些敏感度差的肿瘤近期复发时，不考虑再次放疗。

（2）外科手术切除彻底的良性肿瘤。

（3）晚期肿瘤病人处于恶病质状态或颅内高压严重，而又无有效减压措施者。

（4）肿瘤所在脏器穿孔如食道气管瘘，或已有远处转移合并大量积液如胸水、腹水者。

（5）重要脏器如心、肺、肝、肾功能不全者。

（6）血象低下的病人或有骨髓再生障碍者、急性感染体温在 38.5℃以上者，暂不宜放疗。

16. 放射治疗常见不良反应的观察及护理措施有哪些？

（1）全身反应及护理：放疗引起的全身反应表现为一系列功能紊乱与失调，如精神不振、食欲减退、疲乏、恶心呕吐等。此时护士应给予心理疏导，安慰并鼓励和帮助病人配合治疗。症状轻者可不做处理，重者应及时治疗，调整病人饮食，加强营养，全身给予支持治疗。嘱病人多饮水或输液以增加尿量，排出体内毒素，减轻反应。

（2）局部反应及护理

① 皮肤反应：放射性皮肤反应一般分为干性和湿性两种。a. 干性皮肤反应表现为皮肤轻度红斑、瘙痒、色素沉着及脱皮，但无渗出物，并能产生持久性浅褐斑。此时应给予保护性措施，切忌撕剥脱皮，避免理化刺激，一般不做特

殊处理。b. 湿性皮肤反应表现为照射野皮肤出现湿疹、水泡，严重者可造成糜烂、破溃。对有少量渗出液的湿性皮肤反应，可采取暴露疗法，局部涂喜疗妥乳膏、冰蚌油，或庆大霉素、维斯克、康复新交替湿敷。对已发生局部溃疡继发感染者应暂停放疗，局部换药，并使用抗生素控制感染，促进愈合。

② 黏膜反应：主要是口腔黏膜反应。a. 病人口腔黏膜稍有红、肿、充血，唾液分泌减少，口干稍痛。此时为轻度黏膜反应。护理措施是保持口腔清洁，每次饭后用温开水漱口，以去除食物残渣，早、晚用软毛牙刷及含氟牙膏中防酸牙膏刷牙，以免损伤伤口黏膜。饮食忌过冷、过热、过硬，忌烟、酒及辛辣刺激性食物。b. 如口咽明显充血水肿、斑点状白膜、溃疡形成为中度黏膜反应，有明显的吞咽疼痛，进食困难，须保护黏膜，消炎止痛，促进溃疡愈合。应根据病人口腔 pH 值选择适宜的漱口液漱口，用维斯克或康复新行口腔喷雾，每日 4～5 次，以促进炎症消退和溃疡愈合。进食前可用 2%利多卡因喷雾止痛。c. 如果病人口腔黏膜极度充血、糜烂、出血并融合成片状白膜，溃疡加重并有脓性分泌物，不能进食，并有发热，则为重度黏膜反应，须暂停放疗。给予口腔护理每日 2 次，清除黏性分泌物，可用庆大霉素、维生素 B_{12} 交替含服。遵医嘱给予静脉输入抗生素，补充氨基酸、脂肪乳、白蛋白等高价营养液，促进溃疡愈合。

③ 胸部放疗反应：胸部照射如食管癌放疗 1～2 周后可出现食管黏膜充血、水肿，局部疼痛，吞咽困难，黏液增多，嘱病人每次进食后饮适量温开水以冲洗食管，含服维斯克或康复新以减轻炎症和水肿。肺癌放疗可出现放射性肺炎，表现为咳嗽、咳白色泡沫样痰、呼吸急促、胸痛等。病人应注意保暖，保持病室内空气新鲜，防止呼吸道感染，雾化吸入（药液配制：生理盐水 30～50 ml 内加入庆大霉素 8 万 U，α 糜蛋白酶 4 000 U，地塞米松 5 mg），每日 2 次。遵医嘱给予抗生素、激素等治疗。如病人痰中带血，有咳血情况，要保持镇静，并给予止血药。出现大咯血时应立即通知医生，让病人头偏向一侧，防止窒息，协助医生积极抢救。

④ 腹部放疗反应：腹部照射，尤其是腹部大面积照射时，可并发放射性肠炎、胃肠功能紊乱、肠黏膜水肿，表现为食欲不振、恶心、呕吐、腹痛、腹泻等。轻者给予清淡的流质、半流质饮食，遵医嘱给予止吐药，严重者需输液，纠正水、电解质紊乱。盆腔照射可引起放射性直肠炎，病人表现为里急后重、肛门坠胀、水样便及便血等。遵医嘱给予消炎、止泻、止血药，可用洗必泰栓、复方普鲁卡因液、维斯克或氢氧化铝胶等保留灌肠。观察记录病人的排便次数、性质、颜色等。如盆腔照射引起膀胱炎，病人可出现尿频、尿急、排尿困难或血尿。应遵医嘱行无菌导尿术，用止血剂加生理盐水、呋喃西林液等进行膀胱冲

洗。根据出血程度不同，每日冲洗 2 次或 2 小时一次不等。嘱病人大量饮水，遵医嘱予以消炎对症处理。必要时用 5%甲醛溶液灌注，使黏膜血管表面蛋白凝固以达到止血的目的。操作时避免药物刺激尿道口，注意观察病人有无腹痛、尿道口痛等不适。

（顾　慧）

第十一节 康复科

1. 康复的基本内涵是什么?

康复的基本内涵为:功能训练、全面康复、重返社会。

2. 康复的对象和范围包括哪些? 康复的目的是什么?

康复治疗的对象主要是残疾人和有各种功能障碍以致影响正常生活、学习和工作的慢性病者和老年病者。

康复的目的是实现全面康复,着重提高生活质量,恢复独立生活、学习和工作的能力,在家庭和社会上过有意义的生活,即重返社会。

3. 何谓康复护理?

在康复医学理论的指导下,围绕全面康复的目标,密切配合康复医师及其他康复专业人员,对康复对象所实施的一般和专门的护理技术,称为康复护理。

4. 何谓日常生活活动能力? 其主要内涵有哪些?

日常生活活动是指人在日常生活中所必不可少的动作,通过这些动作连续起来的动作群来完成人的日常生活活动。

日常生活活动能力包括:饮食、排泄、更衣、清洁(个人卫生)、身体的移动、情感的交流(语言、文字、表情)等。

5. 脊髓损伤病人康复的主要内容是什么?

康复应在生命体征稳定后开始,主要内容有:① 致残肢体及所有关节每日至少2次大范围活动;② 卧位锻炼;③ 坐位锻炼;④ 立位锻炼;⑤ 行走训练;⑥ 日常生活动作训练;⑦ 轮椅训练;⑧ 职业训练;⑨ 心理治疗;⑩ 文体疗法;⑪ 合并症的预防。

6. 脑损伤后病人康复的主要内容是什么?

(1) 急性期注意排尿障碍和吞咽障碍的处理。

(2) 早期康复护理:床的摆放保证病人的偏瘫侧对向房间门,床头柜放置于偏瘫侧;鼓励眼扫视;保持肢体的良肢位;定时翻身和做翻身动作训练;上、下肢床上康复训练；床上坐位及坐位平衡训练。

（3）后期康复护理：立位及行走训练；上下楼梯的训练；日常生活活动训练；失语症的康复治疗；心理康复。

（王　荣）

第十二节　皮肤科

1. 皮肤的基本损害有哪些?

(1) 原发性损害:是由皮肤病理变化直接产生的第一个结果,如斑疹、丘疹、风团、结节、水疱、脓疱、囊肿。

(2) 继发性损害:是原发性损害经过搔抓、感染、治疗处理和在损害修复中进一步产生的后果,如鳞屑、表皮剥脱或抓痕、浸渍、糜烂、皲裂、苔藓化、硬化、痂、溃疡、萎缩、瘢痕、皮肤异色。

2. 皮肤科常用的换药方法有哪些?

(1) 皮肤损害的清洁法:主要是清除皮损上的渗出物、痂皮、鳞屑等,有时需将陈旧的外用药和污物清除干净。一般的渗液和结痂,可用湿敷和浸泡法除去。痂厚时可外涂软膏(或凡士林)并包扎,至痂皮浸软后再用镊子和棉棒轻轻除去。皮损上的残余软膏或糊膏,可用棉球浸植物油或液体石蜡除去。对于氧化锌橡皮硬膏和膏药,可用棉棒或棉球蘸植物油或汽油除去。如果皮损的面积大,污秽较多,病人身体条件好,没有发热,可用淋浴或浸浴除去,必要时可用肥皂清洗。

(2) 湿敷:治疗皮肤病常用开放性冷湿敷。方法如下:按皮损面积大小,选用 6～8 层纱布或用两层小毛巾做成湿敷垫,浸入药液中,取出拧至半干,以不滴水为度,然后放在皮损上,使其紧贴皮损。每隔 15～20 分钟重新操作一次,每次持续 1～2 小时,每日次数可根据病情而定,每次湿敷需更换溶液及湿敷垫,已用过的湿敷垫须消毒后再用。两次湿敷的间隔期涂以氧化锌油等药物保护。湿敷液的温度,夏季以室温或低于室温为宜,冬季应稍加温。湿敷面积一般不超过体表面积的1/3,以免受凉感冒及药物吸收过量,引起中毒。手足、外阴、肛门部位如有化脓或分泌物多时,可用浸浴代替湿敷。浸浴的药液选用含有抗菌药物的溶液。

(3) 封包:对顽固的肥厚性皮损,可将外用药直接涂抹在皮损处,再用薄膜覆盖并包扎固定,6～8 小时后去掉薄膜。每日 1 次。封包疗程根据病情而定。此法可增加药物经皮的吸收率而提高疗效。每次封包时间一般不要超过 8 小时,避免局部皮肤发生毛囊炎。皮损伴有感染时不宜封包。

3. 皮肤科外用药的使用原则及使用方法有哪些？

使用原则

(1) 选择剂型：根据临床症状及皮肤损害特点选择剂型。如急性渗出性皮肤损害选择振荡剂；亚急性皮肤损害选择油剂或糊剂；慢性皮肤损害选择软膏；无皮肤破损以瘙痒为主的选酊剂；有渗出、水疱选湿敷。

(2) 药物选择：根据病因、病理变化选择药物。如细菌感染性皮肤病选抗生素类药物(如金霉素软膏等)；真菌感染性皮肤病选抗真菌药物(如酮康唑、咪康唑等)；变态反应性皮肤病选择抗过敏药物(如去炎松霜、氢化可的松霜、地塞米松洗剂等)。

使用方法

(1) 粉剂：用止血钳夹棉球沾粉撒布，或用纱布包粉剂外扑。一般每日数次，撒布粉剂之前应清除陈旧的粉剂。

(2) 振荡剂：将振荡剂摇匀，用止血钳夹棉球或用毛刷沾药涂于患部。小面积涂药可用棉棒。每日数次，第二次用药前应清除前次积存药物。

(3) 软膏、糊(泥)膏：先将双层纱布放在软膏板上，然后用软膏刀(或压舌板)将软膏或糊膏均匀地涂在双层纱布上，然后贴敷于患部，外用绷带包扎。也可直接涂于患部，外扑粉剂，每日外用1～2次。有毛发部位不宜使用糊膏。第二次用药前应将残余软膏或糊膏清除干净。

(4) 乳剂：无破溃的皮损，可洗净手部，用手指将乳剂薄涂于患部，轻轻揉搓，以利药物渗入，也可用器械(如压舌板或棉棒)将药物涂于患部。

4. 何谓交叉过敏？何谓多价过敏？

药疹治愈后，如再用与致敏药物化学结构相似的药物，能再发药疹，称交叉过敏。

在药疹高敏状态期，甚至对一些结构不同的药物也诱发过敏，称多价过敏。

5. 何谓性病？性病主要有哪几种？

性传播疾病(简称“性病”)是一组以性行为作为主要传播途径的传染病，简称性病。过去性病只包括淋病、梅毒、软下疳、性病性淋巴肉芽肿4种，称为第一代性病或“经典性病”。随着医学科学的发展，对性病的认识也在提高。由于性行为的变化和病种增多，性病的范畴也在扩大。目前，在国际上列为性传播疾病的已达二十多种，我国列为重点防治的主要有8种性病，即艾滋病、淋病、梅毒、软下疳、性病性淋巴肉芽肿、非淋菌性尿道(宫颈)炎、尖锐湿疣和生殖器疱疹。

6. 梅毒的病因和传播途径有哪些?

梅毒是由苍白螺旋体(也称梅毒螺旋体)引起的一种慢性全身性感染的性传播疾病,几乎可侵犯全身各个器官,产生多种多样的症状和体征,也可以多年无症状呈潜伏状态,还可以通过胎盘传染给胎儿,导致先天性梅毒。临床上分早期梅毒和晚期梅毒。

梅毒的主要传播途径有 4 种,其中最主要的是直接性接触传染。

(1) 性接触传染:约有 95%的病人是通过这种方式感染的。没有经过治疗的早期梅毒病人,皮肤损害中含有大量的梅毒螺旋体,因此传染性最强。如果病人与其他健康人发生性行为,那么后者很容易被传染上梅毒。

(2) 间接接触传染:由于接触到被梅毒病人污染的衣裤、被褥、毛巾、浴盆、便器等物品而感染。医护人员如果不注意防护也可能不慎受染。

(3) 胎盘传染:患了梅毒的孕妇,梅毒螺旋体通过血液循环,经胎盘进入胎儿体内,使胎儿感染上梅毒。

(4) 血源性传染:这是由于输入梅毒病人的血液而受传染。

7. 梅毒的治疗原则和护理要点有哪些?

治疗原则

(1) 梅毒诊断必须明确,治疗越早,效果越好。药物剂量要足够,疗程要规则。治疗后要追踪观察。

(2) 治疗首选长效青霉素,根据梅毒的不同分期选择不同的治疗方案。如果对青霉素过敏,则改用四环素或红霉素等。孕妇和 8 岁以下患儿不用四环素。

(3) 定期复查,如果是早期梅毒应在治疗后的第一年每隔 3 个月复查一次,以后每半年复查一次,直至 2～3 年。

(4) 病人的配偶或性伴侣应同时到医院检查和治疗。

护理要点

(1) 心理护理

① 尊重病人,保护病人隐私,杜绝任何可能带有歧视性的言行,科学指导及时释疑,解除病人的思想顾虑,使其积极配合治疗。

② 要做好健康教育,向病人讲解有关性病的危害、预防、治疗及自我护理的知识。

(2) 消毒隔离

① 早期梅毒的传染性强，应予接触隔离，住单间病房，病房的家具、门窗、门把手、地面和坐便器每天用含氯制剂消毒。

② 房间的医疗用品相对固定，定期消毒。污染的被服先消毒，后清洗。

③ 医护人员在检查治疗前后需洗手，接触分泌物、血液时要戴手套(尤其是操作者皮肤有破溃时)。

④ 污染的敷料要焚烧处理。

(3) 病情观察

① 注意观察用药后的反应(如药物过敏反应、吉海反应)。吉海反应：又称疗后增剧反应。梅毒病人在首次使用驱梅药物时所出现的急性不良反应，通常在初次给药的4小时内发作，8小时达高峰，24小时内结束。前驱症状有全身不适，体温升高达38.5℃左右，头痛，寒战，心动过速，恶心，呕吐，继之出现血压下降，原有梅毒损害加剧，短暂恶化伴压痛。发生吉海反应的机制不明，一旦发生，应及时报告医师处理。

② 心血管梅毒、神经梅毒、孕妇或新生儿梅毒应参照各专科的病情观察及护理。

(4) 健康教育

① 遵医嘱继续抗梅毒治疗，定期复查。

② 动员病人的性伴侣前来接受检查和治疗，治疗期间禁止性生活。

③ 教育病人要洁身自爱，建立健康的生活方式，减少复发和继续传播性病的可能性，

④ 注意个人卫生，勤洗澡，勤换内衣。

8. 何谓淋病？男性、女性无合并症淋病的发病特点有哪些？淋病治疗的常用药物有哪些？

淋病是由淋病奈瑟菌(又称淋球菌)引起的各种感染的总称。其最常见的表现是泌尿生殖系统的化脓性感染。在临床上淋病包括有合并症的、无合并症的和有症状的、无症状的泌尿生殖系统的淋球菌感染，血行播散性淋球菌感染，以及眼、咽、皮肤、直肠、盆腔等部位的淋球菌感染。

发病特点

男性无合并症淋病的特点：潜伏期为2～10天(平均3～5天)，尿道口出现红肿，尿道流出脓性或稀薄黏液分泌物，排尿有灼热或疼痛，部分病人可出现终末血尿；有尿频、尿急或清晨分泌物封住尿道口呈“糊口”现象；由于尿道内有较多脓性分泌物，尿液呈乳白混浊样。少数病人伴有发热，体温38℃左右。

女性无合并症淋病的特点：约60%的妇女感染后无症状，有症状者也较轻。最常见有淋菌性宫颈炎、尿道炎、尿道旁腺炎、前庭大腺炎与肛周炎。常伴有的临床表现主要是多量脓性白带和伴有尿痛、尿频、尿急等泌尿系统刺激症状。幼女间接感染后常表现外阴红肿、疼痛，阴道有脓性分泌物等症状。

治疗药物

淋菌治疗的常用药物：淋病的治疗原则是及时、足量、规则用药。目前治疗淋病常用的有效药物有头孢曲松和大观霉素等。可针对病情采取不同的治疗方案。

9. 尖锐湿疣的病因、传播途径及好发部位是什么？

病因

尖锐湿疣又称生殖器疣或性病疣，由人类乳头瘤病毒感染所致。该病毒是DNA病毒，人类是其惟一自然宿主，宿主细胞是皮肤和黏膜上皮细胞。

传播途径

大多数病人是通过性接触而感染本病的；亦有接触病人所污染的生活用品，如马桶坐圈、浴盆、浴巾、内裤等而感染；女性病人可在分娩时，通过产道传染给婴幼儿。

好发部位

好发于外生殖器及肛门附近的皮肤、黏膜湿润区，偶见于腋窝、脐窝、乳房等处。

10. 何谓手足癣？如何防治？

生长于手掌和指间的皮肤癣菌感染称为手癣，可延及手背。单独发生于手背者一般称为体癣。足癣主要发生于足跖部及趾间，也可延至足背及踝部。一般足癣先发生，以后传染至手部，也可以相反，或分别发生。

治疗措施

(1) 病情较轻且无合并症者可外用复方苯甲酸软膏、复方水杨酸酮等。

(2) 皮损角化增厚、损害广泛者可先使用角化松解剂，待角化变薄后再使用咪唑类药物。

(3) 有继发感染者先用抗菌药物控制继发感染，感染控制后再外用抗真菌药物。

(4) 并发湿疹化者，先按湿疹处理，同时应用抗菌药物。待湿疹控制后，再行抗真菌治疗。

(5) 有合并症者，如丹毒、蜂窝织炎、淋巴管炎、淋巴结炎等，给予相应的抗生素治疗。

预防

注意个人、家庭、公共场所的卫生;不共用毛巾、浴巾、洗脚盆;毛巾、浴巾、洗脚盆要定期消毒;经常更换鞋袜;治疗足部多汗症;要做好公共浴池的消毒工作。

11. 何谓湿疹? 湿疹病人的健康教育包括哪几方面?

湿疹是由多种内、外因素引起的皮肤炎症反应性皮肤病。其特征是急性阶段具有明显的渗出,慢性期皮损局限、浸润、肥厚。皮损可发生于体表的任何部位,瘙痒剧烈,易复发。

健康教育

(1) 病人应了解自己可能的发病原因和发病规律,保持身心健康,养成良好的生活习惯,加强锻炼。对身体的不适及病变,要积极治疗。

(2) 饮食起居:应避免食用高致敏性与刺激性的辛辣食物,穿着宽松纯棉内衣、内裤。

(3) 避免各种外界刺激,如热水洗烫,过度搔抓;避免接触一切可疑致病因素,如化妆品、寒冷等。

(4) 遵医嘱坚持治疗。

12. 婴儿湿疹的护理措施有哪些?

(1) 饮食护理:指导患儿父母合理喂养,避免过敏性食物。喂母乳的患儿,母亲应忌食鱼、虾等食物。

(2) 皮损护理:① 保护患儿皮肤,勿过度烫洗,避免过多肥皂刺激及搔抓。② 衣物宜轻、软、宽松,避免毛织品类衣物直接接触皮肤。③ 衣服、枕巾、尿布要勤洗勤换。④ 室温不宜过高,衣被不宜过暖,以减少汗液的刺激。

(3) 其他:① 有活动性湿疹损害时,应避免接触单纯疱疹病人,防止感冒。② 尽量避免环境中的变应原,如尘螨、毛絮、人造纤维、真菌等。③ 遵医嘱行药物治疗。

13. 引起药疹的常见致敏药物有哪些?

(1) 抗生素类:以青霉素、链霉素最多,其次是氨苄青霉素、氯霉素等。

(2) 磺胺类。

(3) 解热镇痛类。

(4) 催眠药、镇静药与抗癫痫药。

(5) 异种血清制剂和疫苗。

14. 剥脱性皮炎型药疹治疗原则、护理措施是什么?

治疗原则

(1) 立即停用已知及可疑致敏药物。

(2) 及时抢救,尽早使用皮质类固醇激素。

(3) 予以支持疗法,维持水、电解质平衡。

(4) 采取严格的消毒隔离措施,尽可能减少感染机会。如已并发感染,应选用适当抗生素。

(5) 选用与致敏药物无关的药物治疗原发病,避免交叉过敏。

(6) 外用药物应使用无刺激、有保护性、收敛、消炎作用的药物。

护理措施

(1) 了解病因:对过敏药物应标明交班,并对病人进行预防宣教。

(2) 监测生命体征:密切观察体温、呼吸、脉搏、血压的变化,注意保暖,预防感冒及肺炎。

(3) 皮损护理:① 皮损广泛时应使用消毒床单,换药时动作轻柔敏捷,尽量缩短暴露时间。换药完毕,彻底清理床铺。② 脱屑禁止撕剥,应剪除。指甲应剪短,必要时外涂 2%的碘酒每日 2 次。③ 注意黏膜(口腔、眼、阴部等)护理,保持清洁。

(4) 饮食护理: 宜进高热量、高蛋白、高维生素饮食。口腔有损害者进半流质或流质饮食。

(5) 合并症的护理:对高热、感染、心肺功能障碍等危重病人应采取相应的护理措施。

15. 何谓银屑病? 银屑病病人的护理措施有哪些?

银屑病是一种常见、易复发、原因不明的、以红色丘疹或斑片上覆有银白色鳞屑为特征的慢性皮肤病。皮损常分布在四肢伸面、头皮或背部。病程长,易于复发。

护理措施

(1) 心理护理:帮助病人正确认识银屑病,减少心理障碍,保持乐观情绪。了解自己可能的发病因素,如紧张、劳累、受凉、感染等,并予以避免或消除。

(2) 饮食护理:由于本病的特点是大量鳞屑脱落,蛋白质丢失较多,故应指导病人注意补充蛋白质,适当增加营养。忌鱼虾、酒及辛辣食物。不要接触已确认的过敏性食物和药物。

（3）皮损护理：① 指导病人勤剪指甲，避免搔抓，以防皮损扩散引起同形反应或继发感染。② 有条件者应坚持每日一次温水浴，但应注意水温和室温要适宜。③ 衣着要宽大，内衣宜穿纯棉制品，床褥宜清洁舒适。

（4）其他：① 遵医嘱治疗，不要擅自停药。② 指导病人规律生活，劳逸结合，坚持适度的体育锻炼，提高机体抗病能力，预防感冒发生，避免受潮湿、外伤及精神刺激。

（孔丽娜　范晓莉）

第十三节　眼　科

1. 何谓眼心反射？

眼心反射是指眼球在摘除、受压或眼肌牵拉时受机械性刺激，引起迷走神经过度兴奋，导致心律失常、脉搏变慢者称为眼心反射。

2. 何谓干眼症？

干眼症又称结膜干燥症，是以泪液分泌减少、泪膜稳定性降低进而引起眼表损害为特征的一组疾病的总称。

3. 何谓远视、近视？近视眼的并发症有哪些？

在调节放松状态下，平行光线经过眼的屈光系统后聚焦在视网膜之后，称为远视。

在调节放松状态下，平行光线经过眼球屈光系统后聚焦在视网膜之前，称为近视。

近视眼的并发症有：① 玻璃体液化、混浊和后脱离；② 黄斑部变性、渗出，新生血管形成；③ 视网膜裂孔，视网膜脱离；④ 暗适应时间延长。

4. 何谓青光眼？急性闭角型青光眼发作时药物治疗有哪些？

青光眼是一组以特征性视神经萎缩和视野缺损为共同特征的疾病，病理性眼压增高是其主要危险因素之一。

急救药物

(1) 拟副交感神经药(缩瞳剂)：毛果芸香碱(匹罗卡品)。

(2) 碳酸酐酶抑制剂：乙酰唑胺。

(3) β-肾上腺能受体阻滞剂：噻吗洛尔眼药水。

(4) 脱水剂：20%甘露醇注射液。

(5) 辅助治疗：全身症状较重者，可给予止吐、镇静等药物。

5. 青光眼病人的健康教育内容有哪些？

(1) 饮食指导：多吃蔬菜、水果等，防止便秘。勿在短时间内大量饮水，不暴饮暴食，避免过于疲劳。

(2) 预防指导：① 年龄超过 40 岁，每年去医院测量眼压及检查眼底，及时发现病情，及早接受治疗。② 晚间少看电视，不在暗光下看书，更不要在暗室停留过久。③ 保持家庭生活和睦，精神愉快，避免大喜、大悲等情绪波动。④ 不穿高领及紧身衣服，腰带不能束得太紧，以免间接引起眼压升高。

(3) 健康指导：① 按时应用降眼压的药物，缩瞳药、扩瞳药要分开放置。② 感觉眼胀、头痛、看灯周围有虹视、视力减低时可能是青光眼发作，要及时去医院治疗。

6. 何谓白内障？老年性白内障分几期？哪一期为最佳手术期？

晶体混浊称为白内障。

老年性白内障分为初发期、膨胀期、成熟期、过熟期等4期。

成熟期为最佳手术期。

7. 白内障病人手术后护理要点有哪些？

(1) 病人体位：卧床休息，平卧位，头部不宜过多活动，禁止低头和弯腰，室内光线宜暗。

(2) 饮食护理：进易消化、半流质饮食。多吃蔬菜、水果，不吃带刺及坚硬的食物，保持大便通畅。

(3) 病情观察：注意手术眼的保护，勿碰撞，有条件者戴眼罩。如果有头痛、头晕、呕吐、伤口疼痛、发热等，应及时通知医生。避免咳嗽及情绪激动。

(4) 心理护理：消除病人紧张、恐惧心理，耐心、细致地回答病人的提问。

8. 视网膜脱离的治疗原则是什么？其护理措施有哪些？

视网膜脱离的治疗原则是手术治疗(封闭裂孔)。

护理措施

(1) 术前指导：安静卧床，使裂孔处于最低位，术眼充分散瞳。

(2) 心理护理：消除焦虑、恐惧心理，配合手术。

(3) 病人体位：术后病人卧床1周，双眼包扎。玻璃体注气病人为帮助视网膜复位和防止晶状体混浊应低头或取俯卧位，待气体吸收后取正常卧位。

(4) 病情观察：如出现眼痛、恶心和呕吐，应及时给予止痛药或降眼压药，必要时适当放气。

(5) 出院指导：嘱病人半年内勿剧烈运动或从事体力劳动，按时用药，按时复查，随时就诊。患眼继续散瞳至少1个月。

9. 角膜移植手术的术前准备及术后护理有哪些?

术前准备

(1) 抗生素眼药水滴眼、洗眼和冲洗泪道,清洁结膜囊,有条件者应做结膜囊细菌培养,阴性后方可手术。

(2) 手术前1日,睡前涂依色林眼膏。

(3) 术前滴1%匹罗卡品眼药水,术前半小时20%甘露醇静脉滴注,口服代目克斯和鲁米那。

术后护理

(1) 病人体位:双眼包扎,严格卧床休息,2~3天后才能下床适当活动。注意保暖,防止感冒。

(2) 饮食护理:以易消化、高热量、粗纤维软食为主,预防便秘,防止伤口裂开、移植片移位等。

(3) 病情观察:① 注意术眼卫生,不要揉眼、擦眼,不要剧烈活动,避免碰撞。② 移植术后,用可的松眼药水滴眼,为预防排斥反应,术后早期应一次性、大剂量口服皮质激素。在服用激素期间,要注意观察大便性状,有无黑便,警惕发生应激性消化道溃疡。

10. 准分子激光治疗近视眼的手术适应证有哪些?

(1) 年龄满18周岁及以上。

(2) 近视在-15.00D以下,散光不超过6.00D,远视在+6.00D以下。

(3) 近视系数稳定在2年以上。

(4) 配戴隐形眼镜者,应摘镜停戴2周以上。

(5) 眼部检查无活动性眼病,排除全身系统疾患。

(6) 病人本人有摘掉眼镜的强烈要求。

(王如华)

第十四节 耳鼻喉科

1. 气管切开的最佳部位在哪里？手术适应证及术后并发症有哪些？如何做好气管切开的护理？

最佳部位

气管切开的最佳部位为第2～4气管环处。

适应证

喉阻塞、下呼吸道分泌物或异物阻塞、某些手术的前置手术。

并发症

皮下气肿、纵隔气肿、气胸、出血、拔管困难。

护理措施

(1) 病人体位：取平卧或半卧位，去枕使颈部舒展以利呼吸和吸痰。督促并协助病人经常变换体位，尽可能早日下床活动，以防发生肺部并发症。

(2) 病室管理：室内温度20～22℃，相对湿度80%～90%，有条件者置单人病室。病室每日用紫外线消毒，物品皆用消毒液擦拭，对探视人员予以限制。

(3) 管道护理：① 床边备吸引器、氧气和气管切开护理盘。② 气管套管固定牢靠，防脱落。经常调节外套管系带，其松紧以容留一指为宜。③ 用无菌湿纱布遮盖套管口，定时向套管内滴入抗生素，每日做雾化吸入。④ 严格执行无菌操作，及时清除套管内的分泌物并定时清洗消毒内套管，保持内套管通畅。

(4) 伤口护理：气管切开处敷料每日更换，保持伤口敷料清洁干燥。

(5) 心理护理：术后病人暂时失去发声能力，应体谅病人心情，护理要周到，解释要耐心。病人可书面表示或用手指自行堵住套管口进行短时间简单交流。

(6) 拔管护理：呼吸困难已解除可予拔管，但必须先行试堵管，观察48小时后呼吸正常方可拔管。

2. 鼻出血的病因有哪些？常用止血方法有哪几种？鼻出血的护理要点有哪些？

病因

(1) 局部病因：① 鼻和鼻窦外伤或医源性损伤；② 鼻腔和鼻窦炎症；③ 鼻中隔病变；④ 肿瘤。

(2) 全身病因：凡可引起动脉压和静脉压增高、凝血功能障碍、血管张力改变的全身性疾病均可发生鼻出血。

常用止血方法

常用止血方法有：烧灼法、填塞法、血管结扎法、血管栓塞法。

护理要点

(1) 病人体位：一般取半卧位，出血较多疑有休克者，取平卧位。

(2) 心理护理：热情接待病人并予以安慰，做好必要的解释工作。

(3) 病情观察：密切观察病人血压、脉搏等生命体征变化，对出血较剧、渗血面较大或出血部位不明者，迅速建立静脉通道，给予止血药、补液，并协助医师做好鼻腔前鼻孔或前后鼻孔填塞止血术。严密观察鼻腔填塞后或取出填塞物后是否仍有出血情况。鼻腔填塞纱条在48～72小时后逐渐抽取，此后应给予病人复方薄荷油喷鼻，以防再次出血。

(4) 简易止血法：① 冷敷前额和后颈；② 用手指向鼻中隔方向紧捏两侧鼻翼10～15分钟；③ 1%麻黄素液喷鼻。

(5) 口腔护理：嘱病人勿将血液咽下，以免刺激胃黏膜引起恶心、呕吐，保持口腔清洁卫生，加强口腔护理。

(6) 术前准备：若鼻腔填塞无效，可根据出血部位行相应的血管栓塞术或结扎术，应向病人解释手术的必要性，配合医生做好术前准备。

3. 何谓变应性鼻炎？变应性鼻炎的分类有哪些？变应性鼻炎的治疗原则有哪些？

变应性鼻炎是发生在鼻黏膜的变态反应性疾病，以鼻痒、喷嚏、鼻分泌亢进、鼻黏膜肿胀等为主要特点。

分类

变应性鼻炎分为常年性变应性鼻炎和季节性变应性鼻炎，后者又称“花粉症”。

治疗原则

(1) 非特异性治疗：① 糖皮质激素；② 抗组胺药；③ 肥大细胞膜稳定剂；④ 减充血药：多数为血管收缩剂；⑤ 抗胆碱药。

(2) 特异性治疗：① 避免与变应原接触；② 免疫疗法。

4. 鼻内镜手术的含义是什么？其术后并发症有哪些？

鼻内镜手术是指借助鼻内镜和其他特殊的配套手术器械经鼻内进行鼻腔、鼻窦、鼻颅底和鼻眼区域手术的外科技术。

术后并发症

(1) 眼并发症：眶内血肿、眶骨膜炎等。

(2) 颅内并发症:脑脊液鼻漏、脑膜炎等。

(3) 鼻部并发症:鼻腔内粘连、鼻出血。

5. 鼻咽癌的早期临床表现有哪些?首选治疗方案是什么?

鼻咽癌的早期临床表现:① 鼻部症状:早期可出现回缩涕中带血或擤出涕中带血;② 淋巴结肿大。

首选治疗方案为放疗。

6. 扁桃体切除术的适应证、禁忌证及术后并发症有哪些?护理要点是什么?

适应证

(1) 慢性扁桃体炎反复急性发作或多次并发扁桃体周围脓肿。

(2) 扁桃体过度肥大,妨碍吞咽、呼吸及发声功能。

(3) 慢性扁桃体炎已成为引起其他脏器病变的病灶或与临近器官的病变有关联。

(4) 白喉带菌者,经保守治疗无效。

(5) 各种扁桃体良性肿瘤,可连同扁桃体一并切除;对恶性肿瘤则应慎重。

禁忌证

(1) 急性炎症时。

(2) 造血系统疾病及有凝血机制障碍者。

(3) 严重全身性疾病。

(4) 在脊髓灰白质炎及流感等呼吸道传染病流行季节或流行地区,以及其他急性传染病流行时。

(5) 妇女月经期、妊娠期。

(6) 亲属中患有免疫球蛋白缺乏或自身患有免疫系统疾病。

术后并发症

(1) 出血:术后 24 小时内发生为原发性出血,5~6 天发生为继发性出血。

(2) 伤口感染。

(3) 肺部并发症。

护理要点

(1) 病人体位:局麻手术病人取半卧位,全麻术后未清醒病人取平卧位,头偏向一侧。

(2) 饮食护理:局麻术后 4 小时、全麻清醒后 6 小时可进冷流质(如冰淇淋、牛奶等),术后第 2 日如创面均匀完整,可进温、冷半流质饮食。

(3) 病情观察:嘱病人勿将口内分泌物咽下,以免引起恶心、呕吐,唾液中混有少许血丝属正常现象。如持续口吐鲜血，则提示创面有活动性出血，应报告医师，采取适当的止血措施。全麻儿童如不断做吞咽动作，提示可能将血液咽下，应检查伤口，予以处理。

(4) 伤口护理：术后第二天用复方硼酸溶液漱口，保持口腔清洁。术后 6 小时伤口即有白膜形成，术后 24 小时扁桃体窝已完全覆以白膜，此为正常现象，对创面有保护作用。白膜于 10 天内逐渐脱落。

(5) 遵医嘱给予镇静、止痛药。

7. 阻塞性睡眠呼吸暂停综合征的定义是什么？

阻塞性睡眠呼吸暂停综合征是指成人 7 小时的夜间睡眠时间内，至少有 30 次呼吸暂停，每次发作时，口、鼻气流停止流通至少 10 秒以上；或呼吸暂停指数(即每小时呼吸暂停的平均次数)大于 5。

8. 气管异物的并发症有哪些？

气管异物的并发症有：气胸、纵隔或皮下气肿、心力衰竭、感染。

9. 食道异物最常见的停留部位在哪里？并发症有哪些？

食道异物最常见嵌于食管入口。

食道异物的并发症有：食管穿孔或损伤性食管炎、颈部皮下气肿、纵隔气肿、食管周围炎及颈间隙感染或纵隔炎、大血管破裂、气管食管瘘。

10. 何谓传导性聋？何谓感音神经性聋？

经空气径路传导的声波，受到外耳道、中耳病变的阻碍，到达内耳的声能减弱，致使不同程度听力减退者称为传导性聋。

内耳听毛细胞、血管纹、螺旋神经节、听神经或听觉中枢的器质性病变均可阻碍声音的感受与分析或影响声音讯息的传递，由此引起的听力减退或听力丧失称为感音神经性聋。

11. 何谓电子耳蜗？

电子耳蜗又称人工耳蜗，它是一个电子装置，是一个换能器，能把声音信号转换成电信号，经电极输送至耳内，刺激内耳螺旋神经节细胞，产生听觉。

（王如华）

第十五节　口腔科

1. 何谓龋病？引起龋病的四联因素是指哪四个因素？

龋病是指牙体硬组织在以细菌为主的多种因素影响下，发生的慢性进行性破坏的一种疾病。

引起龋病的四联因素是指宿主、微生物、饮食和时间四个因素。

2. 龋病的主要危害是什么？

(1) 造成牙体缺损或缺失，破坏咀嚼器官的完整性，同时对美观、发音等产生影响。

(2) 引起牙髓病、根尖周病、颌骨炎症等一系列并发症。

(3) 在儿童时期，影响牙颌系统的生长发育。

(4) 龋病及其并发症常引起局部肿胀和疼痛，影响人们的生活、学习和工作。

3. 预防龋病的主要方法有哪些？

(1) 控制牙菌斑，保持口腔清洁：① 坚持早晚刷牙，饭后漱口，并正确选择和使用牙线。② 定期到口腔专科医院检查或清洗牙齿。③ 适当使用丽珠口爽或爱诺天健等漱口液漱口。

(2) 合理膳食：① 多食富含纤维素的蔬菜、粗粮。② 使用糖代用品，以控制蔗糖摄入。

(3) 增强牙齿的抗龋能力：如到医院由口腔专科医师进行窝沟封闭或涂氟治疗；对低氟地区人群，在医师的指导下使用含氟牙膏或氟化水漱口等。

4. 急性牙髓炎的疼痛特点有哪些？

(1) 自发痛：自发性疼痛，阵发性加剧。

(2) 激发痛：冷热刺激可激发疼痛或使疼痛加剧。

(3) 放散痛：疼痛可放散至同侧上、下颌牙齿及头部和耳颞部等，病人常不能自行定位。

(4) 夜间痛：疼痛常在夜间、平卧位时发作。

5. 牙本质过敏症的主要原因有哪些？

凡能使牙釉质的完整性受到破坏，牙本质暴露的各种牙体疾病，如磨耗、楔状缺损、牙折、龋病以及牙周萎缩致牙颈部暴露等均可引起牙本质过敏症。

6. 牙龈出血的最常见原因是什么?

牙龈出血不是一种单纯性疾病,而是许多疾病在口腔中的一种表现。牙龈出血最常见的原因是牙龈炎和牙周炎。

7. 何谓牙周病?牙周病的主要预防措施有哪些?

牙周病是指发生在牙齿支持组织的疾病。广义的牙周病泛指发生于牙周组织的各种病理情况,主要包括牙龈病和牙周炎两大类。狭义的牙周病则仅指造成牙齿支持组织破坏的牙周炎,而不包括仅累及牙龈组织的牙龈病。

预防措施

(1) 以健康教育为基础,增强人群预防牙周病的意识,提高自我口腔保健和维护牙周健康的能力。

(2) 养成良好的个人口腔卫生习惯,特别是掌握正确的刷牙方法,去除牙菌斑,使牙周支持组织免遭破坏。

(3) 提高宿主的防御能力,保持健康的生理和心理状态。

(4) 维持牙周治疗的疗效。定期做口腔保健基础治疗,进行日常自我牙周护理,是预防牙周病发生和控制其发展的最有效的方法。

8. 何谓氟牙症?其主要病因是什么?

氟牙症是牙在发育期间,长期接受过量的氟,使成釉细胞受到损害,造成牙釉质发育不全。

氟牙症的主要病因:7岁前居住在饮水中氟含量过高的氟牙症流行区(如我国的西北、华北、东北等地区)。

9. 何谓口腔黏膜病?何谓复发性口腔溃疡?

口腔黏膜病是指发生在口腔黏膜及软组织上的类型差异、种类众多的疾病总称。

复发性口腔溃疡是指一类原因不明,具有周期性复发,但又有自限性的局限性黏膜溃疡性损害,好发于角化程度较差的区域,如唇、颊黏膜。

10. 哪些拔牙病人需要在心电监护下拔牙?护理要点有哪些?

需要在心电监护下拔牙的人有:无拔牙禁忌证的高血压、心脏病病人;并发心血管病变的肺、肝、肾、糖尿病病人;年老体弱的病人等。

护理要点

(1) 用药指导:血压高于 24.0/13.3 kPa(180/100 mmHg)的病人,术前应遵医嘱服用降压药物;高血压、心脏病、冠心病等病人,术前应遵医嘱服用扩张冠状动脉药物;心情紧张病人,术前应遵医嘱服用镇静药物。

(2) 心理疏导:对存有恐惧心理的病人,向其说明拔牙对治疗疾病的必要性以及心电监护拔牙较普通拔牙更安全,从而消除或减轻病人的紧张情绪及恐惧心理。

(3) 特殊物品准备:主要包括心电监护仪和一次性电极、氧气及抢救车等。

(4) 术前交待:向病人及家属介绍术中及术后可能发生的情况,并签署手术同意书。

(5) 术中配合:① 观察病情变化。② 配合心内科医生做好生命体征的监测和记录。配合手术医师完成拔牙工作。

(6) 术后交待:除常规交待牙拔除术后注意事项外,嘱病人休息半小时,无不适方可离开。

11. 何谓阻生牙?

阻生牙是指由于各种原因(骨或软组织障碍等),只能部分萌出或完全不能萌出,且以后也不能萌出的牙。

12. 何谓智齿冠周炎?主要防治措施有哪些?

智齿冠周炎是指智齿萌出不全或阻生时,牙冠周围软组织发生的炎症。

智齿冠周炎的主要防治措施包括:局部冲洗、切开引流、应用抗生素、增强全身抵抗力及炎症消除后拔除阻生牙。

13. 牙拔除术后的注意事项有哪些?

(1) 一般交待:① 30 分钟后取出拔牙创处压迫棉球;② 拔牙后 48 小时内唾液中带有血丝属正常现象;③ 术后如有明显的肿痛或出血,应及时来院处理;④ 伤口有缝线者,术后 5～7 天拆除缝线(可吸收缝线除外)。

(2) 饮食指导:术后 2 小时方可进食,宜进清淡、清凉软食。

(3) 预防出血:拔牙当日不要漱口或刷牙,术后 1～2 天内避免用舌舔或吸吮创口,避免用拔牙侧咀嚼,以防血凝块脱落而发生出血及影响创口愈合。

(4) 局部冷敷:术后局部可给予冰袋冷敷,以减轻局部肿胀和疼痛。

(5) 预防感染:术后可给予适量抗生素预防感染。

14. 牙拔除术后出血的原因有哪些?

牙拔除术后出血主要由局部因素引起,如软组织撕裂、牙槽窝内残留炎性肉芽组织、牙槽内小血管破裂、牙槽骨骨折及牙槽窝内血凝块脱落等。全身因素主要是血液系统疾病,如血友病、肝炎、原发性血小板减少性紫癜等。

15. 儿童时期哪些不良习惯可导致错□畸形?

儿童时期的吮指习惯、吐舌或舔牙习惯、咬唇或咬物习惯、偏侧咀嚼习惯、托腮思考及手枕睡眠等不良习惯可导致错𬌗畸形。

16. 配带固定矫治器的注意事项有哪些?

(1) 一般交待:在固定矫治过程中,由于牙齿受力、移位,常发生咬合无力及矫治初期的轻微不适或疼痛,属正常现象,不必惊慌。

(2) 饮食指导:不要吃硬性、黏性及大块食物,前牙不要做啃的动作,尽量用后牙吃东西,以防矫治器脱落、移位或变形,影响疗效。

(3) 口腔卫生指导:正确选择和使用牙刷,坚持早、晚刷牙及餐后刷牙,且每次刷牙时间不少于 3 分钟,以保持矫治器、牙面和口腔的清洁。

(4) 特殊交待:除遵医嘱复诊外,在治疗期间如有异常疼痛或有托槽、带环等矫治器的损坏,应及时来院进行处理。

(赵　勤)

参考文献

1 张大禄．药理学．北京:人民卫生出版社,2001
2 孙树秦．生物化学．北京:人民卫生出版社,2001
3 刘荣臻．病原生物与免疫学．北京:人民卫生出版社,2001
4 窦肇华．人体结构与功能．北京:人民卫生出版社,2001
5 孙保存．病理学．北京:人民卫生出版社,2001
6 崔焱．护理学基础．北京:人民卫生出版社,2001
7 陈彦方．精神科护理学．北京:人民卫生出版社,2001
8 尤黎明．内科护理学．北京:人民卫生出版社,2001
9 李梦樱．外科护理学．北京:人民卫生出版社,2001
10 夏海鸥．妇产科护理学．北京:人民卫生出版社,2001
11 朱念琼．儿科护理学．北京:人民卫生出版社,2001
12 张龙禄．五官科护理学．北京:人民卫生出版社,2000
13 贾春华．中医护理学．北京:人民卫生出版社,2000
14 左月燃,邵昌美．预防医学．北京:人民卫生出版社,2000
15 李继坪．社区护理．北京:人民卫生出版社,2000
16 张爱珍．临床营养学．北京:人民卫生出版社,2000
17 吕探云．健康评估．北京:人民卫生出版社,2001
18 王益锵．护理美学．北京:人民卫生出版社,2001
19 陈炳卿．营养与食品卫生学．第 4 版．北京:人民卫生出版社,2000
20 吴先国．人体解剖学．第 4 版．北京:人民卫生出版社,2002
21 张建福．人体生理学．上海:第二军医大学出版社,2000
22 姚泰．生理学．第 5 版．北京:人民卫生出版社,1978
23 冷静,冯一中．病理学．北京:科学出版社,2001
24 李庆平,胡刚．药理学．北京:科学出版社,2001
25 肖顺贞,孙颂三．护理药理学．第 2 版．北京:北京医科大学出版社,2000
26 印会河．中医基础理论．上海:上海科学技术出版社,1984
27 邓铁涛．中医诊断学．上海:上海科学技术出版社,1984
28 周秀华．急救护理学．北京:人民卫生出版社,2001
29 王一镗．急诊医学．北京:学苑出版社,1998
30 王一镗．心肺脑复苏．上海:上海科学技术出版社,2001
31 王一镗．现代临床急诊医学．北京:中国医药科技出版社,2001
32 林荣英．社区护理．北京:科学出版社．1998

33 许业珍．江潮光．重症加强护理学．北京:军事医学科学出版社,2001
34 何国平,喻坚．实用护理学(下册)．北京:人民卫生出版社,2002
35 刘玲等．造血干细胞移植护理学．北京:人民卫生出版社,2002
36 杨辉．临床系统化整体护理常规．北京:人民卫生出版社,2002
37 周秀华．内外科护理学(下册)．北京:科学技术出版社,2000
38 邓家栋．临床血液学．上海:上海科学技术出版社,2001
39 王维治．神经病学．第4版．北京:人民卫生出版社,2002
40 王志红,周兰姝．危重症护理学．北京:人民军医出版社,2003
41 曹伟新．外科护理学．第3版．北京:人民卫生出版社,2002
42 吴钟琪．医学临床“三基”训练护士分册．第3版．湖南:湖南科学技术出版社,2003
43 吴阶平．泌尿外科．山东:山东科学技术出版社,2001
44 黄祖瑚,李军．传染病学．北京:科学出版社,2002
45 王明秀．传染病护理学．南京:东南大学出版社,1994
46 沈渔邨．精神病学．第4版．北京:人民卫生出版社,2001
47 汤钊猷．现代肿瘤学．上海:上海医科大学出版社,1993
48 陈国玉,吴文溪．21世纪高等医学院校教材(外科)．北京:科学出版社,2002
49 张惠兰,陈荣秀．肿瘤护理学．天津:天津科学技术出版社,1998
50 陶重燕．肿瘤临床护理．南京:东南大学出版社,2002
51 赵辨．临床皮肤病学．第3版．南京:江苏科学技术出版社,2001
52 叶顺章,邵长庚．性病诊断与预防．北京:人民卫生出版社,2002